Multi-Disciplinary Team
Diagnosis and Treatment of Breast Cancer

乳腺癌多学科联合诊疗
——理论与实践

主编 吴新红

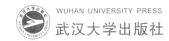

武汉大学出版社

图书在版编目(CIP)数据

乳腺癌多学科联合诊疗:理论与实践/吴新红主编.—武汉:武汉大学出版社,2019.5

ISBN 978-7-307-20785-1

Ⅰ.乳… Ⅱ.吴… Ⅲ.乳腺癌—诊疗 Ⅳ.R737.9

中国版本图书馆 CIP 数据核字(2019)第 041658 号

责任编辑:胡 艳　　责任校对:李孟潇　　版式设计:马 佳

出版发行:**武汉大学出版社** （430072　武昌　珞珈山）
　　　　　（电子邮箱:cbs22@whu.edu.cn 网址:www.wdp.com.cn）
印刷:湖北恒泰印务有限公司
开本:787×1092　1/16　印张:17　字数:403 千字　插页:4
版次:2019 年 5 月第 1 版　　2019 年 5 月第 1 次印刷
ISBN 978-7-307-20785-1　　定价:136.00 元

版权所有,不得翻印;凡购买我社的图书,如有质量问题,请与当地图书销售部门联系调换。

编委会

主　编　吴新红
副主编　许　娟　冯尧军　郑红梅
编　委　王　坤（广东省人民医院）
　　　　　王　婧（中国医科院肿瘤医院）
　　　　　孙圣荣（武汉大学人民医院）
　　　　　姚　峰（武汉大学人民医院）
　　　　　涂　毅（武汉大学人民医院）
　　　　　张京伟（武汉大学中南医院）
　　　　　程　晶（华中科技大学协和医院）
　　　　　李兴睿（华中科技大学同济医院）
　　　　　王　耕（湖北医药学院附属太和医院）
　　　　　吴新红（湖北省肿瘤医院）
　　　　　许　娟（湖北省肿瘤医院）
　　　　　冯尧军（湖北省肿瘤医院）
　　　　　郑红梅（湖北省肿瘤医院）
　　　　　曾书娥（湖北省肿瘤医院）
　　　　　邱大胜（湖北省肿瘤医院）
　　　　　钟　伟（湖北省肿瘤医院）
　　　　　郭小芳（湖北省肿瘤医院）
　　　　　万　洁（湖北省肿瘤医院）
　　　　　岳君秋（湖北省肿瘤医院）
　　　　　方　娜（湖北省肿瘤医院）
　　　　　邹　宁（湖北省肿瘤医院）
　　　　　邵　军（湖北省肿瘤医院）
　　　　　李　祥（湖北省肿瘤医院）
　　　　　王　伟（湖北省肿瘤医院）
　　　　　严云丽（湖北省肿瘤医院）
　　　　　袁　峰（湖北省肿瘤医院）
　　　　　喻满成（湖北省肿瘤医院）
　　　　　汪铁军（湖北省肿瘤医院）
　　　　　程洪涛（湖北省肿瘤医院）
　　　　　金立亭（湖北省肿瘤医院）
　　　　　庄　莹（湖北省肿瘤医院）
　　　　　范　威（湖北省肿瘤医院）
　　　　　李满秀（湖北省肿瘤医院）
　　　　　董盼盼（湖北省肿瘤医院）

序

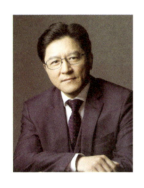

乳腺癌是目前中国女性发病率最高的恶性肿瘤，我国每年新发乳腺癌患者达28万人左右，死亡率位于女性恶性肿瘤的第五位，家庭和社会的疾病负担沉重，患者的身心健康受到严重影响。我国乳腺癌的诊疗形势依然严峻，规范乳腺癌的治疗和提高乳腺癌的诊疗效果也亟待解决。

长期以来，乳腺癌的相关研究非常丰富。在基础研究方面，病因学、分子分型、信号通路等都取得了巨大的发展；在临床研究方面，保乳手术、整形再造、靶向治疗、放射治疗、化学药物治疗、免疫治疗等也取得了巨大成功。

随着医学的发展和进步，乳腺癌的治疗理念和方法正在发生巨大的变化。保乳手术逐步取代改良根治术，整形再造也被越来越多的医生和患者所接受。前哨淋巴结的活检也得以广泛开展。同样，放疗、化疗、靶向治疗、免疫治疗也取得了长足进步。乳腺癌是一种全身性疾病，规范化、个体化、多学科协作的综合治疗一定是未来乳腺癌治疗的发展方向。乳腺癌治疗手段很多，而且肿瘤的精准医疗是当今医学发展的趋势，这要求对于单个患者，各学科必须合作对其制定出最具个体化特点的治疗方案，单一的治疗手段很难把乳腺癌的治疗效果控制得最好。

由于乳腺癌各种诊治技术发展的相对独立发展，在一定程度上造成了学科间缺乏交流；此外，中国各地区乳腺癌的早诊率、病期构成和治疗效果存在较大差别，这就要求有一种整合模式来整合资源，协调不同领域、学科之间交流与合作，规范乳腺癌的诊治水平，提高治疗效果。多学科联合诊疗（MDT）正是解决这个问题的重要手段，也是目前国际公认的主流肿瘤治疗模式。

20世纪90年代美国提出"多学科综合治疗"的概念，MDT模式现已在欧美国家得以普及。2006年，美国临床肿瘤学会和欧洲肿瘤内科学会的共识中将MDT作为癌症诊疗质控的必需组成。2007年，英国NHS颁布了关于肿瘤治疗MDT模式的法律文件，使之成为目前英国肿瘤治疗的金标准。中国肿瘤专科医院相关评审规定也对MDT诊疗模式的组建提出了具体要求，这一新兴的治疗模式必将为各大医院所推行。

MDT团队由不同专科的医师组成，各专家对乳腺肿瘤某一方向的研究，能够采纳国际上最新的研究进展，其专业诊治水平也处于同行中的较高层次，根据大家共同接受的治疗原则和临床指南，对影响患者诊断和治疗的各方面因素加以综合考虑，制订适合患者当时病情的最佳诊疗计划。MDT可以使患者的治疗方案最优化，使获益最大化，MDT对相关学科的整合效率大于单个学科的总和。同时，在MDT过程中，不同学科的专家可以彼此学习交叉学科的知识，开拓学术视野和诊疗水平，提高医疗效率和诊疗效果。

本书聚焦乳腺癌多学科联合诊疗的理论与实践，参编者为国内众多知名乳腺癌专家，兼顾了乳腺癌诊治领域的理论和基础。人类对乳腺癌的认识经历了解剖—生物—社会心理模式的变迁，多学科联合诊疗尤为适应乳腺癌病患的现实需求。肿瘤的多学科联合诊疗不仅是临床诊疗行为，更需要完善的组织和管理。本书前两章从多学科诊疗模式的闭环管理入手，结合湖北省肿瘤医院多年来创立、发展乳腺癌多学科诊疗团队和流程的经验，分享其成效与不足，为后来者提供了不可多得的范本；同时，本书还提供了一些乳腺癌MDT的典型病例，供同道参考、分享，有利于取长补短，因地制宜地在本单位推进乳腺癌多学科诊疗临床实践。

总之，随着医学的进步，个体化及精准医学时代的来临，MDT制度势必成为患者最大获益的制度保障，也必将对我国乳腺癌的规范化、个体化、精准化治疗发展产生重要影响。

在此，对本书主编吴新红教授表示祝贺！也对各位编写专家的辛苦工作表示衷心感谢！

主任医师，教授，博士生导师
上海复旦大学附属肿瘤医院副院长
上海复旦大学附属肿瘤医院药物临床试验机构主任
中国抗癌协会乳腺癌专业委员会候任主任委员
上海市抗癌协会乳腺癌分会主任委员
上海市医学会肿瘤靶分子专科分会主任委员
上海市医学会肿瘤学分会副主任委员

2019年4月

前　言

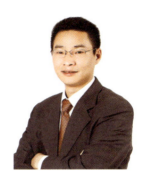

乳腺癌的发病率在我国呈显著上升的趋势，居于女性恶性肿瘤发病率的第一位，严重影响妇女的身心健康。乳腺癌的早期诊断、规范化和个体化治疗对于提高其疗效具有重要意义。近年来，我国乳腺癌的诊疗水平有了很大的提高，但与欧美发达国家相比还有一定的差距，仍有很大的提升空间。

随着医学的快速发展，许多疾病的诊疗手段和模式已经发生改变。对于一些常见的简单疾病，医生可以采用"一对一"的模式进行诊疗，但对于一些复杂的疾病（如恶性肿瘤等），其诊疗方法、手段、时机多样，疗效差别也很大，因各医生所从事的专科方向限制，很难精通、熟悉某种疾病的各种治疗方式，因此，传统的单一专科诊疗模式显然难以达到最佳的诊疗效果、最经济的费用、最短的疗程等方面的需求。

多学科联合诊疗（MDT）模式起源于20世纪90年代，由美国的医疗专家组率先提出，在全球范围得以广泛开展，并取得了很好的效果。在该模式下，来自疾病治疗相关各方面的专家组成一个治疗团队，针对某一个病人、某一种疾病，共同讨论、协商，提出并确定目前最适合病人的最佳治疗方案，以集体智慧取代个人意见，更有助于达到患者临床治疗的最大获益。同时，有助于整个多学科团队的团结协作，加强了多学科团队成员之间的交流学习，提高了团队成员的诊疗水平。目前在许多肿瘤诊治指南中，MDT模式已经成为多数肿瘤治疗模式的首选。

乳腺癌是一种具有不同分子分型和高度异质性的恶性肿瘤，不同分子分型的乳腺癌病情发展、转归、治疗和预后差别很大，当前乳腺癌的诊疗已经迈入个体化、精准化的时代，这就决定了其治疗一定是一个多学科共同参与的联合诊疗。湖北省肿瘤医院早在2006年开始积极开展MDT，以解决各种肿瘤治疗难题，并逐步设立了一些常见肿瘤（如乳腺癌、肺癌、结直肠癌、甲状腺癌、肝癌等）的单病种首席专家，负责MDT的规范开展。十多年来，乳腺癌多学科团队取得了一定的成绩和经验，相信对大家一定有所启发。

本书强调实用性，内容涵盖了乳腺癌的诊断、病理、影像、手术、康复、放疗、化疗、靶向治疗等多方面的理论知识，并提供了多个多学科联合诊疗乳腺癌的典型病例，可为广大乳腺癌医务工作者的临床实践提供参考，希望对大家有所帮助。本书的出版得到了国内众多同行专家的大力支持和帮助，在此，对专家的辛苦工作表示衷心感谢！因本书出版时间有限，不当之处在所难免，也恳请同道批评指正并提出宝贵意见！

主任医师，教授，硕士生导师
湖北省肿瘤医院副院长
湖北省乳腺病防治研究中心主任
中国抗癌协会乳腺癌专业委员会常委
中国整形美容协会肿瘤整复分会常委
国家肿瘤质控中心乳腺癌专家委员会委员
湖北省抗癌协会乳腺癌专委会主委
武汉市医学会肿瘤学分会副主委
《肿瘤防治研究》副主编

2019年4月

目　　录

第一章　乳腺癌多学科联合诊疗的理论基础 ………………………………………………… 1
　　第一节　乳腺癌多学科联合诊疗的概念、兴起、发展 ……………………………………… 1
　　第二节　乳腺癌多学科联合诊疗的组成及运行 ……………………………………………… 2
　　第三节　多学科联合诊疗对乳腺癌诊治的意义 ……………………………………………… 2
　　第四节　乳腺癌多学科联合诊疗的质量控制及效果评价 …………………………………… 3

第二章　湖北省肿瘤医院乳腺癌 MDT 实践经验 …………………………………………… 6
　　第一节　乳腺癌 MDT 发展历程 ……………………………………………………………… 6
　　第二节　乳腺癌 MDT 运行模式 ……………………………………………………………… 7
　　第三节　乳腺癌 MDT 成效 …………………………………………………………………… 8
　　第四节　MDT 与乳腺癌区域临床医学研究中心 …………………………………………… 9
　　第五节　MDT 存在的困难及策略 …………………………………………………………… 10

第三章　乳腺癌流行病学与病因学 …………………………………………………………… 11
　　第一节　全球乳腺癌流行状况 ………………………………………………………………… 11
　　第二节　乳腺癌危险因素 ……………………………………………………………………… 14
　　第三节　乳腺癌患者的生存状况 ……………………………………………………………… 15

第四章　乳腺应用解剖学 ……………………………………………………………………… 17
　　第一节　乳腺的形态与位置 …………………………………………………………………… 17
　　第二节　乳腺的组织结构 ……………………………………………………………………… 18
　　第三节　乳腺的动静脉 ………………………………………………………………………… 19
　　第四节　乳腺的淋巴系统 ……………………………………………………………………… 20
　　第五节　乳腺相关的神经分布 ………………………………………………………………… 22

第五章　乳腺癌的病理学诊断规范及分子病理学检测 ……………………………………… 24
　　第一节　乳腺癌的病理学诊断规范 …………………………………………………………… 24
　　第二节　乳腺癌的分子病理学检测 …………………………………………………………… 37

第六章　乳腺癌常用诊断方法 ………………………………………………………………… 49
　　第一节　乳腺 X 线照相检查 …………………………………………………………………… 49

第二节　超声在乳腺癌诊疗中的应用 ………………………………………………… 54
　　第三节　磁共振成像在乳腺癌诊疗中的应用 …………………………………………… 62
　　第四节　核医学在乳腺癌诊疗中的应用 ………………………………………………… 73
　　第五节　PET/CT 在乳腺癌诊治中的应用 ……………………………………………… 76

第七章　乳腺癌的外科治疗 ………………………………………………………………… 82
　　第一节　乳腺癌改良根治术 ……………………………………………………………… 82
　　第二节　乳腺癌保乳手术 ………………………………………………………………… 83
　　第三节　腋窝前哨淋巴结活组织检查术 ………………………………………………… 85
　　第四节　乳腔镜辅助下的乳腺手术 ……………………………………………………… 85
　　第五节　乳房重建手术 …………………………………………………………………… 87

第八章　乳腺癌的化疗 ……………………………………………………………………… 92
　　第一节　概述 ……………………………………………………………………………… 92
　　第二节　分子分型时代的化疗 …………………………………………………………… 93
　　第三节　乳腺癌新辅助化疗 …………………………………………………………… 105
　　第四节　化疗常见不良反应 …………………………………………………………… 112

第九章　乳腺癌的放射治疗 ……………………………………………………………… 125
　　第一节　乳腺癌的放射生物学 ………………………………………………………… 125
　　第二节　保乳术后的放射治疗 ………………………………………………………… 126
　　第三节　改良根治术后放射治疗 ……………………………………………………… 130
　　第四节　区域淋巴结的放疗 …………………………………………………………… 132
　　第五节　新辅助治疗后放疗 …………………………………………………………… 135
　　第六节　局部区域复发乳腺癌的放射治疗 …………………………………………… 137
　　第七节　转移性乳腺癌的放疗 ………………………………………………………… 138
　　第八节　乳腺癌放射治疗技术 ………………………………………………………… 139
　　第九节　乳腺癌放疗的不良反应 ……………………………………………………… 141

第十章　乳腺癌的内分泌治疗 …………………………………………………………… 148
　　第一节　乳腺癌内分泌治疗方式 ……………………………………………………… 148
　　第二节　激素受体检测及其临床意义 ………………………………………………… 152
　　第三节　目前常用内分泌治疗药物 …………………………………………………… 155
　　第四节　内分泌治疗基本原则 ………………………………………………………… 158
　　第五节　乳腺癌内分泌治疗的应用 …………………………………………………… 160
　　第六节　延长内分泌治疗的实施 ……………………………………………………… 165
　　第七节　乳腺癌内分泌治疗的副作用及对策 ………………………………………… 170

第十一章　乳腺癌的分子靶向治疗 ········· 175
第一节　概述 ········· 175
第二节　常用的乳腺癌分子靶向治疗药物 ········· 176
第三节　新型乳腺癌靶向治疗药物 ········· 179

第十二章　晚期乳腺癌的治疗 ········· 185
第一节　辅助检查及诊断 ········· 185
第二节　预后 ········· 186
第三节　治疗目的及方法 ········· 186
第四节　局部复发和特殊部位转移癌的治疗 ········· 190

第十三章　乳腺癌康复治疗 ········· 195
第一节　乳腺癌患者的肢体康复 ········· 195
第二节　乳腺癌患者的继发性淋巴水肿 ········· 198
第三节　乳腺癌患者的心理康复 ········· 213
第四节　性康复指导 ········· 215
第五节　生育指导 ········· 216
第六节　术后随访指导 ········· 217

第十四章　乳腺癌 MDT 病例 ········· 221

第一章　乳腺癌多学科联合诊疗的理论基础

第一节　乳腺癌多学科联合诊疗的概念、兴起、发展

乳腺癌目前是中国女性发病率最高的恶性肿瘤，严重危及女性身心健康。乳腺癌是全身疾病，治疗方法是以手术为主的综合治疗，具体的治疗方法包括：外科医师进行外科手术，肿瘤内科医师参与化疗、内分泌治疗及分子靶向治疗，放疗科医师进行放疗，核医学科医师实施核素检查及治疗，中医科医师指导中医中药治疗，心理科医师进行心理辅导等。由此可见，乳腺癌从诊断到治疗均需要多个学科的协作参加方能完成。

多学科联合诊疗（multidisciplinary treatment，MDT）是一种建立在循证医学基础上的治疗模式，其针对某一器官或系统的疾病，由来自两个以上相关学科的专家组成工作组，通过定期、定时、定点的会议，根据病情为每一位患者提出最优的治疗方案，继而由相关学科单独或多学科联合执行此治疗方案[1]。这种临床治疗模式已经成为肿瘤治疗的主要趋势之一。

自Fisher提出乳腺癌是一种全身性疾病需进行全身治疗以来，乳腺癌的治疗已经由单一的外科手术治疗演变为多学科共同参与的联合治疗。然而，由于各专业分科越来越细，随着各个学科诊治技术发展的不断深入，新技术新业务的层出不穷，造就了学科间的学术鸿沟和专业偏见。因此需要一个完善的机制，充分利用现有资源，能够实现不同学科、领域之间的有效交流与合作。在这一形式的要求下，乳腺癌多学科联合诊疗应运而生。20世纪90年代美国提出"多学科联合治疗"的概念[2]。1996年英国国家卫生服务机构把MDT模式写入改善癌症（乳腺癌）预后的指南[3]。2006年，美国临床肿瘤学会和欧洲肿瘤内科学会的共识中将MDT作为癌症诊治质控的必需组成[4]。2007年英国国家卫生服务机构颁布了关于肿瘤治疗MDT模式的法律文件，使得MDT已成为目前英国乳腺癌治疗的金标准[5]。2007年第10届中国临床肿瘤学会（CSCO）学术年会的主题就定为"积极实践肿瘤的规范化多学科联合治疗"。近年来，中国肿瘤专科医院相关等级评审规定也对MDT诊疗模式的组建和持续改进提出了具体可行的要求，在《三级联合医院等级评审标准实施细则（2016年版）》中，明确要求新诊断的肿瘤病例必须接受医院内部的联合会诊以制定联合治疗方案。事实上，乳腺癌的多学科联合治疗模式走在了其他肿瘤的前面。早在1979年，美国就成立了独立的乳腺中心，即VanNuys乳腺中心，由于乳腺中心能够对乳腺良恶性肿瘤开展高质量、及时的多学科的评价和管理，使得乳腺中心在美国快速增长，并在2008年颁布美国乳腺中心国家认证计划，其手册制定的乳腺中心认证标准中明确包括了通过多学科团队制定最佳治疗及护理的模式[6]。目前，乳腺癌MDT模式已经成

为国外肿瘤专科医院医疗体系的重要组成部分。

第二节　乳腺癌多学科联合诊疗的组成及运行

在人员组成方面，乳腺癌 MDT 成员按职能可分为主持人、讨论专家、记录员、协调员等。按学科划分包括肿瘤外科、肿瘤内科、放疗科、核医学、美容整形外科、麻醉科、病理科、放射科、心理科、营养科、护理部等。在主持人的选择方面，英国的一项调查研究显示，66.9%的医疗机构 MDT 主持人为外科医师，33.8%的机构主持人为内科医师，19.7%的机构主持人为肿瘤医师，5.7%的机构主持人为放射治疗医师，3.8%的机构主持人为病理医师[1]。韩国的一项调查研究显示，94.7%的机构将乳腺外科医师作为 MDT 团队的主持人[7]。

在乳腺癌 MDT 的运行方面，一项对英格兰乳腺诊疗机构的调查研究表明，有 60%机构的 MDT 是对诊疗的每位乳腺癌患者进行讨论；36%机构的 MDT 对超过 90%的乳腺癌患者进行讨论；仅 6 家机构（4%）MDT 的讨论少于 90%患者[1]。在讨论的内容方面，多国乳腺癌治疗单位调查研究显示，51%机构的 MDT 针对所有分期的乳腺癌进行讨论，22%机构的 MDT 重点放在早期乳腺癌患者；临床决策形成机制中，38%机构的 MDT 由指定的主席主持，12%机构的 MDT 主席是轮流担任，22%由多个人员共同主持，另有 26%的机构没有指定主席；当 MDT 有多种观点时，13%的机构由主席最后决定，多数机构（67%）经过投票决定，47%的机构 MDT 制定出决定后，要求主管医师执行[8]。然而，有证据表明，并非所有的 MDT 都作出了最优化的临床决策，同时并非所有的决策均被全部执行。影响 MDT 决策的因素有：临床资料不全、关键成员缺席、与会专家的态度及相互协作程度、医疗体制以及社会经济因素等，改善这些因素可明显提高 MDT 决策的质量[3]。一项关于乳腺癌 MDT 的前瞻性研究结果显示，变更 MDT 决定的概率为 6.9%，变更的主要原因为患者的选择（占 65%），另一原因为主诊医师对 MDT 决定的选择[9]。

第三节　多学科联合诊疗对乳腺癌诊治的意义

乳腺癌 MDT 的治疗模式进一步促进了乳腺癌治疗的规范化、专业化及精准化。参加乳腺癌 MDT 的专家都是经过选择的，长期从事某一亚专业的专家，了解乳腺癌相关方面的知识，能够采纳国际上最新的研究进展，其专业诊治水平也处于同行中的较高层次，从而能够使得患者的治疗达到最优化。经过多学科集体讨论，根据相关的治疗原则及诊疗指南，MDT 可以制定出适合具体患者的最佳个体化治疗方案，同时也遵守了循证医学以及诊疗指南。参会的专家结合自己领域的专业知识，共同出谋划策，对各种治疗手段的利弊加以分析，优中选优，共同制定出适合患者当时病情的最佳诊疗方案，实现治疗的个体化、精准化。

乳腺癌 MDT 治疗模式能够进一步集中优势的医疗资源，提高医疗诊疗效率及诊疗水平。在进行多学科 MDT 过程中，各个学科的专家各抒己见，彼此发表交叉学科的前沿知识，引经据典，这对参加讨论的年轻医生既是一个考验的过程，更是一个学习的过程，有利于年轻医生对疾病总体把握，同时也极大地拓展了学术视野。与此同时，医疗效率的提高，促使诊疗效果的提升，必然会促进医院整体治疗水平的发展，提高医院整体竞争力。由于多学科的治疗将不同学科的诊治原则进行有机的整合，制定出对患者最为适合的治疗方案。因此，MDT 对相关学科的整合效率大于单个学科的总和。

乳腺癌 MDT 治疗模式能够有效地改善乳腺癌患者的生存质量。一些相关研究表明，在引进了 MDT 诊疗模式的地区或医院，在乳腺癌的治疗方面，严格地进行多学科讨论及遵循相关指南，使得乳腺癌的病死率低于其他地区。英国一项对 1990—2000 年期间 13722 例女性乳腺癌患者的调查研究显示：在引入 MDT 诊疗模式之前，该地区乳腺癌患者的病死率要高于其他地区约 11%；在引入 MDT 之后，其乳腺癌患者的病死率低于其他地区 18%。经过相应的校正之后，研究者认为 MDT 引入该地区后，患者的生存率得到了显著改善[10]。一项国内研究表明[11]，多学科团队对乳腺癌化疗患者进行 CINV 的全程管理，对降低乳腺癌化疗患者化疗所致恶心呕吐发生率、提高患者化疗依从性、提高乳腺癌护理患者的满意度等方面具有积极意义，值得临床推。

总的来说，全球不同乳腺中心 MDT 人员组成不尽相同，形式也各有区别，但其目前在改善乳腺癌诊疗、提高患者生存率及关注患者心理问题等方面的作用是一致的，尤其是远程视频会议将最好地资源更好地集中在一起，使疑难病例专家讨论更加及时，学术交流更加便捷，同时为参与成员和实习医生提供了更好的学习机会[12]。

第四节　乳腺癌多学科联合诊疗的质量控制及效果评价

建立多学科诊疗团队及制定相应的工作制度。乳腺癌 MDT 成员由肿瘤外科、肿瘤内科、放疗科、核医学、美容整形外科、麻醉科、病理科、放射科、心理科、护理部等学科成员组成。团队中的核心成员需要具备协作的意愿才能顺利开展工作，同时也需要相关的制度作为保障，并通过医院的职能部门定期督导来保证工作的顺利进行。如我院建立的乳腺癌首诊负责制、三级医师查房制度及疑难病例讨论制度。定期的 MDT 会议是最基本的日常工作形式，一般为多学科成员定期地对科室最新收治的在诊断、治疗上有疑惑的病例进行讨论，给患者制定最合理的诊疗方案。同时讨论的内容及最终的意见需要进行记录，并确保每位专家对每一例患者的讨论结果达成共识。

确定符合本地区情况的指南及诊疗规范。目前乳腺癌的诊疗指南有多个版本，国外的美国国家联合癌症网络（NCCN）指南、欧洲肿瘤内科学会（ESMO）指南、中国临床肿瘤学会（CSCO）指南及中国抗癌协会乳腺癌诊疗规范与指南等，尽管在总体治疗原则上差别不大，但是在同一家医院必须采用同一个版本。多学科诊疗团队可以参照相关指南并结合本地区及本院的实际情况，制定相应的指南。避免给患者造成同一家医院，同一例患者，不同科室之间不同的治疗意见的印象。

明确各学科的工作要点，建立相关科室的诊疗规范指南。制定相关指南之后，我们可以保证每一例患者均得到规范化的治疗。规范化的治疗前提是各个学科的密切协作。例如乳腺外科医生在门诊收治一例疑似早期乳腺癌患者。首先需要放射科及超声科进行乳腺钼靶、乳腺彩超及乳腺 MRI 检查，明确肿块有无钙化、肿块大小、边界、范围等并做出初步诊断。其次是术前麻醉科需要评估患者的手术风险及安全麻醉。外科手术的规范是重中之重，切口的设计、切除的范围、淋巴结清扫的范围、无瘤原则等均需要规范的进行。而病理科规范的报告对指导术后的辅助治疗及评估手术质量极其重要。如对乳腺癌进行组织学分级、分子分型、切缘的评估、淋巴结的诊断、有无脉管癌栓的浸润均对术后辅助治疗起到了指导性的作用。

提高乳腺癌患者生存率是乳腺癌 MDT 最终落脚点。实际上在包括乳腺癌在内的多种恶性肿瘤的研究中发现，MDT 能够提高患者的生存率和生活质量。研究表明，MDT 应用在乳腺癌临床诊疗中能够制定更多基于循证医学的诊治意见，保证了治疗的及时性，并且在临床实践方面，MDT 能够提高大肠癌和食管癌患者的 5 年 DFS，提高头颈部肿瘤患者的 2 年生存率，提高乳腺癌患者的 7 年相对生存率[13]。一个地区一旦建立了 MDT 团队，其诊疗行为便会遵守区域的诊疗指南，使得区域间乳腺癌患者生存率的差异有了消除的可能。随着精准医学时代的来临，乳腺癌 MDT 制度势必成为对患者进行精准医疗的制度保障，也必将对中国乳腺癌的规范化、个体化、精准化治疗的发展产生重要影响。

◎ 参考文献

[1] Jalil R, Lamb B, Russ S, et al. The cancer multi-disciplinary team from the coordinators' perspective: results from a national survey in the UK [J]. BMC Health Serv Res, 2012, 12: 457.

[2] 华长江，郝虹. 肿瘤多学科会诊的现状与展望 [J]. 医学综述，2015，21（3）：431-434.

[3] Rajan S, Foreman J, Wallis M G, et al. Multidisciplinary decisions in breast cancer: does the patient receive what the team has recommended? [J]. Br J Cancer, 2013, 108 (12): 2442-2447.

[4] Friedman E L, Chawla N, Morris P T, et al. Assessing the development of multidisciplinary care: experience of the National Cancer Institute Community Cancer Centers program [J]. J Oncol Pract, 2014, 11 (1): e36-e43.

[5] 徐茂，尤明春，马万兵. 多学科专家组诊疗模式在肿瘤诊疗活动中的实践 [J]. 东南国防医药，2013，15（2）：157-159.

[6] Bensenhaver J, Winchester D P. Surgical leadership and standardization of multidisciplinary breast cancer care: the evolution of the national accreditation program for breast centers [J]. Surg Oncol Clin N Am, 2014, 23 (3): 609-616.

[7] Chae B J, Bae J S, Song B J, et al. Multidisciplinary team approach in breast cancer: a nationwide survey in Korea [J]. J Korean Surg Soc, 2012, 82 (6): 340-346.

[8] Saini K S, Taylor C, Ramirez A J, et al. Role of the multidisciplinary team in breast cancer management: results from a large international survey involving 39 countries [J]. Ann Oncol, 2012, 23 (4): 853-859.

[9] English R, Metcalfe C, Day J, et al. A prospective analysis of implementation of multi-

disciplinary team decisions in breast cancer [J]. Breast J, 2012, 18 (5): 459-463.

[10] Kesson E M, Allardice G M, George W D, et al. Effects of multidisciplinary team working on breast cancer survival: retrospective, comparative, interventional cohort study of 13722 women [J]. BMJ, 2012, 344: e2718.

[11] 李金花, 李旭英, 谭艳, 等. 多学科管理模式在乳腺癌患者化疗所致恶心呕吐中的应用 [J]. 中国护理管理, 2018, 18 (3): 337-372.

[12] 张瑾, 陈晓, 刘蕾. 多学科团队在乳腺癌诊疗中的作用 [J]. 中华内分泌外科杂志, 2018, 11 (5): 353-355.

[13] Taylor C, Munro A J, Glynne-Jones, et al. Multidisciplinary team working in cancer: what is the evidence? [J]. BMJ, 2010, 340: C951.

第二章　湖北省肿瘤医院乳腺癌 MDT 实践经验

手术、化疗和放疗是乳腺癌治疗的主要方式，但生存分析显示仅依靠单一的治疗很难使患者获得理想的效果。近年来倡导的多学科联合诊疗（MDT）模式已逐渐成为决策乳腺癌诊疗的主要模式，并始终贯穿于乳腺癌患者诊治的全过程，包括诊断、拟定治疗方案、手术、辅助或新辅助治疗、营养支持及随访等。MDT 模式保障了规范化、个体化诊治方案的拟定和实施，同时也促进了学科的发展和交流。乳腺癌 MDT 诊疗模式在国外已开展近三十年，而国内仅近十年来才开始逐渐重视 MDT 的运作和发展，且仅限于部分省级肿瘤医院和少数发达城市的肿瘤中心能够常规和规范地开展。随着个体化医学、精准医学时代的到来，我国迫切需要建立规范化的乳腺癌 MDT 模式，以推进乳腺癌诊疗规范在临床上的常规应用，提高我国诊疗水平，惠及乳腺癌患者。

湖北省肿瘤医院近十年来重视乳腺癌单病种 MDT 模式的发展，不断加强对乳腺癌规范性诊疗的管理，从行政层面出台了一系列规章制度，改革创新管理办法，使得 MDT 工作得到规范地实施和有效地执行，并逐渐打造成为有一定影响力的区域性乳腺癌临床医学中心。本章回顾了湖北省肿瘤医院乳腺癌 MDT 的发展历程、运行模式和实践经验。

第一节　乳腺癌 MDT 发展历程

MDT 诊疗模式的理念实际上是一种全新的管理运作理念，它不同于传统的多学科会诊或全院查房，多学科会诊或全院查房更多强调的是单个专业方向的诊疗过程和方法，而 MDT 强调的是诊疗中多个专业方向的专家共同参与的工作模式和制度。湖北省肿瘤医院于 2006 年成立了乳腺癌规范化诊疗小组，明确组长、秘书和专家成员，由之前的轮流组织会诊到由秘书定期发起讨论，多学科讨论专家成员由不固定到固定，标志着本院乳腺癌 MDT 模式初具雏形。2008 年汇集多学科专家成立了单病种规范化管理委员会，拟定出适合本院实际操作的乳腺癌诊疗指南，进一步规范临床实践。2009 年起 MDT 开展逐渐常态化，即常规定期、定点、定人进行乳腺癌专病 MDT 讨论，每周定期在乳腺中心会议室召开，讨论前由秘书统一受理各专家推荐的患者预约，收集病例资料并通知各位参会人员，完整记录讨论内容及具体决策。参会人员对每个病例的病理诊断、影像学特征、临床现状及家族史、外科手术指征、放化疗的利弊等做全面的评估，在此基础上达成治疗的共识，即先采用什么治疗方式，后采用什么治疗方法，或不应该采用何种方式，为患者提供"一站式"服务。参与讨论的各科专家负责对提交讨论的患者做最终的解释，由首席专家汇总、统一大家的意见后，确定患者下一步的治疗方案。

由于各亚专科领域知识更新日新月异，为了使 MDT 专家组成员时刻保持"先进性"，将该领域最新动态和知识传播应用于临床，同时也为了避免医院多个单病种专家由同一内科专家或放疗专家担任，湖北省肿瘤医院于 2012 年逐渐实现了内科和放疗科的亚专科化。医院目前设立了一个乳腺癌内科病区，两个乳腺癌放疗病区，两个乳腺外科病区及一个乳腺肿瘤整形修复病区。乳腺中心 MDT 团队分别由上述临床科室专家、心理、营养及病理、影像及药学等专家共同组成，按照中心 MDT 管理模式严格执行。

为了确保 MDT 工作的有效进行、加强 MDT 团队的整体管理，湖北省肿瘤医院提出并实施了"专病名医工程"。医院于 2013 年始建立了单病种首席专家制度，遴选出一位乳腺癌首席专家。单病种首席专家制度的确立，使得该院乳腺癌 MDT 团队更具有凝聚力，团队文化更加活跃，各项指令的执行更加高效。单病种首席专家即为单病种 MDT 负责人，他能够确保良好的交流和营造一个专业讨论气氛，确保讨论内容以患者为中心，确保相关临床试验能够合格入组，确保每一个患者的治疗决策能够在会上及时制定，并且是以循证医学证据与患者个体化的结合，确保 MDT 的诊疗决策在会议后落实到人，分工明确，并严格执行。

2015 年医院增设了乳腺癌 MDT 门诊，为乳腺癌患者提供高质量的诊疗策略。另外，MDT 设立有签名制度、协调员职责、首席专家职责、病例资料提交规定、院内转诊制度、病例随访制度等。在不断完善、细化的规章制度保障下，规范了乳腺癌诊治流程，各学科专家组合作密切，MDT 工作得到良好的实施和执行。

第二节　乳腺癌 MDT 运行模式

针对哪些患者需参与 MDT 讨论，湖北省肿瘤医院有"两个必须"制度，即乳腺癌首诊住院的病例在治疗前必须经过 MDT 讨论，对于疑难病例必须经过一次或多次 MDT 讨论。肿瘤患者的首诊非常重要，初次治疗方式对患者的预后影响极大。在前 MDT 时代，患者到了外科就先做手术，到了内科就先做化疗，到了放疗科就先做放疗，这样既不符合规范，对患者也是不负责任的。因此，我们建立首诊 MDT 讨论制度，先对患者精准分期，再联合考虑患者下一步治疗方案，需要转科治疗的，在 MDT 讨论会上即安排好接收科室。对于疑难病例，MDT 讨论可能需要多次，关键在于主管医师需将患者诊疗的执行情况及病情变化及时与 MDT 委员会秘书联系，明确何时患者需要再讨论。比如，当术后患者发现转移瘤或复发时应组织重新进行 MDT 讨论。对于疗效不满意、疾病进展等情况，需要及时反馈，再次提请 MDT 讨论，修正治疗方案。所有 MDT 决策的治疗方案实施完成后，医院随访部定期组织专人通过电话、信件、邮件等方式对患者进行长期随访，定期向 MDT 成员反馈治疗疗效及预后，不断提高诊治水平。

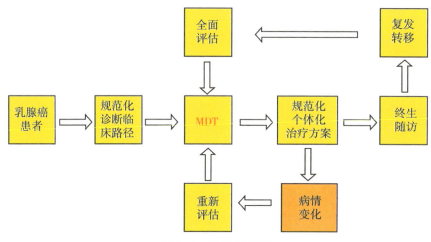

图 2.1 MDT 流程图

第三节 乳腺癌 MDT 成效

MDT 诊疗模式把具有各专业知识、技能和经验的专家聚集在一起,以患者为中心,确保为患者提供高质量的诊断、循证医学的临床决策和最佳的治疗。医院常规开展乳腺癌 MDT 后,各方面带来诸多成效。

一、优化临床决策和规范医疗行为

开展 MDT 后,乳腺癌相关各学科之间相互交流,各科专家提出各自对乳腺癌的诊断和治疗建议,充分探讨和论证后,选择一个最有利于患者的诊疗方案,这样就能更好地践行乳腺癌的治疗指南或规范,保证乳腺癌的规范化治疗。据统计,湖北省肿瘤医院乳腺癌符合术前行新辅助化疗的患者比例已从开展 MDT 前的 30% 提升到目前的 90% 左右。病理科发出的报告也更加规范,如乳腺癌患者常规报告环周切缘、血管、神经累及情况,Her-2 表达、ER、PR、Ki67 表达及百分比等,关于微乳头状癌的报告也按照最新的指南规范,报告微乳头状癌成分所占百分比;新辅助化疗后的标本常规报告肿瘤化疗反应级别等,并且统计数据还表明,在开展 MDT 后,乳腺癌标本的淋巴结检出率也较前有明显增高(16.2 枚 vs. 13.2 枚,$P<0.001$),也反映了病理科在参与 MDT 后,规范了其诊断行为,提高了病理报告的质量,为临床提供了依据。

二、提高了患者的疗效

MDT 模式提供"一站式"服务,缩短了诊断到治疗的时间,避免因患者往返于各科室之间而耽误治疗时机,提高了诊断和治疗的效率,患者满意度上升。湖北省肿瘤医院数据显示,随着我院开展 MDT 后乳腺癌新辅助化疗比例增加,我院 Ⅱ/Ⅲ 期乳腺癌患者 5 年总生存率,接受 MDT 诊疗患者(87.2%)较以往未接受 MDT 诊疗患者

（80.9%）显著上升（$P<0.05$）。Ⅲ期乳腺癌患者 5 年无病生存率，接受 MDT 诊疗患者（79.8%）较未接受 MDT 诊疗患者（70.5%）显著升高（$P<0.05$）。Ⅳ期乳腺癌患者的中位生存时间，接受 MDT 诊疗患者（22.1 个月）较未接受 MDT 诊疗患者（18.6 个月）显著升高（$P<0.05$）。

三、节约了患者的就诊时间和治疗费用

医院的乳腺外科、内科及放疗科门诊在门诊楼的同一区域，各科门诊专家相互协调及配合，方便患者在就诊时就能体验到 MDT 的便捷，避免了患者反复挂号、奔走等情况，也改善了患者的就诊感受。住院病人在固定的时间进行 MDT 联合诊疗，制定统一方案后，避免了患者在院内的反复检查、反复会诊、诊疗不规范及效率低下等情况，从而节约了患者大量的时间和费用。在医院广泛开展 MDT 后，住院患者及时开展专科治疗（包括手术、化疗及放疗等）的时间由以前的 6.1 天降低到 4.8 天，平均住院费用下降 1126 元/人。

四、专科团队诊断和治疗水平显著提升

特别是随着乳腺癌 MDT 工作的规范开展，年轻医师、进修医师、研究生通过参与 MDT 讨论既可以学习疾病的诊疗思路也可以学习相关领域的最新进展，专业知识得到了迅速的提高。另外，MDT 的运作也大大增进了科室间的联系，加强了各专业领域间医师的协作精神，临床医生对影像学的诊断，病理报告的理解，有了极大提升，医技科室也对临床诊疗的需求有了更为深刻的理解。在培养医务人员良好医疗行为规范的同时，也培养了其积极向上、勤奋好学的精神风貌。

第四节　MDT 与乳腺癌区域临床医学研究中心

近年来，随着湖北省肿瘤医院乳腺癌 MDT 的发展，院际 MDT 讨论也逐渐增多，在规范了肿瘤治疗行为的同时，开展的多中心临床医学研究也越来越多。目前，随着医院引进大量优秀的青年医生及科研工作者，结合医院生物样本库，中心实验室的逐步完善建立，各肿瘤单病种包括乳腺癌相关的整体科研水平得到了较显著提升，当前，发展规范乳腺癌 MDT 的模式有利于区域性乳腺癌临床医学中心的建设，我们发现在 MDT 临床实践过程中，多学科专家激烈讨论，会碰撞出创新的思维火花，而临床医学研究中心正是要将这些目前还难以解决的临床问题逐渐变得清晰化而后得以研究、解决、突破。另一方面，临床 MDT 的推广又依赖于区域医疗中心的建立。由于区域医疗中心需要构建一个地理区域内多家多级医院之间的协同信息平台，实现区域内医疗信息、医疗服务、医疗资源共享，因此，现阶段区域医疗中心的建立为 MDT 的推广创造了契机。通过建立省级乳腺癌临床医学中心，以示范单位为龙头，以点带面。切实推进乳腺癌诊疗最新规范的应用，大力开展乳腺癌的临床研究，并通过专家组评定、学术交流、骨干医生定向培养等方法，促进区域性医疗机构乳腺肿瘤 MDT 能力的提高。

第五节　MDT 存在的困难及策略

尽管 MDT 模式已成为乳腺癌诊疗的发展方向，MDT 本身面临的挑战还很多，比如缺少国家层面的政策与管理支持；一些医院领导层面重视不够，推进力度不大；患者数量多使得 MDT 难于用于每位患者；团队成员的误解，认为投入的时间精力太多；追求经济效益的现状，制约了 MDT 的发展；临床任务繁重，固定的时间上对 MDT 团队成员的整体参与有一定的困难；部分医生对 MDT 的认识不足，以简单的会诊制度代替 MDT。

通过长期乳腺癌 MDT 临床实践，湖北省肿瘤医院逐步完善了各项相关政策及制度，包括《乳腺癌 MDT 运行的管理办法》和《首席专家的考核制度》等，特别是考核制度分别从 MDT 的开展频率、患者纳入的比例、方案调整的比例、疗效的评估等方面进行考核，效果显著；另一方面，医院领导高度重视，强力推进，相关科室积极参与，保障了 MDT 的顺利开展，并取得了诸多成效。目前乳腺癌 MDT 已成为一套完善的宏观医疗管理模式，贯穿于患者诊疗的全过程，有效实现了患者的个体化治疗。对于患者而言，提高了疗效、缩短了诊疗的时间和节省了诊疗费用，实现了患者的最大获益；对于医生而言，提高了团队的协作精神、规范了临床诊疗和提升了医生的诊疗水平和技能；对于科研方面，方便了临床试验和临床研究的开展及患者的入组；对于医院而言，促进了各学科的发展和交流，提升了医院和学科的影响力。MDT 的开展真正实现了患者、医生和医院三方的"共赢"。

第三章 乳腺癌流行病学与病因学

癌症是严重威胁人类生存的重大疾病之一，权威机构发布的数据显示，2012年全世界新发的癌症病例达到1406.8万，每年因癌症死亡的人数达到820.1万。乳腺癌是全球范围女性最常见的恶性肿瘤，发达国家的发病率较欠发达地区高。目前，全世界女性乳腺癌每年新发病例达到167万例，占全部恶性肿瘤发病的25.2%；每年因乳腺癌死亡的女性数达52万，占所有女性恶性肿瘤死亡的14.7%，占所有女性死亡的2.0%[1-3]。

中国乳腺癌发病率呈逐年增高的趋势，据2012年全国共193个肿瘤登记处数据统计，每年新发女性乳腺癌病例为27.3万，占中国女性恶性肿瘤发病率首位，每年约6.2万患者死于乳腺癌，占中国女性恶性肿瘤死亡率第6位[1]。

乳腺癌严重危害女性的生命和健康。目前的证据显示，乳腺癌发病与多种因素相关，如年龄、家族史、生育、乳腺密度、不典型的良性病变、酒精、雌激素孕激素混合避孕药物、激素替代治疗、X线和γ射线暴露、高能量饮食和缺乏体力活动等，因此，乳腺癌的发生与我们的日常生活环境及方式密切相关[4]。

近年来，乳腺的诊治取得了明显的进步，即使每年的发病率在上升，但生存率也有显著的提升。乳腺癌预后的研究逐渐地成为研究的热点。

第一节 全球乳腺癌流行状况

一、人群、种族、时间和地域分布

乳腺癌发病人群主要为女性，男性乳腺癌发病率极低。女性发病率约为男性的100倍，死亡率为男性的199倍。乳腺癌的发病在不同年龄段中各不相同，全球的发病率在15~39岁为10.9/10万，40~44岁为63.3/10万，45~49岁增至89.1/10万，50~54岁为108.7/10万，超过75岁为162.5/10万，乳腺癌发病率随着年龄增长而增长[5]。

2013年，世界癌症研究中心（International Agency for Research on Cancer，IARC）公布的全球癌症状况的最新估计资料（GLOBOCAN 2012）显示，47.3%的全球新发乳腺癌发病例在发达国家，52.7%在发展中国家，发达国家的发病率高达124.1/10万，是发展中国家的4倍。去除年龄结构影响的年龄标化发病率，发达国家仍为发展中国家的2.4倍。发病率最高的地区是西欧、北欧和北美，欧洲和北美的新发病例占所有病例的43%，非洲和亚洲地区发病率最低。乳腺癌发病率主要集中在经济发达地区。在中国，东部发病率高于西部和中部，发病率较高的地区均为发达城市[6]。

乳腺癌的全球地理分布差异巨大，可以用遗传因素、人种、社会经济水平、生活方式

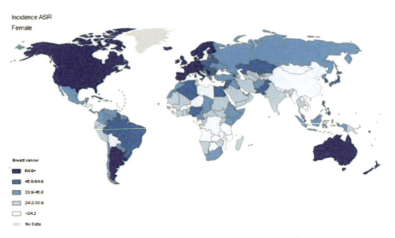

图 3.1 世界不同地区女性乳腺癌发病率

和环境暴露因素的不同来解释。世界各地区乳腺癌的分布显著差异，提示人种可能是乳腺癌发病风险的影响因素。生活在相同地区的非西班牙裔的白种人乳腺癌发病率是亚裔的4倍左右。移民流行病学研究显示，乳腺癌发病差异受人种、环境和生活方式的影响结果。在美国，同一地区不同人种的乳腺癌发病率差异显著，比如白种人的发病率普遍高于亚裔、西班牙裔、非洲裔，反映了人种之间发病风险的差异，同时也反映出受社会经济水平等其他因素影响。美国 SEER 数据库显示：2008年乳腺癌调整后发病率在美国白人中是127.8/10万，黑人中是121.7/10万，亚洲及太平洋岛屿人种中是98.2/10万，在西班牙裔中是94.0/10万，在美国印第安纳人及阿拉斯加土著人种发病率最低，为78.7/10万。在死亡率方面也有种族差异，2008年美国乳腺癌调整后死亡率在白人中是21.9/10万，在黑人中是31.2/10万，在印第安纳及阿拉斯加土著人中为15.2/10万，在西班牙裔人中是14.6/10万，在亚洲裔及太平洋岛屿人种中死亡率最低，为11.9/10万[7]。

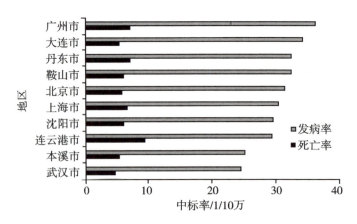

图 3.2 2003—2009 年中国肿瘤登记地区乳腺癌标化发病率和发病率（1/10万）

全球女性乳腺癌的发病高峰年龄差异显著。在大多数西方国家，其发病高峰年龄多在55~60岁之间。在美国，女性乳腺癌的发病高峰年龄为55~64岁，中位发病年龄为62岁，在40岁之前发病的女性仅仅占总发病人数的6.5%左右；在德国，乳腺癌的中位发病年龄为63岁。然而，在许多亚洲国家和地区，女性乳腺癌发病高峰在45~50岁之间，较西方发达地区相对提前。如日本的中位发病年龄为53.9岁，韩国的高发年龄为40~59岁，中位发病年龄为51岁；而在沙特阿拉伯，其女性乳腺癌的中位发病年龄仅为45岁，并且40岁之前发病的患者占所有患者的比例高达26.4%；在中国，乳腺癌的高发年龄段为45~55岁，中位发病年龄在50岁左右，并且有57.4%的乳腺癌患者是在50岁之前发病。由此可见，西方国家女性乳腺癌发病高峰年龄与亚洲国家相比，发病相对较晚。值得注意的是，在中国不同地区，乳腺癌的中位发病年龄也有明显的差异：在香港，乳腺癌高发年龄在45~55岁之间，其中位发病年龄为50岁左右；在河北省肿瘤登记地区，乳腺癌的中位发病年龄为52岁；在浙江省嘉善县，其中位发病年龄为51岁。全球女性乳腺癌的年龄别死亡率差异亦十分明显。在美国，女性乳腺癌患者在55~64岁之间死亡病例最多，其中位死亡年龄为68岁。在德国，乳腺癌死亡病例多集中在50~69岁之间。在澳大利亚，年龄别死亡率在60~64岁达到高峰。在日本，死亡高峰年龄多集中在55~59岁。在韩国，女性乳腺癌患者的死亡年龄多集中在60~64岁之间。在中国，乳腺癌的死亡率在55~59岁达到高峰，随后略有下降，在70岁以后，死亡率随年龄的增长而迅速升高[5-7]。

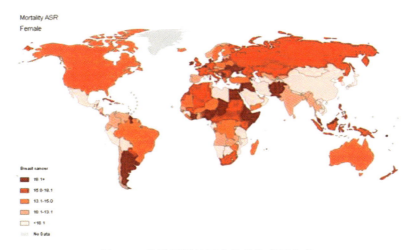

图3.3 世界不同地区女性乳腺癌死亡率

二、全球乳腺癌发病和死亡的趋势

根据Globocan[7]资料显示，2000年全球女性乳腺癌新发病例为94.5万例，占世界全部恶性肿瘤新发病例的22.2%；乳腺癌死亡患者37.3万例，占恶性肿瘤死亡总例数的13.9%。Globocan2002公布的数据提示，全球女性乳腺癌新发病例约为115.1万例，世界标化发病率为37.4/10万，发病构成为22.8%，依然居女性恶性肿瘤发病顺位的第1位；

同时期女性乳腺癌死亡例数约为 41.1 万例，世界标化死亡率为 13.2/10 万，其死亡构成为 14.0%，同样位于死亡顺位的首位；2008 年估计乳腺癌新发病例 138.3 万例，世界标化发病率为 39.0/10 万，发病构成为 22.9%，依然高居女性恶性肿瘤发病的第 1 位；同年乳腺癌死亡病例 45.8 万例，死亡率为 12.5/10 万，死亡构成为 13.7%，也居女性恶性肿瘤死亡顺位的首位。Globocan2012 的数据显示，全球乳腺癌新发病例 167.1 万例，世界标化发病率为 43.1/10 万，发病构成为 25.1%，仍然高居女性恶性肿瘤发病顺位的首位；世界乳腺癌死亡 52.2 万例，世界标化死亡率为 12.9/10 万，死亡构成为 14.7%，也高居女性死亡顺位的首位。由此可见，乳腺癌在女性中发病构成比例正在缓慢上升，并且乳腺癌世界标化发病率也呈现出明显的上升态势。而全球女性乳腺癌死亡构成存在一定的波动：2000—2002 年，死亡构成有轻微的上升，到 2008 年，略有下降，到 2012 年，死亡构成比有较大程度的升高，并高于之前各个年份的水平。全球乳腺癌世界标化死亡率与死亡构成的变化基本一致，但是 2012 年死亡率仍低于 2002 年的水平[5,8-10]。以上数据提示，自 21 世纪以来，女性乳腺癌的发病随时间变化呈现出显著升高的趋势，并且乳腺癌死亡也在波动中呈现出上升的趋势。这些数据提示，女性乳腺癌疾病形势依旧严峻，而且乳腺癌依然是全球共同关注的女性健康问题之一。《中国癌症发病与死亡 2003—2007》及《中国肿瘤》杂志刊登的数据显示：2003—2012 年中国乳腺癌标化发病率与死亡率随时间的变化趋势如下：2003—2008 年我国女性乳腺癌发病率从 21.17/10 万上升到了 26.26/10 万，涨幅为 17.65%，2009 年发病率稍微有所下降，但 2010—2012 年，发病率又急剧上升至 30.43/10 万，较 2003 年涨幅高达 43.74%。2003—2012 年间，女性乳腺癌发病率的平均年度变化百分比为 3.55%。全国女性乳腺癌的标化死亡率在 2003—2009 年间波动幅度相对较小，2010—2012 年间上升幅度相对较大，近 10 年间，乳腺癌死亡率平均年度变化百分比为 3.87%[11-13]。

第二节 乳腺癌危险因素

关于乳腺癌病因的研究，国内外学者做了许多实验，取得了很大的进展，但迄今为止，其病因尚未完全弄清，各种危险因素在乳腺癌的发病中的作用仍在探索中。如已知的月经初潮早、第一胎生育年龄晚、停经年龄晚、有乳腺癌家族史、有乳腺良性疾病史及对侧乳腺癌患者等均为乳腺癌的危险因素，其他因素如未婚、未育、未哺乳、不良生活饮食习惯、绝经后肥胖、外源性雌激素、精神和病毒因素等。乳腺癌的发病十分复杂，并非一种危险因素导致，是遗传因素、生活方式和环境暴露等多种因素及其互相作用的结果[4,7-8]。

一、性别和年龄

众多设计良好的流行病学试验证据显示：女性及年龄增长是乳腺癌进展的主要危险因素，女性的发病约为男性的 100 倍，并且随着年龄的增长，乳腺癌发病的风险持续增长，70 岁女性的乳腺癌短期风险为 30 岁女性的 10 倍左右[7-8]。

女性一生中各年龄段的发病风险有很大不同，各地区的女性发病风险也不同，也存在种族差异。低发地区的绝经后女性乳腺癌发病率呈平台或下降趋势,提示绝经后发病率下降。

二、社会经济因素

经济水平差异是导致乳腺癌发病差异的原因之一,社会经济水平较高的人群一生中累计乳腺癌发病风险较高,同时,具有不同社会经济水平的人群,其与乳腺癌相关的危险因素(生育早晚、生育次数、饮食营养和抽烟喝酒等因素)分布也不同,因此,在控制了其他危险因素后,社会经济对于乳腺癌发病的独立作用较难估计及观察。

三、家族史和遗传因素

最新的研究结果表明,miR146a、miR-196a2、miR-499等微小RNA以及lncRNA HOTAIR、lncRNA SRA等长链非编码RNA可能与增加不同人群乳腺癌的发病风险相关[7-8]。

四、环境及其他因素

研究表明,长期接触环境中的外源性雌激素物质会增加罹患乳腺癌的风险,雌激素和孕激素联合激素疗法(combination hormone therapy,CHT)已被证实可增加乳腺癌发病风险;乳腺对电离辐射的暴露与乳腺癌风险升高相关,在乳腺发育的青春期遭受辐射,影响较高;酒精的摄入也与女性乳腺癌发病相关,饮酒与乳腺癌发病风险有剂量相关关系,摄入越多,发病风险越高;除此之外,肥胖、心理因素、乳腺疾病史、人口老龄化等其他因素的联合作用均可造成乳腺癌发病风险增加[7-8]。

五、减少乳腺癌风险的因素

早孕、母乳喂养和经常锻炼均能减少乳腺癌的发病风险。20岁前足月妊娠的妇女乳腺癌风险降低50%;母乳喂养满12个月,乳腺癌相对风险度下降4.3%;每周一定强度的锻炼超过4小时能降低乳腺癌风险,且对绝经前的、正常或低体重的妇女效果最显著。除此之外,子宫切除术后的女性接受结合激素替代疗法乳腺癌发病率也会下降[7-8]。

第三节 乳腺癌患者的生存状况

乳腺癌是一种预后相对较好、生存时间相对较长的恶性肿瘤,与其他类型恶性肿瘤相比,治疗效果总体上较好,近年来生存率有明显提升。生存率在不同的国家和地区,差异十分显著。在大多数经济发达的西方国家,乳腺癌的5年相对生存率较高,例如2005—2009年间,美国、澳大利亚、加拿大、德国5年相对生存率分别为88.6%、86.2%、85.8%和85.3%,并且这些地区乳腺癌的生存率均呈现逐渐上升的态势[6-10]。在许多亚洲国家中,由于经济、生存环境、生育模式等诸多因素的联合影响,各地区的相对生存率有明显的差异:韩国2005—2009年间乳腺癌的5年相对生存率为82.7%;同年间,中国人群中乳腺癌的5年生存率为80.9%,2003—2005年诊断的乳腺癌5年年龄标化相对生存率为73%；印度的生存率仅为60.4%；约旦的生存率则低至43.1%[9]。在中国，由于城乡女性获得乳腺癌筛查和早诊早治机会的差异，以及城乡乳腺癌的治疗水平的差异等因素，乳腺癌地区差异较大，如城市地区生存率为77.8%，农村地区生存率仅为55.9%[11-13]。近年间，许多经济发达的城市，如广州、北京等地区，乳腺癌的生存率呈逐渐上升的态势，并且与西方发达国家的差距正在逐渐缩小；而农村欠发达地区的生存率则依然较低。

◎ 参考文献

［1］陈万青，郑荣寿．中国女性乳腺癌发病死亡和生存状况［J］．中国肿瘤临床，2015，42（13）：668-674．

［2］宋宛芝，高晋南，杨海波．乳腺癌的流行状况及发病特征［J］．中国药物与临床，2017，17（02）：228-229．

［3］杜沛玲，方佳英，贾潇岳，等．1994—2013年中国女性乳腺癌流行病学特征［J］．汕头大学医学院学报，2016，29（02）：124-126．

［4］刘静俊．乳腺癌影响因素的研究进展［J］．中国城乡企业卫生，2017，32（08）：20-23．

［5］师金，梁迪，李道娟等．全球女性乳腺癌流行情况研究［J］．中国肿瘤，2017，26（09）：683-690．

［6］Fitzmaurice C, Dicker D, Pain A, et al. The Global Burden of Cancer 2013［J］. JAMA Oncol, 2015, 1（4）：505-527.

［7］Eriksson M, Czene K, Pawitan Y, et al. A clinical model for identifying the short-term risk of breast cancer［J］. Breast Cancer Res, 2017, 19（1）：29.

［8］Wang L, Liao W C, Tsai C J, et al. The effects of perceived stress and life style leading to breast cancer［J］. Women Health, 2013, 53（1）：20-40.

［9］Youlden D R, Cramb S M, Yip C H, et al. Incidence and mortality of female breast cancer in the Asia-Pacific region［J］. Cancer Biol Med. 2014. 11（2）：101-115.

［10］Chakraborty S, Smith L, Ganti A K, et al. Breast cancer survival of Hispanic women in the USA is influenced by country of origin［J］. Asia Pac J Clin Oncol, 2014, 10（2）：124-132.

［11］陈万青，张思维，孔灵芝，等．中国肿瘤登记处2004年恶性肿瘤死亡资料分析［J］．中国肿瘤，2008（11）：913-916．

［12］石晓君，张晓佳，王富生，等．1991—2010年中国女性乳腺癌的死亡分布特征［J］．中华疾病控制杂志，2012，16（09）：743-747．

［13］韩婷婷，叶长生，刘民锋，等．中国1973—2009年女性乳腺癌死亡率流行趋势［J］．广东医学，2014，35（12）：1931-1933．

第四章 乳腺应用解剖学

第一节 乳腺的形态与位置

一、乳腺的形态

成年女性乳腺为一对称性性征器官。女性乳腺的形状和大小与种族和遗传有关。根据乳腺的前突长度,可将乳腺分为:圆盘状、半球状、圆锥状和山羊状(下垂)四种类型。东方女性多为圆盘状及半球状;欧罗巴人种多为圆锥状;而在西非地区的女子中,可见到山羊状。

二、乳腺的位置

人类乳腺在胚胎期由外胚层的乳腺嵴(mammary ride)发育而来,传统观点认为,乳腺嵴从上肢芽根部一直延伸到下肢芽根部,胚胎发育的过程中逐步形成乳管及分支,并且大部分乳点逐渐退化,正常留有一对,异常的出生后逐渐发育形成副乳[1-2]。成人女性乳

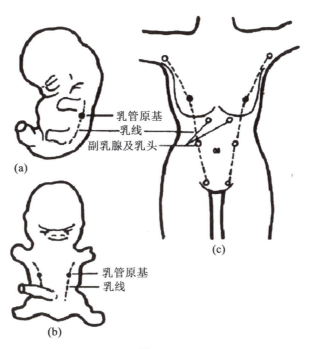

图 4.1

腺位于浅筋膜所构成的囊内，上下位据 4~5 个肋间。上界一般在第 2 肋水平；下界在第 6~7 肋水平；内侧缘达胸骨旁线，外侧缘可达腋中线；腺体外上部呈角状伸向腋窝称为 Spence 氏腋尾区，在外科作乳癌根治切除时有重要意义。

第二节 乳腺的组织结构

乳腺由乳管、腺小叶、腺泡及叶间结缔组织构成。乳腺的中心为乳头，周围为环状乳晕。乳晕内含有乳晕腺，为变形的皮脂腺，妊娠时显著增大，称蒙氏结节。乳腺的包囊是胸浅筋膜，它向乳腺深部延伸，将乳腺分隔成 15~20 个呈放射状排列的腺叶。每一腺叶分成若干个乳腺小叶，每一乳腺小叶又由 10~100 个腺泡组成[3]，为乳腺组织解剖学的结构单元。乳腺腺叶均呈放射状排列，腺叶之间无交通导管，行乳腺病损切除时，在切开乳腺实质时，宜取放射状切口，以减少对乳管的损伤。有学者通过对乳腺切除术后标本进行研究发现，每个乳腺的导管多为 23 个（中位数），远多于导管开口（乳孔）的数量，提示许多导管共用乳孔[4]。乳管可分为大导管、Ⅰ级导管、Ⅱ级导管和Ⅲ级导管等，除了终末导管外，其余乳管及分支导管均可被乳管内镜窥视[5]。

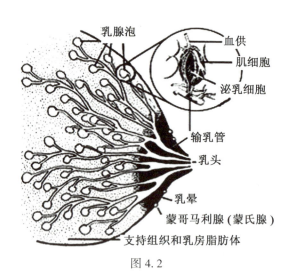

图 4.2

乳腺腺泡紧密地排列在小乳管周围，腺泡的开口与小乳管相连。多个小乳管汇集成小叶间乳管，多个小叶间乳管再进一步汇集成一根整个腺叶的乳腺导管，称输乳管。输乳管共 15~20 根，以乳头为中心，呈放射状排列，汇集于乳晕，开口于乳头，称为输乳孔。输乳管在靠近开口的 1/3 段略为膨大，称为输乳管窦。乳腺腺叶间、乳腺小叶间和腺泡间有结缔组织间隔。腺叶间有许多与皮肤垂直的纤维束，上连皮肤与浅筋膜浅层，下连浅筋膜深层，称为 Cooper's 韧带（乳腺悬韧带）。乳腺癌时，如癌块侵入 Cooper's 韧带，使此韧带收缩而失去弹性，可导致癌块表面皮肤凹陷，称"酒窝征"。

乳管不同部位的上皮及管周组织有所不同。乳管口被覆鳞状上皮，乳管狭窄部为移行上皮，壶腹部至末端小管为单层柱状上皮，腺泡为立方上皮。乳管和腺泡周围组织可分为以下几个层次：最内层是单层柱状上皮和立方上皮，其外有单层胶原质鞘或基地层或单层平滑肌纤维，再外层为上皮下结缔组织，更外层为弹力纤维和平滑肌层。乳管内衬有上皮细胞，其基底层（生发层）明显增生时，可形成不同的病变，如囊性增生病和导管瘤等。末梢导管小叶单位的上皮细胞过度增殖，可发展为管内癌，也可发展为小叶癌，是乳腺癌发生结构基础[6]。

第三节 乳腺的动静脉

一、乳腺动脉血供

（1）乳腺外侧约2/5的动脉血供：主要由胸外侧动脉及其分支供应。胸外侧动脉也称胸侧壁动脉或胸长动脉，由腋动脉第2段发出，也有的可发自胸肩峰动脉或肩胛下动脉，于胸大肌外侧缘下行，后穿入乳腺实质。

（2）乳腺内侧约2/5的动脉血供：主要由胸廓内动脉及其分支供应。胸廓内动脉也称胸骨旁动脉或乳内动脉，由锁骨下动脉第1段发出，距胸骨缘0.5~1cm，胸廓内动脉的第2~6肋间穿支从距胸骨旁1.5~2cm处穿过胸大肌，在乳晕上、内侧进入乳腺实质，其中2、3、4肋间穿支较粗大，在施行乳腺根治术时应注意结扎，以免回缩引起出血。在乳腺实质内胸廓内动脉肋间穿支和胸外侧动脉的分支相互吻合，形成动脉网。

（3）乳腺近1/5的动脉供应：由胸肩峰动脉乳腺支及胸最上动脉乳腺支等供应。乳腺基底部少许腺体由肋间动脉穿支供给，穿支细小，由胸大肌筋膜表面穿出。胸最上动脉自腋动脉发出，由胸小肌上缘下行，进入乳腺，该血管较细，但走向变异大，清楚腋窝尖群淋巴结时，应考虑该动脉存在的可能性。

（4）乳头乳晕区血液供应：胸外侧动脉在乳晕外上方有一较粗大恒定的胸外侧乳头乳晕支达乳头乳晕。第2~4肋间穿支较粗大，也有分支达乳头乳晕。它们的分支均从距乳头乳晕2.5~3cm处入乳腺导管之间上行达乳头乳晕，并相互吻合形成乳晕下动脉网，距乳晕表皮0.3~0.5cm，该网存在于距乳晕边缘5cm之内。胸外侧乳头乳晕支主干向内下入乳腺实质，并向表面发垂直分支达乳腺皮肤[7]。

二、乳腺的静脉

乳腺的静脉回流对乳腺癌血行转移有重要作用[8]。乳腺静脉可分为浅、深两组。

（一）乳腺浅组静脉

乳腺皮下静脉位于浅筋膜浅层，一般分为横向及纵向两种。横行静脉向胸骨旁穿过胸肌，汇入内乳静脉；纵行静脉向锁骨上窝走行，注入颈下部浅静脉，最后汇入颈前静脉。

（二）乳腺深组静脉

乳腺深组静脉回流主要有三条路径：①经内乳静脉的穿支注入同侧无名静脉，这是乳癌经血行肺转移的一条重要途径；②直接注入肋间静脉，再经肋间静脉与椎静脉的交通支，引入奇静脉、上腔静脉，此为乳癌经血行转移至脊柱、骨盆、颅骨等途径；③直接汇入腋静脉，尔后进入锁骨下静脉及无名静脉，此为乳癌血行肺转移的又一途径。

第四节 乳腺的淋巴系统

乳腺淋巴管十分丰富，并且相互吻合成网。淋巴流向与炎症的扩散和癌细胞转移的途径关系密切，因此具有重要的临床意义。乳腺的淋巴管网可分浅、深两组，浅组位于皮内和皮下，深组位于乳腺小叶周围和输乳管壁内，两组吻合广泛。

一、乳腺的局域淋巴结

(一) 腋淋巴结

腋窝淋巴结是上肢最大的一群淋巴结，总数为30~60个，一侧平均约35个，按其位置和收纳淋巴液范围及临床的需要，腋淋巴结有以下两种分组方法[9]：

1. 按解剖学分组

依据解剖学原则，一般将腋淋巴结分为5群：① 胸肌淋巴结（前群）：平均约2个淋巴结，位于前锯肌浅面、胸小肌下缘和胸外侧动、静脉周围，接受胸壁和乳腺外侧的淋巴，乳腺癌转移首先侵及这群淋巴结。② 肩胛下淋巴结（后群）：平均约6个淋巴结，位于腋窝后侧壁肩胛下血管周围，接受项、背、肩部的淋巴回流。输出淋巴管注入中央群及尖群淋巴结，胸背神经有时穿过该群淋巴结，手术时应注意保护。③ 外侧淋巴结（外侧群）：平均约10个淋巴结，位于腋窝侧壁腋动、静脉周围，收集上肢的淋巴。此群淋巴结一旦出现转移，容易和腋静脉粘连，术中应留意。④ 中央淋巴结（中央群）：平均约12个淋巴结，在腋窝基底中央，腋筋膜深面的疏松脂肪结缔组织内，收纳上述三群的淋巴。输出管注入尖淋巴结。乳腺癌患者，中央群的转移率最高。⑤ 腋尖淋巴结（腋尖群）：又称锁骨下群，平均约25个，在腋窝尖部腋血管周围，收集中央淋巴结的输出管以及乳腺上部与上肢伴头静脉回流的淋巴管。腋尖淋巴结的输出管汇为锁骨下干与颈外侧淋巴结相通，锁骨下干左侧注入胸导管，右侧注入右淋巴导管。

2. 按临床分组

按淋巴结群的部位与胸小肌的关系，将腋淋巴结分为三群（组）：Ⅰ组（level Ⅰ）：在胸小肌外侧，包括乳腺外侧组、中央组、肩胛下组及该段腋静脉淋巴结，胸大、小肌间淋巴结（Rotter淋巴结）也归于本组，又称胸小肌外侧组或腋下组；Ⅱ组（level Ⅱ）：胸小肌深面的腋静脉淋巴结，又称胸小肌后组或腋中组；Ⅲ组（level Ⅲ）：位于胸小肌内侧的腋淋巴结，又称锁骨下组或腋上组，即锁骨下淋巴结[10]。乳腺癌转移淋巴结位置越高，预后越差，使用该方法分组简单方便，有助于选择治疗方法和估计预后。

(二) 胸骨旁淋巴结

胸骨旁淋巴结又称内乳淋巴结，平均约4个，多为3~7个。位于胸骨两旁，肋软骨后，距胸骨外缘0.8~1.25cm，沿内乳动、静脉分布。可包括第1~6肋间，但以第1~3肋间为主。胸骨旁淋巴结在解剖学上具有血行播散的捷径，其严重性不言而喻。

(三) 肋间淋巴结

肋间淋巴结可分为前、中、后三群，临床所指肋间淋巴结，实为肋间后淋巴结。它位于肋骨小头近脊椎处，沿肋间静脉排列，每个肋间有1~3个淋巴结，接受乳腺的小部分

第四节 乳腺的淋巴系统

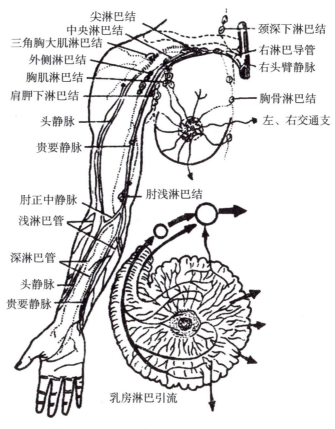

图 4.3

淋巴回流。

(四) 锁骨上淋巴结

锁骨上淋巴结属颈深淋巴结的最小群,位于锁骨内侧 1/3 的后方沿锁骨下动脉及臂丛排列,收纳腋尖群淋巴结和胸骨旁淋巴链的淋巴回流。其输出管汇入胸导管(左侧)或右淋巴管(右侧),也可直接注入静脉角。

二、乳腺的淋巴流向

乳腺皮肤、皮下组织及腺实质的淋巴结网汇合为集合淋巴管,再汇合为较粗的输入淋巴管,进入淋巴结。淋巴结之间有相互交通的管道,进入输入管的淋巴液有时可循旁路,可绕过相应淋巴结,进入下一站淋巴结。淋巴管和静脉之间也有许多吻合,有时淋巴液可不经淋巴结,直接回流至静脉。乳腺淋巴管网丰富,乳腺淋巴正常引流有以下几条途径:

(1) 乳腺外侧和上部大部分淋巴液经胸大肌外侧缘淋巴管引流至腋窝淋巴结,再流向锁骨下淋巴结;

(2) 乳腺上部部分淋巴液可不经腋窝,直接经穿过胸大肌的淋巴管,流入锁骨下淋巴结,继而汇入锁骨上淋巴结;

（3）一部分乳腺内侧淋巴液，经肋间淋巴管流向胸骨旁淋巴结，继而引流至锁骨上淋巴结；

（4）两侧乳腺借广泛吻合的浅淋巴管网相互交通，一侧乳腺的淋巴液可流向对侧；

（5）乳腺深部淋巴网可与腹直肌鞘和肝镰状韧带的淋巴管相通，从而可使乳腺深部的淋巴液引流向肝脏；

（6）乳腺淋巴管有时直接注入颈深下淋巴结。

第五节　乳腺相关的神经分布

乳腺神经主要来自第2~6肋间神经的外侧皮支和前皮支。外侧皮支的前支和前皮支的外侧支支配乳腺。一般情况下，二者的延伸范围以锁骨中线为限，但也有部分分布范围出现互补性[11]。在第2~6肋间神经中，第2肋间神经外侧皮支一般较粗大，且分支较多，较大的有肋间臂神经，横过腋窝达臂内侧，沿途发出分支达乳腺尾部及其皮肤，而其前皮支在走行过程中向上向下发出细小分支，向下的分支支配乳腺上部皮肤。其主干指向乳头乳晕，但未达该区；第4肋间神经外侧皮支和前皮支较粗大，在乳腺中分布范围较其他神经明显占优势，且分布于乳头和乳晕；第6肋间神经主要支配乳腺下部，主干不朝向乳头方向走行。肋间神经皮支主干在走行过程中，沿途向各个方向发出细小分支达乳腺体及皮肤，呈"立体发散"状分布。乳头乳晕区是乳腺感觉神经最为集中的区域，亦最为敏感部位，这因其与多支神经交叉共同形成神经网状结构支配相关。

乳腺癌手术中涉及的神经较多，其中，胸背神经和胸长神经支配在乳腺癌手术时应常规予以保留。胸背神经发自锁骨以下臂丛后束，由第7、8颈神经纤维构成。沿肩胛骨缘到背阔肌，与肩胛下动静脉伴行。损伤该神经，会影响前臂内旋及外展动作。胸长神经起自臂丛锁骨上部，颈5~7神经根，由腋静脉内1/3处静脉下缘穿出，沿胸侧壁下行分布至前锯肌。该神经沿途中常无伴随淋巴结，手术应常规予以保留，损伤该神经，会导致前锯肌瘫痪，表现为"翼状肩胛"。

◎ 参考文献

[1] Mills D, Gomberawalla A, Gordon E J, et al. Examination of Duct Physiology in the Human Mammary Gland [J]. PLoS One, 2016, 11 (4): e150653.

[2] Vandenberg L N, Schaeberle C M, Rubin B S, et al. The male mammary gland: a target for the xenoestrogen bisphenol A [J]. Reprod Toxicol, 2013, 37: 15-23.

[3] 丹黑章，长尾妙子，松冈永，等. 乳腺の解剖 [J]. 手術, 2007, 61 (2): 129-135.

[4] Rusby J E, Brachtel E F, Michaelson J S, et al. Breast duct anatomy in the human nipple: three-dimensional patterns and clinical implications [J]. Breast Cancer Res Treat, 2007, 106 (2): 171-179.

[5] 沈坤炜，陆劲松，袁建达. 乳腺导管内乳头状病变的乳管内视镜检查 [J]. 中华外科杂志, 2000, 38 (4): 275.

［6］Pandya S, Moore R G. Breast development and anatomy［J］. Clin Obstet Gynecol, 2011, 54（1）：91-95.

［7］武志兵，刘学敏，李德明，等．女性乳腺的应用解剖［J］.解剖学研究，2010，32（5）：341-343.

［8］索南项杰．乳腺的应用解剖及其临床［J］.青海师范大学学报（自然科学版），2004（1）：70-72.

［9］陈孝平，汪建平．外科学［M］. 8 版．北京：人民卫生出版社，2013：258-259.

［10］马榕，张凯．乳腺癌行腋窝淋巴结清扫规范、争议与共识［J］.中国实用外科杂志，2015（01）：69-71.

［11］丁寅佳，朱鸳，杨济泽，等．女性乳腺血供及神经支配的应用解剖进展［J］.现代生物医学进展，2015，15（7）：1373-1376.

第五章 乳腺癌的病理学诊断规范及分子病理学检测

第一节 乳腺癌的病理学诊断规范

一、乳腺癌病理诊断报告的基本原则

在乳腺浸润性癌的病理诊断报告中，应尽可能包括与患者治疗及预后相关的所有内容，如肿瘤大小（大体或镜下的测量值）、组织学类型、组织学分级、是否合并导管原位癌（包括核级别）、有无脉管侵犯、切缘和淋巴结情况等，还应包括对浸润灶成分ER、PR、HER2和Ki-67的免疫组化检测结果。HER-2为2+的病例需要进一步行原位杂交检测。对原位癌成分也应进行ER、PR、和HER2的免疫组化检测。乳腺癌病理诊断报告的基本原则如下：

（1）若为治疗后乳腺癌标本，则应对治疗后反应进行病理评估。

（2）与患者治疗和预后相关的组织病理学类型应准确判断并规范报告，如浸润性小叶癌、黏液癌、小管癌、浸润性微乳头状癌及分泌性癌等。

（3）对于导管原位癌，应报告核级别（低、中或高级别）、有无坏死（粉刺或点状坏死）、微小钙化部位以及手术切缘情况。

（4）对于癌旁非肿瘤性病变，应按照病变发生乳腺癌风险的不同，明确报告病变类型。

（5）对于保乳标本，应包括手术切缘情况，注明镜下检查中肿瘤距切缘最近处的距离；若切缘阳性，应注明切缘处肿瘤的类型（原位癌或浸润性癌）。

二、标本类型及固定

（1）标本类型：包括粗针穿刺活检标本、真空辅助微创活检标本及各种手术切除标本。

（2）标本固定：离体标本应立即固定（不得超过1小时）。应选择磷酸缓冲液配制的10%中性缓冲福尔马林固定液。固定液体积一般至少为标本体积的5~10倍。固定时间6~72小时（粗针穿刺及真空辅助微创活检标本固定6~12小时）。手术切除标本应沿最大径面每隔5mm切开固定，以保障固定液的充分渗透和固定；若为全乳切除标本，应将标本皮肤向下，沿肿块中心与乳头连线自基底部向皮肤方向切开标本，使标本皮肤相连（不切断皮肤以保持解剖学位置）。

三、取材及大体描述规范

接收标本后,首先必须核对姓名、床位号、住院号、标本名称及部位。

(一) 粗针穿刺活检标本

大体检查及记录:标明穿刺组织的数目、直径和长度。送检组织全部取材。粗针穿刺活检标本不宜行术中病理诊断。

(二) 真空辅助微创活检标本

大体检查及记录:标明活检组织的总大小。送检组织全部取材。真空辅助微创活检标本不宜行术中病理诊断。

(三) 乳腺肿块切除标本

大体检查及记录:按外科医生的标示确定送检标本的部位。若未标记,应联系外科医生明确切除标本所在的位置。测量标本三个径线的大小;若带皮肤,应测量皮肤的大小;测量肿瘤或可疑病变三个径线的大小;记录肿瘤或可疑病变的部位和外观;记录每块组织所对应的切片总数及编号。

(四) 术中冰冻取材

于肿块或可疑病变处取材;如为钙化灶,宜对照 X 线摄片对可疑病变取材。

(五) 术后常规取材

肿块或可疑病变应至少每 1cm 取材 1 块,必要时宜全部取材。如冰冻疑导管原位癌,则应将病灶全部取材。乳腺实质的其他异常和皮肤均需取材。

(六) 乳腺病变保乳切除标本

大体检查及记录:

(1) 按外科医生的标示对送检标本进行定位;

(2) 测量标本三个径线的大小。若附带皮肤,还应测量皮肤的大小;

(3) 根据临床标记,正确放置标本,建议将标本各切缘(表面切缘、基底切缘、上切缘、下切缘、内切缘、外切缘)涂上染料;

(4) 按从表面到基底的方向,沿标本长轴每隔 5mm 做一个切面,将标本平行切分为若干块组织,并保持各块组织的正确方向和顺序;

(5) 仔细查找病灶,并测量肿瘤三个径线的大小。若为化疗后标本,则测量瘤床大小;若为肿瘤局部切除术后标本,则描述残腔大小及有无残留病灶;

(6) 测量肿瘤、瘤床或残腔距各切缘的距离,观察最近切缘;

(7) 记录每块组织所对应的切片编号及对应取材内容。

四、取材

(一) 切缘取材

保乳标本切缘取材主要有两种方法:垂直切缘放射状取材(radial sections perpendicular to the margin)和切缘离断取材(shave sections of the margin)。

(1) 垂直切缘放射状取材:根据手术医生对保乳标本做出的方位标记,垂直于基底将标本平行切成多个薄片(建议间隔 5mm),观察每个切面的情况。描述肿瘤大小、所在

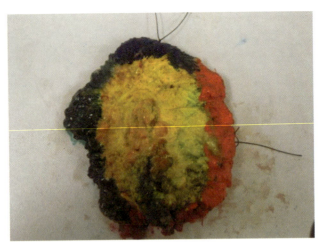

图 5.1　保乳标本各切缘涂色

位置及肿瘤距各切缘的距离，取材时将大体离肿瘤较近处的切缘与肿瘤一起全部取材，大体离肿瘤较远处的切缘抽样取材，镜下观察时准确测量切缘与肿瘤的距离。

（2）切缘离断取材：将 6 处切缘组织离断，离断的切缘组织充分取材，镜下观察切缘的累犯情况。

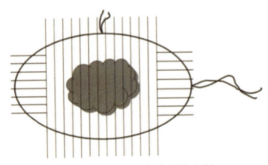
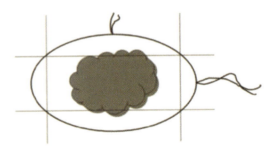

图 5.2　垂直切缘放射状取材　　　　　　图 5.3　切缘离断取材

(二) 肿瘤及周围组织取材

若肿块或可疑病变最大径小于或等于 5cm，应沿肿瘤或可疑病变的最大切面至少每 1cm 取材 1 块，必要时宜全部取材后送检。若肿块或可疑病变最大径大于 5cm，则每 1cm 至少取材 1 块。若为新辅助化疗后标本，参照新辅助化疗前肿瘤的部位及范围，先按每 1cm 取 1 块的原则进行取材，如果切片中未见残余肿瘤，则需要对瘤床进行补充广泛取材；在初次取材镜下未见肿瘤的情况下，如果大体有明确的病变或瘤床，建议将其完全取材。若为手术残腔，则送检代表性的切面，包括可疑的残留病灶。还应在乳腺实质的其他异常处和皮肤处取材。

(三）乳腺切除术（包括单纯乳腺切除术和改良根治术）

1. 大体检查及记录

（1）按正确的方向摆放标本，以便识别肿瘤所在的象限。改良根治术标本可通过识别腋窝组织来正确定位（腋窝组织朝向外上方）。单纯切除术标本，需根据外科医生的标记来定位，若未标记方向，则与外科医生联系以确定标本的正确方向。

（2）测量整个标本及附带皮肤、乳头及腋窝组织的大小。描述皮肤的外观，如有无手术切口、穿刺点、瘢痕、红斑或水肿等。

（3）从基底部水平切开乳头，取乳头水平切面组织一块以观察输乳管的横断面，而后垂直于乳腺表面切开乳头其他组织。描述乳头、乳晕的外观。

（4）将标本切成连续的薄片。

（5）仔细查找病灶，记录病灶所在象限位置，描述肿瘤（大小、质地、颜色、边界、与皮肤、乳头及深部结构的关系）或手术残腔的特征。若为化疗后标本，则测量瘤床大小；若为局切后标本，则描述残腔大小及有无残留病灶。

（6）测量肿瘤、残腔、瘤床距最近表面切缘及基底切缘的距离。

（7）描述非肿瘤乳腺组织的情况。

（8）将腋窝脂肪组织同标本离断后，仔细寻找淋巴结，对规范的腋窝清扫标本宜找至少10枚淋巴结。描述淋巴结的总数目及最大径范围、有无融合、有无与周围组织粘连。注意，需附带淋巴结周围的结缔组织。

2. 原发肿瘤和手术残腔的取材

（1）肿瘤：送检肿瘤的最大切面；若肿块或可疑病变最大径小于或等于5cm，则应至少每1cm取材1块，必要时宜全部取材后送检。若标本肿块或可疑病变最大径大于5cm，则每1cm至少取材1块，如已诊断为导管原位癌，应将病灶全部取材。

（2）化疗后瘤床：参照新辅助化疗前肿瘤的部位及范围，先按每1cm取1块的原则进行取材，如果切片中未见残余肿瘤，则需要对瘤床进行补充广泛取材。在初次取材镜下未见肿瘤的情况下，如果大体有明确的病变或瘤床，建议将其完全取材；如大体标本中缺乏明确的病变或瘤床，则应尽可能多取材，必要时需将整个象限或整个标本（指肿块切除标本）全部取材。

（3）手术残腔：送检代表性的切面，包括可疑的残留病灶。

（4）其余组织的异常病灶。

（5）乳头。

（6）距肿瘤最近处表面被覆皮肤。

（7）距肿瘤最近处基底切缘，尽可能取切缘的垂直切面。周围象限乳腺组织每个象限代表性取材1块。

（8）前哨淋巴结活检。

（9）宜将淋巴结每间隔2mm切成若干片组织，新鲜标本可做细胞印片检查。淋巴结固定后，镜下仔细检查是否存在转移灶（包括宏转移、微转移和孤立肿瘤细胞）。所有切面均需送组织学评估。

五、病理诊断分类、分级和分期方案

组织学分型宜参照《WHO 乳腺肿瘤分类（2012 版）》（附录 A），某些组织学类型的准确区分需行免疫组织化学及分子病理检测后确定。

组织学分级宜参照"乳腺癌组织学分级（改良 Scarff-Richardson 分级系统）"，参见《WHO 乳腺肿瘤分类（2012 版）》（附录 B）。

乳腺癌的分期方案参考《乳腺癌 TNM 分期（AJCC 第 8 版）》。

六、常见术语和定义

导管原位癌（ductal carcinoma in situ）：一种局限于乳腺导管-小叶内的肿瘤性病变，其特征为上皮细胞增生，细胞非典型性从轻微到明显，未突破导管基底膜，缺乏间质浸润。有发展为浸润性乳腺癌的倾向。

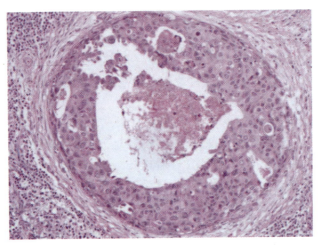

图 5.4　导管原位癌 HE×40

小叶瘤变（lobular neroplasia）：发生于终末导管小叶单位（TDLU）的上皮非典型增生病变的总称，以非黏附性的小细胞增生为特点，伴或不伴有终末导管的派杰样受累。非典型小叶增生（ALH）和小叶原位癌（LCIS）曾广泛用于描述不同程度的小叶瘤变。非典型小叶增生和典型的小叶原位癌的区别在于单个小叶单位的受累范围不同。

微浸润癌（microinvasive carcinoma）：以乳腺实质中出现单个或多个独立的显微镜下浸润灶为特征，每个病灶大小均不超过 1mm，最常见于高级别导管内癌。

非特殊型浸润性癌：即浸润性导管癌，是浸润性乳腺癌中最大的一组。本肿瘤是一组异质性群体，因缺乏充分的特征，而不能像小叶癌或小管癌一样作为特殊组织学类型进行分类。

浸润性小叶癌：由纤维间质中单个散在或呈单行线性排列的非黏附性细胞构成的一种浸润性癌。常伴有小叶瘤变（"小叶原位癌"名称已被废除）。

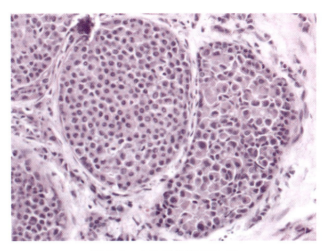

图 5.5　小叶原位癌 HE×40

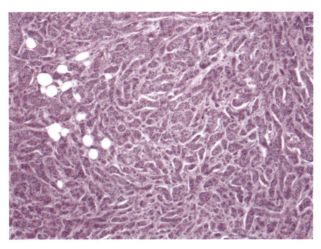

图 5.6　浸润性导管癌 HE×10

小管癌：预后非常好的一种特殊型乳腺癌，由衬覆单层细胞、具有开放性管腔的高分化小管结构构成。

筛状癌：一种生长方式类似于导管内筛状癌的浸润性癌，预后极佳。可混有 50% 的小管癌成分。

化生性癌：包括一组肿瘤，其特征为肿瘤性上皮向鳞状细胞和（或）间叶成分分化，包括但不局限于梭形细胞、软骨细胞、骨细胞和横纹肌细胞。肿瘤可完全由化生的成分构成，也可以由癌和化生的区域混合构成。

伴神经内分泌特征的癌：伴神经内分泌特征的癌具有与胃肠道和肺神经内分泌肿瘤类似的形态学特征。所以，肿瘤均不同程度地表达神经内分泌标记。其他非特殊型浸润性癌和一些特殊型癌，也可显示神经内分泌分化。

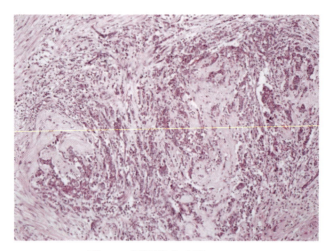

图 5.7　浸润性小叶癌 HE×10

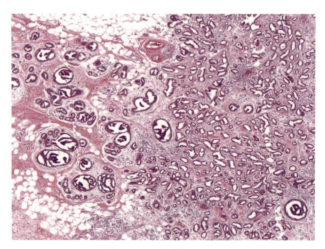

图 5.8　小管癌 HE×10

浸润性乳头状癌：一种浸润性成分主要（大于 90%）呈乳头状形态的浸润性癌。

浸润性微乳头状癌：一种由小团、中空、桑葚样肿瘤细胞团构成的癌，细胞与间质之间存在透明间隙。肿瘤细胞极向反转，也称为"倒置"性生长。

黏液癌：通常以小而一致的肿瘤细胞团漂浮在大量的细胞黏液中为特征。单纯型的黏液癌成分应大于 90%，很少出现局部和远处复发，5 年生存率几乎为 100%。

炎症型乳腺癌：一种少见却极具有侵袭性的乳腺癌，有特定的临床和（或）病理学标准。临床上出现炎症症状是由于存在大量真皮内淋巴管癌栓，单独出现淋巴管癌栓称为"隐匿性"炎症型乳腺癌。

分泌性癌：一种罕见的低级别、染色体易位相关性浸润性癌，具有实性、微囊性和管状结构，可产生细胞内和细胞外分泌物。分子遗传学上显示其具有特征性的 t（12，15）

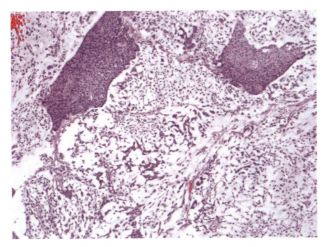

图 5.9　化生性癌，化生性成分为肌上皮癌 HE×10

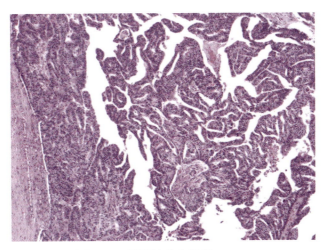

图 5.10　浸润性乳头状癌 HE×10

平衡易位，产生 ETV6-NTRK3 基因融合。

富于脂质癌：90% 的肿瘤细胞胞质内含有丰富中性脂质的乳腺癌。

富于糖原透明细胞癌：是一种特殊类型的乳腺癌，其形态学特点为超过 90% 的癌细胞胞浆透明，其内富含糖原。

七、乳腺癌新辅助化疗后的病理评估

化疗后的病理形态改变：包括肿瘤原发灶和淋巴结的形态改变。病理报告中需明确是否出现肿瘤对化疗的反应，包括肿瘤实质和间质的改变，如坏死、细胞核增大或怪异核、细胞质的空泡化，以及间质纤维母细胞增生、胶原纤维玻璃样变、组织细胞及淋巴细胞、浆细胞浸润等。

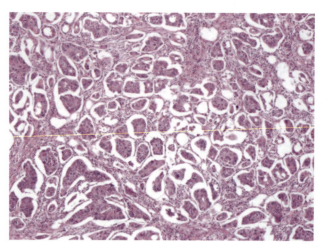

图 5.11　浸润性微乳头状癌 HE×20

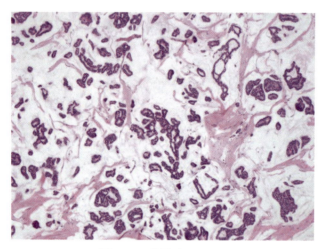

图 5.12　黏液癌 HE×10

新辅助化疗疗效的病理评估：目前，国内病理界最常用 Miller-Payne（MP）系统，该系统将化疗前的粗针穿刺标本与化疗后的手术标本进行比较，主要评估新辅助化疗后残余肿瘤的细胞丰富程度，分为 5 级。1 级（G1）：浸润癌细胞无改变或仅个别癌细胞发生改变，癌细胞数量总体未减少；2 级（G2）：浸润癌细胞轻度减少，但总数量仍高，癌细胞减少不超过 30%；3 级（G3）：浸润癌细胞减少 30%～90%；4 级（G4）浸润癌细胞显著减少，超过 90%，仅残存散在的小簇状或单个癌细胞；5 级（G5）：原肿瘤瘤床部位已无浸润癌细胞，但可存在导管原位癌。通常含有巨噬细胞，保留血管纤维性间质。

附录 A 乳腺癌病理学分型（参照乳腺肿瘤 2012 版 WHO 分类）

微浸润癌
浸润性乳腺癌
非特殊型浸润性癌（即浸润性导管癌）
多形性癌
伴破骨细胞样间质巨细胞的癌
伴绒癌特征的癌
伴黑色素细胞特征的癌
中央坏死性乳腺癌
浸润性小叶癌
经典型小叶癌
实体型小叶癌
腺泡型小叶癌
多形性小叶癌
小管小叶癌
混合型小叶癌
组织细胞样小叶癌
小管癌
筛状癌
黏液癌
伴髓样特征的癌
髓样癌
不典型髓样癌
伴髓样特征的癌非特殊型浸润性癌
伴大汗腺分化的癌
伴印戒细胞分化的癌
浸润性微乳头状癌
非特殊型化生性癌
低级别腺鳞癌
纤维瘤病样化生性癌
鳞状细胞癌
梭形细胞癌
伴间叶分化的化生性癌（软骨分化、骨分化、其他间叶分化）
分泌基质的癌
混合性化生性癌
肌上皮癌

少见类型
伴神经内分泌特征的癌
高分化神经内分泌肿瘤
低分化神经内分泌癌（小细胞癌）
伴神经内分泌分化的癌
分泌性癌
浸润性乳头状癌
腺泡细胞癌
黏液表皮样癌
多形态癌
嗜酸细胞癌
富于脂质的癌
富于糖原的透明细胞癌
皮脂腺癌
涎腺/皮肤附属器型肿瘤
圆柱瘤
透明细胞汗腺瘤

上皮-肌上皮肿瘤
多形性腺瘤
腺肌上皮瘤
伴有癌的腺肌上皮瘤
腺样囊性癌

癌前病变
导管原位癌
小叶瘤变

小叶原位癌
经典型小叶原位癌
多形性小叶原位癌
非典型小叶增生

乳头状病变
导管内乳头状瘤
伴非典型增生的导管内乳头状瘤
伴导管原位癌的导管内乳头状瘤

伴小叶原位癌的导管内乳头状瘤
导管内乳头状癌
包裹性乳头状癌
伴有浸润的包裹性乳头状癌
实性乳头状癌
原位实性乳头状癌
浸润性实性乳头状癌

附录 B　乳腺癌组织学分级

根据是否有腺管形成、细胞核多形性及核分裂象计数 3 项指标进行分级，建议采用改良的 Scarff-Bloom-Richardson 分级系统。

形态学特征	评分
腺管结构	
占肿瘤成分多数（大于75%）	1
中等数量（10%~75%）	2
少或无（小于10%）	3
细胞核的多形性	
细胞小、形态规则一致	1
细胞中等大小，不规则，大小不一	2
细胞大，形态多样	3
核分裂计数	
取决于显微镜下视野范围	1~3

注：对腺管结构、细胞核多形性及核分裂计数三个指标分别进行评分，计算总分。
1级：总分3~5；2级：总分6~7；3级：总分8~9。

不同视野范围核分裂计数举例

视野直径（mm）	核分裂计数（得分）		
	1	2	3
0.50	≤7	8~14	≥15
0.51	≤7	8~14	≥15
0.52	≤7	8~15	≥16
0.53	≤8	9~16	≥17
0.54	≤8	9~16	≥17

续表

视野直径（mm）	核分裂计数（得分）		
	1	2	3
0.55	≤8	9~17	≥18
0.56	≤8	9~17	≥18
0.57	≤9	10~18	≥19
0.58	≤9	10~19	≥20
0.59	≤9	10~19	≥20
0.60	≤10	11~20	≥21

乳腺癌病理诊断报告书推荐格式（示例）

姓名	性别	年龄	送检日期	病理号
住院号	床号	科室	送检医师	标本类型

肉眼所见：左乳腺癌改良根治标本，乳腺大小24cm×20cm×3cm，皮肤大小20cm×8cm，乳头直径1cm，高出皮面0.5cm，未见明显异常。于外上象限，距乳头2.5cm、皮下1.5cm可见大小约3cm×3cm×2.2cm质硬肿块，切面灰白灰红、界限不清。送检腋窝淋巴结25枚，最大径0.5~1.5cm。

光镜所见：

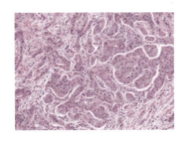 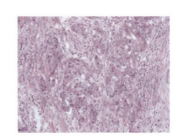

病理诊断：

（左乳）浸润性导管癌，Ⅱ级，伴高级别导管原位癌（约占20%，粉刺样坏死）。可见脉管侵犯。周围乳腺呈导管内乳头状瘤及腺病改变。乳头、乳腺表面皮肤及基底切缘均未见癌累及。左腋窝淋巴结可见癌转移（6/25）。

免疫组化检测示肿瘤细胞：ER（+）（强，阳性率约90%）PR（+）（中等强度，阳性率约80%）HER-2（0）KI-67约30%。

报告医师：　　　　　　　复核医师：　　　　　　　报告日期：

◎ 参考文献

[1] 肿瘤病理诊断规范（乳腺癌）[J]. 中华病理学杂志，2016，45（8）：525-528.

[2] Sunil R Lakhani, Lan O Ellis. WHO Classification of Tumors of the Breast [M]. 4th Edition. IARC：Lyon，2012.

[3] 毛伟敏，倪型灏. 常见肿瘤病理诊断与报告指南 [M]. 杭州：浙江大学出版

社，2012.
[4] 中国抗癌协会乳腺癌专业委员会. 中国抗癌协会乳腺癌诊治指南与规范（2017年版）[J]. 中国癌症杂志，2017，27（9）：695-760.

第二节　乳腺癌的分子病理学检测

建议对所有原发性浸润性乳腺癌以及复发或转移性肿瘤进行激素受体和HER2检测[1-4]，如果空心针活检样本显示激素受体和HER2表达均为阴性，则应考虑对后续标本进行重复检测，特别是当检测结果与组织病理学结果不一致时。当存在多个浸润性病灶时，应检测最大的浸润性病灶中的表达情况。如果肿瘤中较小的癌灶为不同的组织学类型，或者组织学分级较高，也推荐检测较小的侵袭性癌灶。其他生物标志物检测（如Ki-67或多基因表达检测）是可选的。不应将新鲜组织用于特殊研究（如RNA表达谱分析或研究性分析），除非浸润性癌组织的大小足以完成组织学评估，以及ER、PgR和HER2的评估不会受到影响。

美国临床肿瘤学会（ASCO）和美国病理学家协会（CAP）发布的指南要求记录可能影响检测结果的特定分析前和分析变量[5-7]。这些变量包括：

（1）冷缺血时间（组织切除和开始固定之间的时间）和固定时间，或者实验室可记录标本从患者身上切除的时间以及标本放入福尔马林中的时间；

（2）固定剂的类型，如果使用的不是缓冲福尔马林；

（3）可能会改变免疫反应的组织处理（例如脱钙）；

（4）对照组织；

（5）内对照ER和PgR阳性或阴性的正常上皮细胞；

（6）外对照组织学类型和预期的表达水平；

（7）用于评估的样本是否充足；

（8）一抗抗体的克隆号；

（9）室间质评状态（FDA已批准的与实验室开发的检测）。

实验室应该记录关于检测确认或验证的信息和实验室验证方法的任何偏差。应该使用和评估适当的阳性和阴性对照。

一、雌激素受体和孕激素受体检测

正常乳腺上皮细胞具有雌激素和孕激素受体，并在其影响下增殖。大多数乳腺癌也表达这些受体，并可能被这些激素刺激而持续生长。通过卵巢切除术或使用阻断荷尔蒙作用的药物（例如他莫昔芬或芳香化酶抑制剂）去除内源性激素，可以减缓或防止肿瘤生长，延长生存期。

激素受体状态的确定主要是为了确定可能受益于激素治疗的患者[2]。75%~80%的浸润性乳腺癌为ER和PgR阳性，包括几乎所有高分化和大多数中分化的乳腺癌。研究显示，ER阳性肿瘤患者可通过内分泌治疗获得显著的生存获益[5]。真正的ER阴性、PgR阳性乳腺癌极为罕见，但此类肿瘤患者也可接受激素治疗。受体状态只是一个很弱的预后

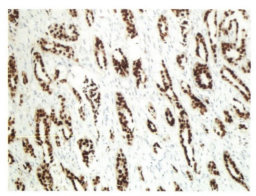

图 5.13 浸润性导管癌中 ER 的表达 IHC×20

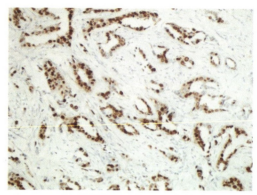

图 5.14 浸润性导管癌中 PgR 的表达 IHC×20

因素。

激素受体状态通常通过免疫组织化学（IHC）方法，在福尔马林固定、石蜡包埋的组织切片中进行检测。阳性表达为核染色，不推荐常规使用单基因表达分析。有许多组织处理和技术变量可能会影响检测结果[5,9-11]，检测必须经过验证，以确保其准确性[12]。

假阴性结果：未检测到 ER 或 PgR 是该检测方法的最大问题，因为患者可能无法接受有效的治疗。如果样本处理不充分，假象（挤压或边缘假象）使判读变得困难，或分析检测失败，则可能发生这种情况。为避免出现假阴性结果，应该设立适当的内对照和外对照。当肿瘤是阴性表达（非免疫反应性）时，必须对内对照细胞进行评估，以确保它们显示阳性染色（如同预期）。如果内对照也为阴性，则不应将检测结果判读为阴性，但应认为是不确定的（"无法确定"）[5]，应在另一个蜡块或样本上重复测试。

当肿瘤为阴性表达但在检测部分没有内对照细胞时，病理学家必须判断该检测是否可以被解释为真正的阴性。这应该包括考虑组织学类型和级别、冷缺血和固定时间，以及外对照的状态。如果病理学家不能确定激素受体状态，则应该如实报告，并重复测试或在另一块蜡块或样本上进行测试。

导致假阴性结果的原因如下：

（1）将肿瘤细胞暴露于热源（如在手术期间使用烧灼器切割的癌组织）；

（2）冷缺血时间延长，可能导致抗原降解。1 小时或更少是较合适的[13,14]；

（3）固定不足或过度：建议在福尔马林缓冲液中固定至少 6 小时[5]，长时间的固定也可以减少免疫反应[11,15]；

（4）固定剂类型：ER 在酸性固定剂如 Bouin's 和 B-5 中降解；应使用缓冲福尔马林以确保 pH 范围在 7.0~7.4 之间；

（5）脱钙，可能导致免疫反应性丧失[8]；

（6）未优化的抗原修复；

（7）抗体类型；

（8）苏木精复染过深可抑制弱阳性的二氨基联苯胺（DAB）染色。

假阳性结果：假阳性结果发生率较低[16]，很少见的原因是使用与另一种抗原发生交叉反应的错误抗体或错误解读组织中的正常细胞或原位成分为浸润性癌。假阳性检测也可能由图像分析设备产生，这些设备错误地计算了过多的核。有人认为，高度敏感的检测方法可能会检测到癌症中非常低水平的 ER，这些 ER 对激素疗法无反应，但尚未通过临床试验证实。

注意以下几点，可以减少假阴性和假阳性结果：

（1）正常乳腺上皮细胞染色。正常上皮细胞作为阳性内对照，应始终进行评估。如果正常上皮细胞为阴性，则应考虑对同一标本或不同标本重复检测。如果未见正常上皮细胞（如空心针组织检查）并且检测结果为阴性，则应在另一块蜡块或随后的标本上重复检测。

（2）外对照（必须按照预期表达）。这些对照有助于确保试剂已经与临床样本适当地分配到载玻片上。

（3）与组织学类型和分级的相关性。如果结果不一致（如 ER 阴性的低度恶性肿瘤），应重复检测。

报告指南：ASCO 和 CAP 发布了 ER 和 PgR 免疫组化检测报告的建议[5]同时使用 IHC 和配体结合试验的研究表明，激素受体水平较高的患者对荷尔蒙疗法应答的可能性较高，即使阳性染色低至 1%，也与临床治疗反应相关。因此，指南建议将至少表达 1% 阳性细胞的病例定义为受体阳性病例[5]。对于 ER 低表达（1%~10% 弱阳性细胞）的患者，内分泌治疗的决策应基于对其风险和潜在获益的分析。

表 5.1　　雌激素受体（ER）和孕酮受体（PgR）检测的报告结果

结果	标准	备注
阳性	存在免疫反应性肿瘤细胞（≥1%）	免疫反应性肿瘤细胞的百分比可以通过肉眼评估或定量来确定。定量可以通过报告阳性细胞的百分比或通过评分系统提供，例如 Allred 评分或 H 评分
阴性	存在免疫反应性肿瘤细胞（<1%）	

阴性结果的定义：ASCO／CAP 指南建议，对于 ER 和 PgR，阳性细胞<1% 的癌被认为是阴性的。在 Allred 系统中，癌症患者的评分为 2 分（相当于<1% 的弱阳性细胞）与 ER 完全阴性的患者相似[17]。因此，2 分被认为是阴性结果。具有<1% 阳性细胞且强度分数为 2 或 3 的癌症将具有 3 或 4 的总分，并被认为是阳性的。这些是罕见的肿瘤，他们对激素治疗的反应尚没有专门研究。

表 5.2　　ER 和 PgR 受体表达的 Allred 评分*

比例评分	阳性细胞，%	染色强度	强度评分
0	0	None	0
1	<1	Weak	1

续表

比例评分	阳性细胞, %	染色强度	强度评分
2	1 to 10	Intermediate	2
3	11 to 33	Strong	3
4	34 to 66		
5	≥67		

* Allred 评分结合阳性细胞的百分比和反应强度[17]将 2 个分数加在一起得到 8 个可能值的最终分数。0 分和 2 分被认为是阴性的；3~8 分被认为是阳性的。

表 5.3　　　　　　　　　　　ER 和 PgR 受体表达的 H 评分 *

H 评分计算表		
细胞信号	阳性细胞数量	叠加值
无信号		%×0＝0
微弱信号		%×1＝
中等强度信号		%×2＝
强信号		%×3＝
总评分 ＝		

* H 分数是通过将显示不同强度的细胞百分比（从 0 分到 3 分）相加而确定的[18]，有 300 个可能的值。在这个系统中，<1% 的阳性细胞被认为是阴性结果。

ER 和 PgR 的定量：癌组织中受体含量差别很大。当进行激素治疗时，受体水平较高的癌症患者的生存率有所提高[16,17]。定量系统可能只使用阳性细胞的比例，或可能包括免疫反应强度。

阳性细胞的数量：阳性细胞的数量可以以百分比或离散类别报告。

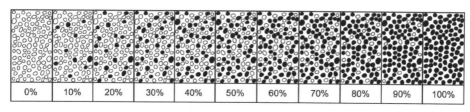

图 5.15

强度：指核阳性程度（即淡染至深棕色）。强度可能受到蛋白含量以及使用的抗体和抗原修复系统的影响。在大多数肿瘤中，存在具有淡染至深棕色阳性细胞的异质性免疫反应性。

免疫组化结果的定量：通过肉眼评估阳性细胞的百分比。

二、HER2 受体的检测

一部分乳腺癌（15%~20%）过度表达人表皮生长因子受体 2（HER2；HUGO 命名法 ERBB2）。蛋白过表达通常是由于基因扩增。测定基因拷贝数，mRNA 含量和蛋白质通常会得到相似的结果；在约 95% 的病例中，基因扩增与蛋白过表达相关。在一小部分癌（可能<5%）中，蛋白过表达可能通过不同的机制发生。过度表达既是预后因素，也是预测因素。

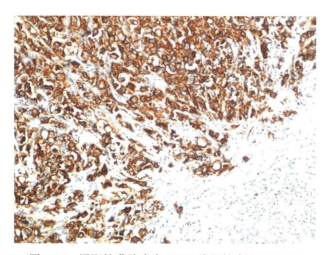

图 5.16　浸润性乳腺癌中 HER2 为阳性表达 IHC×20

主要评估 HER2 状态，以确定适合接受抗 HER2 治疗的患者，可以确定从蒽环类辅助治疗中获益更多的患者。

通过使用 IHC 评估肿瘤细胞膜上的蛋白表达或通过使用原位杂交（ISH）评估 HER2 基因拷贝的数量，可以在福尔马林固定、石蜡包埋的组织中测定 HER2 状态。当对同一个肿瘤进行 IHC 和 ISH 时，结果应该具有相关性。导致差异的最可能的原因是一个检测不正确，但在少数情况下，可能存在没有扩增的蛋白过表达，没有蛋白过表达的扩增或明显的肿瘤内异质性。

（一）免疫组化检测 HER2 蛋白

尚未研究影响 IHC 检测 HER2 以及 ER 和 PgR 的因素。建议将组织在 10% 的缓冲福尔马林中固定至少 6 小时，除非另一种固定剂已被验证。CAP 和其他组织可以提供 HER2 的外部能力验证调查。这些调查是确保实验室检测按预期工作的宝贵工具。

HER2 的假阳性 IHC 结果可能是由于：

（1）边缘假象。这通常见于空心针活检，其中邻近组织边缘的细胞染色比中心的更强，可能是因为抗体在边缘处汇集。应谨慎判读组织边缘染色较强的标本。

（2）细胞浆阳性，这可能会使膜染色模糊并使判读变得困难。

（3）过度阳性（正常细胞的强的膜染色）。可能是由于抗体滴定不合适（浓度太高）。

（4）导管原位癌的误诊（DCIS）。高核级 DCIS 通常是 HER2 阳性。如果相对于浸润性癌出现广泛的 DCIS（尤其是微小浸润癌），则可能错误地在 DCIS 成分上完成 HER2 评分。必须小心只可评估浸润性成分的 HER2 评分。

HER2 的假阴性 IHC 结果可能是由于：

（1）冷缺血时间延长。

（2）肿瘤异质性。如果发现阴性结果，但仅检测了一个小的活检标本，应考虑对后续标本重更大面积癌进行重复检测，特别是如果肿瘤具有与 HER2 阳性相关的特征（即肿瘤等级为 2 或 3，PgR 表达弱或无，增殖指数增加）。

（3）不正确的抗体滴定（浓度太低）

注意以下几点，可以减少假阴性和假阳性结果：

（1）组织对照。外对照必须按预期进行染色。IHC 没有用于 HER2 蛋白评估的正常内对照。

（2）与组织学和其他生物标志物结果的相关性。如果 HER2 检测为 IHC 阴性，但肿瘤具有与 HER2 阳性相关的特征（参见上文），则应考虑重复 ISH 检测。

报告指南：ASCO 和 CAP 最近发布了最新的报告 IHC 检测 HER2 检测结果的建议。[6,7]

表 5.4　　　　　　通过免疫组织化学（IHC）检测 HER2 的报告结果

结　果	标　准
阴性（0 分）	未观察到染色 或者在 ≤10% 的浸润性肿瘤细胞中不完全，微弱/几乎不可察觉的膜染色
阴性（1+）	在 >10% 的浸润性肿瘤细胞中不完全，微弱/几乎不可察觉的膜染色*
可疑（2+）†	在 >10% 的浸润性肿瘤细胞中不完整和/或弱到中度周边膜染色 或者 ≤10% 的浸润性肿瘤细胞完整的，强烈的环状膜染色*
阳性（3+）	在 >10% 的浸润性肿瘤细胞中完整的，强烈的环状膜染色*

* 使用低倍目镜观察，并在均质且连续的浸润性肿瘤细胞群内观察。

† 必须进行验证性原位杂交检测（同一标本）或新检测（如有新样本，使用免疫组织化学或原位杂交）。

（二）HER2 原位杂交检测

HER2 的荧光原位杂交（FISH）、显色原位杂交（CISH）和银增强原位杂交（SISH）检测是否存在基因扩增。一些检测使用单探针来确定 HER2 基因拷贝的数量，但是大多数检测包括用于确定 HER2 信号与 17 号染色体拷贝的比率的染色体计数探针（CEP17）。虽然 10%~50% 的乳腺癌具有超过 2 个 CEP17 拷贝，只有 1%~2% 的肿瘤显示出真正的多倍体（即整个染色体数量的重复增加）。

第二节 乳腺癌的分子病理学检测

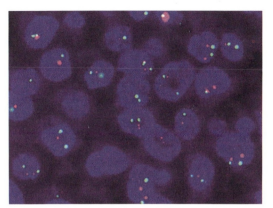

图 5.17　FISH 检测浸润性乳腺癌中 HER2 基因未扩增 FISH×100

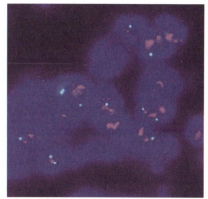

图 5.18　FISH 检测浸润性乳腺癌中 HER2 基因呈簇状扩增 FISH×100

未能获得 ISH 结果可能是由于以下原因：

（1）福尔马林固定时间延长（>1 周）[23]；

（2）固定在非福尔马林固定剂中[24]；

（3）含有酸的程序或固定（如脱钙）可能会降解 DNA[25]；

（4）组织的蛋白酶处理不足。

报告指南：ASCO 和 CAP 最近发布了更新的建议，用于报告 ISH 的 HER2 检测结果[6,7]

表 5.5　　　　　　　　　通过原位杂交检测 HER2 的报道结果（单探针测定）

结　　果	标　　准
阴性 （未扩增）	平均 HER2 拷贝数<4.0 信号/细胞
可疑*	平均 HER2 拷贝数≥4.0 和<6.0 信号/细胞†
阳性 （扩增）	平均 HER2 拷贝数≥6.0 信号/细胞†

* 必须进行验证性原位杂交检测（同一标本）或新的检测（如果有新标本的话，使用免疫组化或原位杂交）。

† 观察到均质且连续的≥10% 浸润性肿瘤细胞群。

表 5.6　　　　　　　　　通过原位杂交检测 HER2 的报道结果（双探针测定）

结　　果	标　　准
阴性（未扩增）	HER2／CEP17 比率<2.0 且平均 HER2 拷贝数<4.0 信号/细胞

续表

结　　果	标　　准
可疑*	HER2／CEP17 比率<2.0 且平均 HER2 拷贝数≥4.0 但<6.0 信号/细胞†
阳性（扩增）	HER2／CEP17 比率≥2.0†（不考虑平均 HER2 拷贝数） 或者 平均 HER2 拷贝数≥6.0 信号/细胞†（不管比率如何）

＊必须进行验证检测（使用免疫组织化学的同一标本），用 17 号探针选择性原位杂交检测，或者进行新的检测（如果有新的样本的话，使用免疫组织化学或原位杂交）。

†观察到均质且连续的≥10%浸润性肿瘤细胞群。

判读 ISH 的重要问题如下：

浸润性癌的识别：病理学家应该在苏木精和曙红（H&E）或 HER2 IHC 上识别浸润癌的区域，再进行 ISH 评估。

识别相关的 DCIS：在某些情况下，DCIS 显示基因扩增，而相关的浸润癌则不会。必须对浸润性癌进行 ISH 分析。

一些肿瘤具有低水平的 HER2 表达，在 IHC 和 ISH 分析中均显示结果为可疑。重复检测可能有助于排除检测中可能存在的技术问题，但通常不会导致明确的阳性或阴性结果。

HER2 基因的数量或 HER2 与 CEP17 的比率可用于确定扩增的存在。在大多数肿瘤中，两种方法都有相同的结果。在少见情况下，这两种方法的结果不同，通常是由于 CEP17 信号数量的变化。一些研究表明，17 号染色体异常可导致 HER2／CEP17 比率的改变，可能导致 ISH 结果不明确或不正确[26]。在这种情况下，基因拷贝数可能更准确地反映 HER2 状态。如果存在具有增加的 HER2 信号/细胞的另一连续细胞群，并且该细胞群体由载玻片上超过 10%的肿瘤细胞组成（通过图像分析或通过肉眼评估 ISH 或 IHC 载玻片来定义），也必须在该细胞群内进行单独计数至少 20 个非重叠细胞，并且进行报告。在这种情况下，整体随机计数是不合适的。

三、Ki-67 检测

Ki-67 是存在于细胞周期各个阶段的核蛋白，是细胞增殖的标志。单克隆抗体 MIB-1 是福尔马林固定石蜡包埋组织切片中评估 Ki-67 最常用的抗体。通过 IHC 确定的 Ki-67 阳性肿瘤细胞的百分比通常用于将患者分为良好和不良预后组，但在以下方面缺乏共识：如何评分，低表达或高表达的定义，适当的阳性阈值或哪些部位的肿瘤应该进行评分（如浸润前缘、热点区、总体平均值）[27]，还有关于分析前变量（如缺血时间、固定时间长度、抗原修复）对 Ki-67 染色的影响的数据很少。根据我国肿瘤病理诊断规范，应对所有乳腺浸润性癌病例进行 Ki-67 检测，并对癌细胞中阳性染色细胞所占的百分比进行报告[28]。

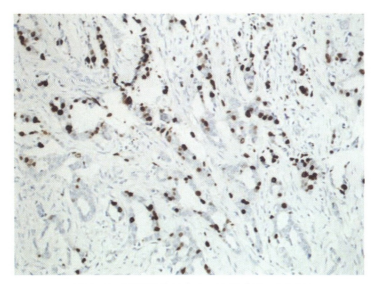

图 5.19　浸润性癌灶中 Ki-67 的表达 IHC×20

但 ASCO 或国家联合癌症网络（NCCN）目前不建议对乳腺癌进行 Ki-67 表达的常规检测。

四、多基因表达分析

乳腺癌在组织学表现、生物标志物表达、治疗反应和预后方面差异很大。通过 mRNA 水平检测基因表达变化的分析，证实了这些观察结果的基因表达模式的多样性。可能使用多基因表达分析来鉴定特定的肿瘤亚型，并提高我们评估预后和对特定治疗反应可能性的能力[29]。有多种多基因和多蛋白表达分析方法可供使用，其中大部分是由单一实验室开发和执行的专有分析方法。Multigene 分析通过定量逆转录酶聚合酶链反应（RT-PCR）或通过将衍生自肿瘤的标记核酸与许多小的固定的合成 DNA 链（微阵列）杂交来检测基因表达模式。使用这些方法，可以在同一样品中同时检查许多基因产物。一些分析已经被优化用于福尔马林固定的组织，而另一些则需要冷冻组织。

报告指南：如果专有检测结果有利于患者临床处理，病理学家可以选择将其纳入病理报告中。

五、新辅助化疗前后的免疫组化检测

新辅助治疗前，常用粗针穿刺组织进行病理学诊断，应进行 ER、PgR、HER2 和 Ki-67 的免疫组织化学检测。在治疗后，某些病例可能存在肿瘤成分的异质性，导致检测结果与治疗前不同；另外，新辅助内分泌治疗可能导致治疗前后激素受体状态的改变，抗 HER2 靶向治疗也可改变 HER2 表达水平，因此，如果在新辅助化疗后仍能获得手术切除

◎ 参考文献

[1] National Comprehensive Cancer Network (NCCN). Clinical Practice Guideline in Oncology (Version 3). www.nccn.org/professionals/physician_gls/PDF/breast.pdf. Accessed July 23, 2013.

[2] Harris L, Fritsche H, Mennel R, et al. American Society of Clinical Oncology 2007 update of recommendations for the use of tumor markers in breast cancer [J]. J Clin Oncol, 2007, 25 (33): 1-26.

[3] Pusztai L, Viale G, Kelly C M, et al. Estrogen and HER 2 receptor discordance between primary breast cancer and metastasis [J]. Oncologist, 2010, 15 (11): 1164-1168.

[4] Arslan C, Sari E, Aksoy S, Altundag K. Variation in hormone receptor and HER-2 status between primary and metastatic breast cancer: review of the literature [J]. Expert Opin Ther Targets, 2011, 15 (1): 21-30.

[5] Hammond M E, Hayes D F, Dowsett M, et al. American Society of Clinical Oncology/College of American Pathologists guideline recommendations for immunohistochemical testing of estrogen and progesterone receptors in breast cancer [J]. Arch Pathol Lab Med, 2010, 134 (6): 907-922.

[6] Wolff A C, Hammond M E, Schwartz J N, et al. American Society of Clinical Oncology/College of American Pathologists guideline recommendations for human epidermal growth factor receptor 2 testing in breast cancer [J]. Arch Pathol Lab Med, 2007, 131 (1): 18-43.

[7] Wolff A C, Hammond M E, Hicks D G, et al. Recommendations for human epidermal growth factor receptor 2 testing in breast cancer: American Society of Clinical Oncology / College of American Pathologists (ASCO/CAP) Clinical Practice Guideline Update (2013) [J]. Arch Pathol Lab Med.

[8] Arber J M, Arber D A, Jenkins K A, Battifora H. Effect of decalcification and fixation in paraffin-section immunohistochemistry [J]. Appl Immunohistochem, 1996, 4: 241-248.

[9] Yaziji H, Taylor C R, Goldstein N S, et al. Consensus recommendations on estrogen receptor testing in breast cancer by immunohistochemistry [J]. Appl Immunohistochem Mol Morphol, 2008, 16 (6): 513-520.

[10] Allred D C. Problems and solutions in the evaluation of hormone receptors in breast cancer [J]. J Clin Oncol, 2008, 26 (15): 2433-2435.

[11] Arber D A. Effect of prolonged formalin fixation on the immunohistochemical reactivity of breast markers [J]. Appl Immunohistochem Mol Morphol, 2002, 10 (2): 183-186.

[12] Fitzgibbons P L, Murphy D A, Hammond E H, et al. Recommendations for validating estrogen and progesterone receptor Immunohistochemistry assays [J]. Arch Pathol Lab Med, 2010, 134 (6): 930-935.

[13] Yildiz-Aktas I Z, Dabbs D J, Bhargava R. The effect of cold ischemic time on the immunohistochemical evaluation of estrogen receptor, progesterone receptor, and HER2 expression in invasive breast carcinoma [J]. Mod Pathol, 2012, 25 (8): 1098-1105.

[14] Neumeister V M, Anagnostou V, Siddiqui S, et al. Quantitative assessment of effect of preanalytic cold ischemic time on protein expression in breast cancer tissues [J]. J Natl Cancer Inst, 2012, 104 (23): 1815-1824.

[15] Oyama T, Ishikawa Y, Hayashi M, et al. The effects of fixation, processing and evaluation criteria on immunohistochemical detection of hormone receptors in breast cancer [J]. Breast Cancer, 2007, 14 (2): 182-188.

[16] Viale G, Regan M M, Maiorano E, et al. Prognostic and predictive value of centrally reviewed expression of estrogen and progesterone receptors in a randomized trial comparing letrozole and tamoxifen adjuvant therapy for postmenopausal early breast cancer: BIG 1-98 [J]. J Clin Oncol, 2007, 25 (25): 3846-3852.

[17] Harvey J M, Clark G M, Osborne C K, et al. Estrogen receptor status by immunohistochemistry is superior to the ligand binding assay for predicting response to adjuvant endocrine therapy in breast cancer [J]. J Clin Oncol, 1999, 17 (5): 1474-1481.

[18] McCarty K S Jr, Miller L S, Cox E B, et al. Estrogen receptor analyses: correlation of biochemical and immunohistochemical methods using monoclonal antireceptor antibodies [J]. Arch Pathol Lab Med, 1985, 109 (8): 716-721.

[19] Shousha S. Oestrogen receptor status of breast carcinoma: Allred/H score conversion table [J]. Histopathology, 2008, 53 (3): 346-347.

[20] Collins L C, Botero M L, Schnitt S J. Bimodal frequency distribution of estrogen receptor immunohistochemical staining results in breast cancer: an analysis of 825 cases [J]. Am J Clin Pathol, 2005, 123 (1): 16-20.

[21] Nadji M, Gomez-Fernandez C, Ganjei-Azar P, Morales A R, et al. Immunohistochemistry of estrogen and progesterone receptors reconsidered: experience with 5,993 breast cancers [J]. Am J Clin Pathol, 2005, 123 (1): 21-27.

[22] Turbin D A, Leung S, Cheang M C, et al. Automated quantitative analysis of estrogen receptor expression in breast carcinoma does not differ from expert pathologist scoring: a tissue microarray study of 3,484 cases [J]. Breast Cancer Res Treat, 2008, 110 (3): 417-426.

[23] Selvarajan S, Bay B-H, Choo A, et al. Effect of fixation period on HER2/neu gene amplification detected by fluorescence in situ hybridization in invasive breast carcinoma [J]. J Histochem Cytochem, 2002, 50 (12): 1693-1696.

[24] Willmore-Payne C, Metzger K, Layfield L J. Effects of fixative and fixation protocols on assessment of Her-2/neu oncogene amplification status by fluorescence in situ hybridization [J]. Appl Immunohistochem Mol Morphol, 2007, 15 (1): 84-87.

[25] Brown R S, Edwards J, Bartlett J W, et al. Routine acid decalcification of bone marrow samples can preserve DNA for FISH and CGH studies in metastatic prostate cancer [J]. J Histochem Cytochem, 2002, 50 (1): 113-115.

[26] Gunn S, Yeh I T, Lytvak I, et al. Clinical array-based karyotyping of breast cancer with equivocal HER2 status resolves gene copy number and reveals chromosome 17 complexity [J]. BMC Cancer, 2010; 10: 396.

[27] Dowsett M, Nielsen T O, A'Hern R, et al. Assessment of Ki67 in breast cancer: recommendations from the International Ki67 in breast cancer working group [J]. J Natl Cancer Inst, 2011, 103 (22): 1656-1664.

[28] 《肿瘤病理诊断规范》项目组. 肿瘤病理诊断规范（乳腺癌）[J]. 中华病理学杂志, 2016, 45 (8): 525-528.

[29] Ross J S, Hatzis C, Symmans W F, et al. Commercialized multigene predictors of clinical outcome for breast cancer [J]. Oncologist, 2008, 13 (5): 477-493.

[30] 《乳腺癌新辅助化疗后的病理诊断专家共识》编写组. 乳腺癌新辅助化疗后的病理诊断专家共识 [J]. 中华病理学杂志, 2015, 44 (4): 232-236.

第六章　乳腺癌常用诊断方法

第一节　乳腺 X 线照相检查

乳腺癌已严重危害到全世界妇女健康，占妇女恶性肿瘤发病率第一位。乳腺 X 线检查经济实用、简便易行，且诊断准确率高，已成为乳腺疾病基本筛查及临床诊断的首选影像检查方法，是世界各国广泛应用的不可替代的乳腺检查的方法之一，乳腺 X 线检查在降低 40 岁以上妇女乳腺癌死亡率方面发挥的作用已经得到了国内外大多数学者的认可。

一、乳腺 X 线检查的临床适应证和禁忌证

（一）X 线检查临床适应证
（1）诊断与术前评估：确定乳腺病变大小、位置及性质。
（2）治疗评价与随访：保乳术后复发的监测；良性病变的随访。
（3）乳腺癌高危人群的筛查。
（4）X 线引导下穿刺定位或活检。

（二）X 线检查检查禁忌证
妊娠期妇女慎用。

二、乳腺 X 线检查方法及基本技术

目前，乳腺 X 线检查方法包含常规乳腺 X 线钼靶、乳腺 X 线断层成像（TOMO）及对比增强乳腺摄影（CESM）。

常规乳腺 X 线检查前，医技人员应耐心向被检查者解释检查过程，询问检查时夹板压迫乳腺是否给被检查者带来不适，并使之放松，从而使受检者理解并予以配合。

（1）MLO 位片显示如下：乳腺被推向前上，乳腺实质充分展开。胸大肌可见，较松弛，下缘达乳头水平。乳头在切线位。部分腹壁包括在片中，但与下部乳腺分开，绝大部分乳腺实质显示在片中。

（2）CC 位片显示如下：乳腺在片子的中央，乳头切线位，小部分胸大肌可见，内侧乳腺组织充分显示，外侧乳腺组织可能不包括在片中。

（3）补充检查体位和新检查技术

对于 MLO 位及 CC 位显示不良或未包全的乳腺实质，可以根据病灶位置的不同选择以下体位予以补充：外内侧（LM）位、内外侧（ML）位、内侧头足轴（MCC）位、外侧头足轴（LCC）位、尾叶（CLEO）位及乳沟位。

为了进一步评价在以上常规摄影中显示出的异常改变,可采用一些特殊检查技术,如乳腺 X 线断层成像及对比增强乳腺摄影,较常规乳腺 X 线检查敏感性及特异性均有所提高,尤其对致密型腺体及去除组织重叠带来新的突破,使病灶得以更好地显示,从而明确病变性质。

三、乳腺癌 X 线表现

(一) 乳腺腺体分型

乳腺分型是对整个乳腺构成的简明描述,有助于判断 X 线诊断的可靠程度,即病灶隐藏在正常乳腺组织中的可能性。对 X 线致密型乳腺,X 线片对小病灶的检出能力随着乳腺腺体致密的程度上升而下降。可分为以下 4 型:

(1) a 型:脂肪型,乳腺组织几乎完全被脂肪组织所替代;
(2) b 型:散在纤维腺体型,乳腺组织内有散在的纤维腺体;
(3) c 型:纤维腺体不均匀致密型,乳腺组织呈密度不均匀增高,很有可能遮蔽小肿块;
(4) d 型:致密型,乳腺组织非常致密,会降低乳腺 X 线检查的敏感性。

(二) 病灶定位

(1) 哪一侧乳腺:左侧、右侧或双侧。
(2) 部位:象限定位包括外上象限、外下象限、内上象限和内下象限 4 个区域。另外,特殊定位包括乳晕区、中央区和乳尾区。
(3) 深度:根据与胸壁的平行分成前 1/3、中 1/3、后 1/3。乳晕下区、中央区和尾叶区不要求深度定位。
(4) 距离乳头的距离。

(三) 病灶影像特征

X 线所见肿块并不一定与临床所触诊的肿块完全一致。X 线图像上所发现的肿块,临床不一定能够触及(因病灶太小、质软或腺体重叠形成伪影);临床所触及的肿块,X 线图像上亦可能因为患者乳腺实质丰富而未能显示。部分患者肿块周边伴有浸润和水肿,触诊常比 X 线图像所显示的肿块范围要大。肿块的描述包括边缘、形态和密度 3 个方面,其中,肿块的边缘征象对判断肿块的性质最为重要。

1. 肿块

(1) 肿块边缘:
①清楚:超过 75% 的肿块边界与周围正常组织分界清晰、锐利。
②遮蔽:超过 25% 的肿块边界被邻近的正常组织遮盖而无法对其做进一步判断。
③小分叶:肿块边缘呈小波浪状改变。
④模糊:边缘与周边组织分界不清,但并非被周边正常组织遮盖所致。
⑤星芒状:从肿块边缘发出放射状线影。

(2) 肿块形态:肿块形态描述包括圆形、卵圆形和不规则形。

(3) 肿块密度:以肿块与其周围相同体积的乳腺组织相比分为高、等、低(不含脂肪)和含脂肪密度 4 种。大多数乳腺癌呈高密度或等密度,极少数可呈低密度。

2. 钙化类型及分布

钙化类型：可分为典型的良性钙化和可疑钙化。良性钙化可不描述，但当这些钙化可能会引起临床医生误解时，则这些良性钙化需要描述。

（1）典型的良性钙化有以下表现：

①皮肤钙化：粗大、典型者呈中心透亮改变；

②血管钙化：管状或轨道状；

③粗糙或爆米花样钙化：直径大于 2.0 mm，多为退变的纤维腺瘤；

④粗棒状钙化：连续呈棒杆状，偶可呈分支状，直径通常大于 0.5 mm，沿导管分布，聚向乳头，常为双侧乳腺分布，多见于分泌性病变，常见于 60 岁以上的妇女；

⑤圆形（直径大于等于 0.5 mm）和点状钙化（直径小于 0.5 mm）；

⑥环形钙化：壁厚小于 1.0 mm，常见于脂肪坏死或囊肿，壁厚大于 1.0 mm，可见于油脂性囊肿或单纯性囊肿；

⑦钙乳样钙化：为囊肿内钙化，在 CC 位表现不明显，为绒毛状或不定形状，在 90°侧位上边界明确，根据囊肿形态的不同而表现为半月形、新月形、曲线形或线形，形态随体位而发生变化，是这类钙化的特点；

⑧缝线钙化：由于钙质沉积在缝线材料上所致，尤其在放疗后常见，典型者为线形或管形，绳结样改变常可见到；

⑨营养不良性钙化：常出现于放疗后、外伤后及自体脂肪移植整形术后的乳腺，钙化形态不规则，大多大于 0.5 mm，呈中空状改变。

（2）可疑钙化有以下表现：

①不定形钙化：小而模糊、双侧、弥漫分布多为良性表现，段样、线样及成簇分布时需提示临床进一步活检，其恶性的阳性预测值（positive predictive value，PPV）约为 20%，BI-RADS 分类应为 4B。

②粗糙不均质钙化：钙化多介于 0.5~1.0 mm 之间，比营养不良性钙化小些，多有融合，形态不规则，可能为恶性表现，也可能出现在纤维腺瘤、外伤后及纤维化的乳腺内，大量、双侧成簇的粗糙不均质钙化，也有可能是良性的。单处集群分布有恶性的可能，其恶性 PPV 约为 15%，BI-RADS 分类应为 4B。

③细小多形性钙化：比不定形钙化更可疑，缺乏细线样颗粒，大小形态不一，直径小于 0.5 mm，其恶性的 PPV 约为 29%，BI-RADS 分类应为 4B。

④细线样或细线样分支状钙化：表现为细而不规则线样钙化，直径小于 0.5 mm，常不连续，有时也可见分支状，提示钙化是由于被乳腺癌侵犯在导管腔内形成，其恶性的 PPV 约为 70%，BI-RADS 分类应为 4C。

（3）钙化分布：

散在分布：钙化随意分散在整个乳腺中。双侧、散在分布的点样钙化和不定形钙化多为良性钙化。

区域状分布：指较大范围内（大于 2 cm^3）分布的钙化，与导管走形不一致，常超过 1 个象限的范围，这种钙化分布的性质需结合钙化类型联合考虑。

集群分布：至少有 5 枚钙化占据在 1 个较小的空间内（小于 2 cm^3），良性、可疑钙化都可以有这样的表现。

线样分布：钙化排列成线形，可见分支点，提示来源于1个导管，多为可疑钙化。

段样分布：常提示病变来源于1个导管及其分支，也可能发生在1叶或1个段叶上的多灶性癌中。段样分布的钙化，恶性的可能性会增加，比如点状和不定形钙化。尽管良性分泌性病变也会有段样分布的钙化，但如果钙化的形态不是特征性良性时，首先考虑其为可疑钙化。

3. 结构扭曲

结构扭曲是指正常结构被扭曲但无明确的肿块可见，包括从一点发出的放射状影和局灶性收缩，或在实质的边缘扭曲。结构扭曲也可以是一种伴随征象，可为肿块、不对称致密或钙化的伴随征象。如果没有局部的手术和外伤史，结构扭曲则可能是恶性或放射状瘢痕的征象，应提请临床考虑活检。

4. 对称性征象

（1）不对称：仅在一个投照位置上可见的纤维腺体组织，80%可能是伪影或正常组织的重叠所致。

（2）球形不对称：较大范围腺体量的不对称，至少达1个象限，不伴有其他征象，多为正常变异。但当与临床触及的异常相吻合时，则可能有意义。

（3）局灶性不对称：2个投照位置均显示且表现相仿，但缺少真性肿块特有的外凸边缘改变，常为内凹，较球形不对称范围小。它可能代表的是1个正常的腺体岛（尤其当其中含有脂肪时）。但在缺乏特征性的良性征象时，往往需要对其做进一步检查，由此可能会显示1个真性肿块或明显的结构扭曲改变。

（4）进展性不对称：新发，增大的或比以前更明显的局灶性不对称。约15%的进展性不对称被证实是恶性的，其恶性的PPV约为13%。进展性不对称，除非有特征性的良性改变，都需要进一步的影像评估和活检。

（5）皮肤改变：皮肤改变在乳腺组织内，尤其是两个投照体位都有显示的时候，应该在评估报告中提及。

（6）单侧导管扩张：管状或分支样结构可能代表扩张或增粗的导管。虽然少见，即使不同时伴有其他可疑的临床或影像征象，其恶性的PPV约为10%［常见于不含钙化的导管原位癌（ductal carcinomain situ，DCIS）］。

（7）合并征象：包括皮肤凹陷、乳头凹陷回缩、皮肤增厚、小梁结构增粗、腋窝淋巴结肿大、结构扭曲和钙化等。

四、乳腺X线检查BI-RADS分类在临床中的应用

（1）BI-RADS 1：阴性，无异常发现。乳腺是对称的，无肿块、结构扭曲和可疑钙化可见。恶性的可能性为0%。

（2）BI-RADS 2：也是"正常"的评价结果，但有良性发现，如钙化的纤维腺瘤、皮肤钙化、金属异物（活检或术后的金属夹）及含脂肪的病变（积乳囊肿、脂肪瘤及混合密度的错构瘤）等。乳腺内淋巴结、血管钙化、植入体及符合手术部位的结构扭曲等亦归为此类。总体而言，并无恶性的X线征象。恶性的可能性为0%。

（3）BI-RADS 3：只用于几乎可能确定的良性病变。有很高的良性可能性，放射科医师期望此病变在短期（小于1年，一般为6个月）随访中稳定或缩小，来证实他的判断。这一类的恶性可能性为0%~2%。包括不可触及的、边缘清楚的、无钙化的肿块、局灶性不对称、孤立集群分布的点状钙化。对3类的常规处理为：首先X线摄片短期随访（一般为6个月），6个月后再常规随访12个月至2年以上，经过连续2~3年的稳定，可将原先的3类判读（可能良性）定为2类判读（良性）。如果短期随访后病灶缩小或消失，则可以直接改判为2类或1类，随后常规随访。

（4）BI-RADS 4：广泛运用于绝大部分需要介入性诊断的影像发现。其恶性的可能性为2%~95%。可再继续分成以下几类：

4A：其恶性的可能性为2%~10%，包括一组介入手段干预但恶性可能性较低的病变。对活检或细胞学检查为良性的结果比较可以信赖，可以常规随访或6个月后随访，此类病变包括一些可触及的、部分边缘清楚的实性肿块，如超声提示的纤维腺瘤、可扪及的复杂囊肿或可疑脓肿。

4B：其恶性的可能性为10%~50%。需要对病理结果和影像表现严格对照，良性病理结果的决策取决于影像和病理对照的一致性，如果病理结果和影像学表现符合，且病理结果为具有排他性的典型良性病变，如纤维腺瘤、脂肪坏死及肉芽肿性病变等，则可进行观察；如穿刺病理诊断结果为乳头状瘤、不典型增生等，则必须进行进一步的切除活检。

4C：更进一步怀疑为恶性，但还未达到5类那样典型的一组病变，其恶性的可能性为50%~95%，此类中包括边界不清、形态不规则的实性肿块或新出现的微细线样钙化，此类病理结果往往是恶性的，对于病理结果为良性的病例，需要与病理科协商，做进一步的分析。

（5）BI-RADS 5：高度怀疑恶性（几乎肯定的恶性），临床应采取适当措施。这一类病变的恶性可能性大于等于95%。常为形态不规则星芒状边缘的高密度肿块、段样和线样分布的细小线样和分支状钙化、不规则星芒状肿块伴多形性钙化。

（6）BI-RADS 6：已活检证实为恶性，应采取积极的治疗措施。用来描述活检已证实为恶性的影像评估。主要是评价先前活检后的影像改变，或监测术前治疗的影像改变。根据BI-RADS的描述，BI-RADS 6不适合用来对恶性病灶完全切除（肿块切除术）后的随访。手术后没有肿瘤残留，不需要再切的病例，其最终的评估应该是BI-RADS 3（可能良性）或2（良性）；与活检不在一个区域的可疑恶性病变应单独评估。其最终的评估应该是BI-RADS4（可疑恶性）或5（高度提示恶性），可建议活检或手术干预。

五、乳腺X线的研究进展

（1）乳腺对比增强能谱技术（CESM）是X线乳腺摄影及术的新突破，能去掉正常的乳腺组织，尤其是致密的腺体，仅单独显示异常的肿瘤组织，提高了乳腺病灶X线检查的敏感性和准确率。

（2）乳腺X线断层成像（TOMO）采取乳腺固定不动，低剂量条件下每隔一定角度进行曝光摄影采集图像，TOMO图像能去除组织重叠影响，用于结构扭曲的显示和致密型乳腺病变的筛查。

以上两种新技术操作简便，图像易读，且具有价格优势，有助于致密型乳腺的疾病诊断，高危病灶的甄别和乳腺癌的筛查，亦可对新辅助化疗及术后评估，鉴别癌症残留与复发，同时，为乳腺 MRI 检查禁忌证的患者提供了一种更方便及廉价的检查方法。

六、乳腺 X 线检查的局限性

乳腺 X 线检查对乳腺致密型腺体患者检查发现病灶敏感度较低，对病灶的检出率有所降低。

◎ 参考文献

[1] 中国抗癌协会乳腺癌专业委员会组. 中国抗癌协会乳腺癌诊治指南与规范（2017版）[J]. 中国癌症杂志，2017，27（9）：695-759.

[2] Hui Li, Yitan Zhu, Elizabeth S Burnside, et al. MR imaging radiomics signatures for predicting the risk of breast cancer recurrence as given by research versions of MammaPrint, Oncotype DX, and PAM50 Gene Assays [J]. Radiology, 2016, 281（2）：383-391.

[3] Early Breast Cancer Trialists' Collaborative Group (EBCTCG), DARBY S, MCGALEP, et al. Effect of radiotherapy after breast-conserving surgeryon 10-year recurrence and 15-year breast cancer death：meta-analysis of individual patient data for 10801 women in 17 randomised trials [J]. Lancet, 2011, 378 (9804)：1707-1716.

[4] Coates A S, Winer E P, Goldhirsch A, et al. Tailoring therapies—improving the management of early breast cancer：St Gallen International Expert Consensus on the Primary Therapy of Early Breast Cancer 2015 [J]. Ann Oncol, 2015, 26（8）：1533-1546.

[5] Francis P A, Regan M M, Fleming G F, et al. Adjuvant ovarian suppression in premenopausal breast cancer [J]. N Engl J Med, 2015, 372（5）：436-446.

[6] Moran M S, Schnitt S J, Giuliano A E, et al. Society of Surgical Oncology-American Society for Radiation Oncology consensus guideline on margins for breast-conserving surgery with whole-breast irradiation in stages I and II invasive breast cancer [J]. J Clin Oncol, 2014, 32（14）：1507-1515.

[7] Goss P E, Ingle J N, Pritchard K I, et al. Extending aromatase-inhibitor adjuvant therapy to 10 years [J]. NEngl J Med, 2016, 375（3）：209-219.

[8] Kasahara Y, Kawal M, Tsuji I, et al. Hamras of screening mammography for breast cancer in Japanese women [J]. Breasr Cancer, 2013, 20：310-315.

第二节　超声在乳腺癌诊疗中的应用

乳腺癌是妇女最常见的恶性肿瘤，如何早期发现、正确诊断对其治疗和预后至关重要。超声以其无辐射、无创伤、操作简便、诊断符合率高等特点，成为乳腺病变的主要影像检查方法之一。随着超声弹性成像、超声造影、三维成像等新技术的应用及迅速发展，超声检查在乳腺癌诊断中发挥更加重要的作用。

乳腺超声检查可以清晰地显示乳房各解剖层次，发现异常回声、结构改变，从而做出初步诊断，并按照 BI-RADS 分类进行恶性风险评估。对于 BI-RADS 4 类及 5 类肿块，可在超声引导下行穿刺活检，获得明确的病理诊断，指导下一步治疗。对于临床不能触及的小病灶，可在超声引导下置入导丝精准定位后手术切除。此外，乳腺癌局部微创治疗，如消融治疗，目前也在尝试中。

一、乳腺癌的超声诊断

（一）乳腺癌的共有超声表现

二维超声能测量乳腺癌的大小，显示其形态、边界、内部回声等特征，是对乳腺肿块进行定性诊断的基础。典型乳腺癌的表现有：

（1）边缘：绝大多数乳腺癌边缘不光整（模糊、成角、微小分叶或毛刺），癌灶边缘多出现高回声晕。测量肿块大小时，要将高回声区域测量在内，这样更接近肿块的病理标本大小[1]。

（2）形态：大多数乳腺癌形态不规则，无包膜，边缘毛糙，呈锯齿状、蟹足状或毛刺状。少部分肿块边缘呈小分叶状。

（3）方位（纵横比）：纵横比大于1，在小乳腺癌中有较高诊断价值，其原因是恶性肿瘤生长脱离正常组织平面，导致肿块前后径增大。

（4）回声模式：癌灶内部呈低回声，当合并出血、坏死或发生囊性变时，肿块内可见不规则无回声。

（5）钙化：微钙化是乳腺癌典型改变，几乎 50%~55% 的乳腺癌伴有微钙化[2]。微小钙化直径多小于1mm，呈簇状分布。也可以表现为癌灶内稀疏、散在针尖样钙化或仅见钙化而无明显肿块。钙化产生的原因是由于癌细胞代谢旺盛，其糖的有氧氧化和无氧酵解比正常细胞活跃，容易在腺泡和导管内形成钙盐沉积，此外，肿瘤组织变性坏死形成碎屑和新生血管缺血缺氧也可产生钙盐沉积。

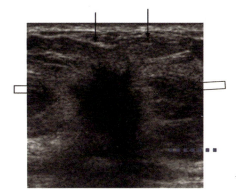

图 6.1　肿块边缘模糊、毛刺状，癌灶边缘见高回声晕

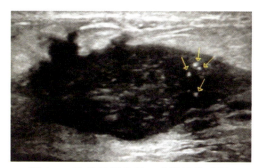

图 6.2　边界呈锯齿状，或蟹足状毛刺，肿块内多个微钙化

(6) 后方回声：肿块的后方回声取决于间质的量、构成成分和分布。多数癌灶无后方回声改变，当癌组织出血、坏死或液化时，后方回声可增强。当肿瘤胶原纤维组织大于75%时，肿块后方回声明显衰减。

(7) 相关特征：①皮肤改变：侵及皮肤时可出现皮肤弥漫性、局限性增厚或水肿；②压迫或浸润周围组织：癌灶可以超出腺体层，侵入脂肪层、乳腺后间隙或胸大肌；③结构扭曲：癌灶周围解剖平面破坏、消失，周围导管扭曲；④Cooper 韧带变直、增厚；⑤癌灶周围出现导管扩张。

(8) 淋巴结转移：乳腺癌可以出现在同侧和（或）对侧腋窝、锁骨上及内乳淋巴结转移。转移淋巴结表现为形态失常，短径增大，长径/短径小于 2，呈类圆形；淋巴结门偏心或者消失，皮质明显增厚，多数呈不均匀性增厚。部分淋巴结内可见液化及钙化。彩色血流检查淋巴结内血流增多，周边可探及血流信号。

(9) CDFI：根据 Adler 等[3]半定量法判断病灶血管的丰富程度，并由脉冲多普勒超声取样记录动脉血流的阻力指数和峰值流速等参数，对乳腺肿瘤血管的血流特征进行诊断分析。乳腺癌肿块内部血流较丰富，癌灶内血管增粗、走行扭曲、分布杂乱及穿支血流等特点有别于良性肿瘤。有人认为，阻力指数（RI）>0.70 有助于乳腺癌的诊断和鉴别诊断[4]，峰值流速（PSV）>20 cm/s 是乳腺恶性肿瘤的特征[5]。也有人认为 RI 和 PSV 不是鉴别良恶性的有效指标[6]。

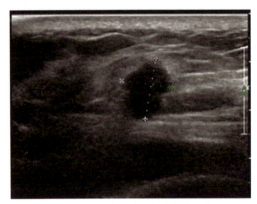

图 6.3　肿块形态不规则，纵横比大于 1

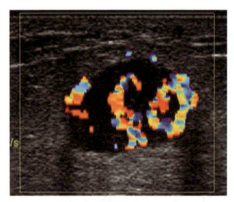

图 6.4　肿块内部血流丰富，见穿支血流

部分乳腺癌出现低速低阻型血流频谱可能与动静脉瘘形成有关。部分乳腺癌出现高速高阻型血流频谱，可能与肿瘤细胞浸润破坏微细血管或压迫周围组织导致血管扭曲、狭窄，甚至出现血管闭塞、癌栓，导致静脉回流障碍有关。

因为触诊所触及的肿块的大小往往包括癌肿周围的炎性浸润、癌瘤扩散浸润、增生的纤维组织[7]，所以超声测量的肿块大小往往小于临床触诊的肿块大小。肿块超声测量与临床触诊所触及的肿块大小的比值是诊断乳腺癌的重要指标之一。

(二) 乳腺导管内癌的超声特征

乳腺导管内癌的声像图特征，可分为 5 大类：①结节肿块型：表现为乳腺腺体内的实性结节或肿块，未见导管扩张；内部可伴有或不伴有微钙化；②导管扩张填充型：表现为局部导管扩张，扩张的导管内见低回声；③结构紊乱型：癌细胞沿着小的导管向远处生长，基本不向管外浸润或很微小的浸润，与周围的结缔组织一起构成强弱不等如类似乳腺增生的结构紊乱的"豹纹征"，CDFI：其内血流信号较丰富；④囊实混合回声型：由于肿瘤细胞局限性生长于扩张的导管内，当单支导管的出入口均有较多肿瘤细胞填塞时，便形成局部积液，表现混合性的肿块；⑤单纯钙化型：表现为未见明确占位性病变，只可见较密集的点状强回声。

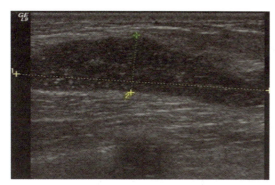
图6.5　乳腺导管内癌，边界清晰，
其内可见多枚钙化

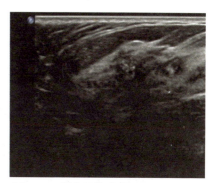
图6.6　乳腺导管内癌，单纯钙化型

由于肿瘤细胞生长并未突破基底膜，而是沿着导管内播散。肿块大都沿着导管走行的水平位生长，所以导管内癌的纵横比小于1。砂粒样钙化是DCIS的一个较为显著的特异性表现，因为DCIS病变局限于导管基底膜内，在导管腔内生长迅速形成乏氧区，坏死物被包裹形成微钙化。大约只有17%的乳腺导管内癌组织学检查见不到钙化。

(三) 乳腺黏液癌的超声特征

乳腺黏液癌的超声特征与病理分型密切相关：①单纯性乳腺黏液癌表现为低回声肿块，有包膜，边界清楚，形态规则，内部回声均匀，后方回声增强，酷似纤维腺瘤，极易误诊[8]；②混合型黏液腺癌表现为不均质回声的低回声肿块，边界欠清，形态不规则；肿块内可伴无回声区、或强回声钙化灶；③CDFI：肿块内可见少量血流信号，部分见较丰富的血流信号。

(四) 乳腺髓样癌的超声特征

髓样癌的特点为瘤细胞呈大片状分布，无腺管结构形成，缺乏间质，并伴有大量淋巴细胞浸润。由于乳腺髓样癌患者多较年轻，肿瘤质地较软，并有清晰的边界，临床及影像学检查均易与纤维腺瘤相混淆[9]。

髓样癌的主要超声表现为：(1) 边界清晰，内部呈低或者极低回声，由于质地较软，常误诊为良性肿瘤；(2) 由于肿瘤内细胞成分数多，间质纤维少，部分后方回声增强；(3) 常有灶性坏死或出血，部分病例甚至有囊性变。

二、乳腺癌的超声诊断新技术

（一）弹性成像（ultrasonic elastography，UE）

弹性成像包括压迫式弹性成像及剪切波弹性成像。压迫式弹性成像是指对组织施加一个静态/准静态或动态的激励，使其产生形变，利用各种技术手段追踪其位移、应变及速度分布，通过数字信号及数字图像处理，最终反映组织的绝对或相对硬度的成像技术。较硬的形变小，较软的形变大。一般将较硬的组织显示为蓝色，较软的显示为红色。参照日本 Tsukuba 大学评分标准（5 分法）[10]进行评分，≥ 4 分为恶性病变，3 分以下为良性病变。

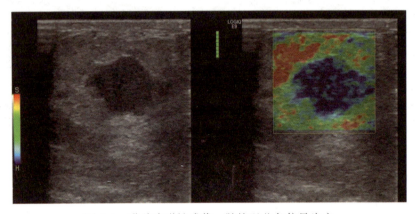

图 6.7 乳腺癌弹性成像：肿块以蓝色信号为主

剪切波是一种横波，属于机械波的一种。组织越硬，剪切波在其中传播速度越快。E成像技术通过声触诊技术由探头发出声辐射力脉冲，激励组织产生几列移动的剪切波波源，再利用极速成像技术（图像采集帧频高达 20000Hz）平台快速捕捉并计算剪切波传播速度，进而推算出组织每个质点的硬度值（杨氏模量），并实时显示硬度彩色编码。

乳腺癌肿瘤组织生长较快，内部坏死与修复同时存在，致使纤维成分增多，并与周围组织黏连，活动度减低，肿块的弹性减小而整体硬度增加，这是 UE 诊断乳腺癌的病理学基础[11]。UE 提供的肿瘤组织硬度的信息比临床触诊所获取的信息更准确、客观。但 UE 也存在一定的假阴性或假阳性，当恶性病变内部坏死液化或良性病变内部机化、钙化时，会使病灶的硬度发生改变。此外，检查过程操作者施加压力的大小，对成像效果也会有影响。

（二）超声造影

超声造影是通过静脉注射造影剂使后散射回声增强，从而提高超声检查对低流量、低速血流显示能力的一项新技术。它可显著提高对病变组织在微循环灌注水平的检测，实时、动态地观察肿瘤血流灌注情况，其血流成像的灵敏度是 CDFI 的 1000 倍[12]。超声造影可提高超声对乳腺肿瘤良恶性、乳腺术后复发及腋窝淋巴结转移的判断，还能够通过连接或包裹基因和药物将其导入体内对肿瘤进行靶向无创治疗[13]。超声造影在乳腺癌的诊断和治疗上显示出巨大的潜能。

1. 超声造影在乳腺癌诊断中的作用

超声造影主要从造影前后肿块增强程度及方式、血流形态与分布特征、对比剂到达峰值所需时间和持续时间来判断良恶性。

良性肿块造影后呈轻度或中度增强，而乳腺癌肿块造影后呈高增强。不同性质肿块增强强度之间可有重叠交叉表现，富含血供的纤维腺瘤、乳腺炎性肿块等，亦可表现为高度增强；而缺乏血供的恶性肿块，如导管内癌，或是肿块液化坏死时，亦可表现为低增强。

恶性肿块的增强方式主要是整体增强、向心性增强，且不均匀、边缘呈放射状、内部出现局灶性充盈缺损，造影后肿块的大小往往大于二维肿块的大小；良性肿块主要特征是点状、环状、线状增强且均匀、边缘光滑。

何劲松等[14]对34例乳腺肿块行超声造影检查，并分析时间-强度曲线，结果显示，乳腺恶性肿块的时间-强度曲线上升斜率大、峰值时间长、下降多曲折，主要表现为快上慢下型，而良性肿块的时间曲线上升支缓慢、下降支多单向斜形向下，表现为慢上快下型。

2. 超声造影在前哨淋巴结中的作用

在乳腺肿瘤处浅面皮下缓慢注射超声影剂，随后超声探查，将第一个增强的淋巴结判定为前哨淋巴结。钟丽瑶和曹泽民[15]应用 CEUS 成功检出 22 例乳腺癌患者的 32 枚前哨淋巴结（SN），将均匀显著增强的淋巴结定性为良性淋巴结，将实质内出现低或无增强区或呈微弱增强的淋巴结定性为转移性淋巴结，通过与病理结果对照，CEUS 诊断 SN 是否转移的灵敏度为 83.3%（10/12）、特异度为 95.0%（19/20）、准确度为 90.6%（29/32）。

3. 超声造影在乳腺癌治疗中的应用价值

随着载药物、基因等新型造影剂的开发，超声造影已不局限于乳腺癌的诊断，在乳腺癌的治疗方面也有较大进展。利用靶向超声造影剂，可将治疗所需的药物或基因包裹于微泡内或连接于微泡壁上，输送到靶器官，定点释放。超声治疗乳腺肿瘤，主要与机械和空化效应有关[16]。瞬间空化效应可引起细胞膜通透性的增加及声孔效应，产生非致死性细胞膜破坏使细胞周围的大分子，如微泡所载药物和基因进入细胞，被细胞所捕获。Chumakova 等[17]新近的研究显示，在超声辅助下，造影剂 Optison 和 5-FU 联合应用，可加强对乳腺癌细胞的杀伤。挪威 Kotopoulis[18]等学者采用常规诊断超声联合超声造影剂的方法实施胰腺癌的吉西他滨化疗增敏，获得了一定的治疗效果。经超声联合微泡治疗后的 10 例患者中，2 例生存期超过 1 年，与胰腺癌传统化疗的生存期（3~6 个月）相比，前者显示出明显优势，该研究备受关注，这可能是第一次在临床肿瘤化疗中实施声孔效应的增敏方法。

（三）三维超声成像

三维超声成像，利用电子计算机将一系列按一定规律采集的二维图像参数进行存储和重建，进而获得立体三维图像。它可对各个断面进行重建和显示，可以立体地展现各组织结构和血管的解剖特征、空间关系。在乳腺癌诊断中，三维成像可提供二维超声不能提供的冠状切面信息，提供肿块更为直观、立体的空间形态，可更清楚地显示肿块的蟹足征、毛刺征及与皮肤、胸肌、胸壁等周邻组织的侵犯层次，结合三维血流显像图，能较清楚地

第六章 乳腺癌常用诊断方法

显示肿块内部及周边的血管分布、走行情况，更直观地对乳腺癌血供分级进行判断。

乳腺癌在三维超声成像冠状面声像图上的特征表现为"边缘虫蚀征"和（或）"汇聚征"，是指从肿物边缘向肿块中心条索状中-高回声聚集，可在部分或全部冠状切面声像图上显示[19-20]。

自动乳腺全容积成像（ABVS）可自动进行三维重建，同步获得整个乳腺包括矢状面和冠状面的图像，可对整个乳腺行多层面的显示，真正实现乳腺容积超声断层显示，弥补以往乳腺扫查方式的不足，部分在钼靶片上遗漏的病灶得以显示，病灶的成像更加立体、直观，可以明显减少操作者个体经验对检查结果的影响。

三、介入性超声在乳腺癌的应用

介入性超声是在超声实时监视下，直接经皮穿刺将穿刺针或导管准确置入病灶、囊腔或管道结构中，以达到诊断或治疗目的。介入性超声在乳腺疾病诊疗中应用越来越广泛，主要包括超声引导下肿瘤的导丝定位、肿瘤及淋巴结的穿刺活检、超声引导下的介入性治疗。

（一）彩超引导下肿瘤的导丝定位

对于较大的乳腺结节，切除都是靠术中外科大夫的触诊定位。但是对于较小的乳腺结节，虽然术前体表标记简单，但是患者的体位变动对标记位置有很大的影响，目前通常采用术前依靠超声放置定位针的方式来定位。

乳腺结节定位针的类型很多，绝大部分都是前端带有倒钩或螺旋的金属导丝。前端的倒钩或螺旋平时收缩于针鞘内。穿刺到位后撤除针鞘，导丝前端的倒钩或螺旋就会自动弹开，防止定位针的移位。

定位前首先常规扫查，确定要切除的病变位置和定位针的置入方向。超声引导下穿刺针刺入病变中心（有时外科医师要求导丝置入病变边缘），撤除针鞘，前段倒钩状的导丝就会弹开，之后固定体表的导丝即可。

（二）彩超引导下肿瘤、淋巴结的穿刺活检

乳房肿块的良恶性、恶性肿瘤的分化及转移程度等直接关系到治疗方式的选择，因此，术前明确诊断尤为重要。超声引导下的粗针穿刺组织学活检因其定位准确、操作安全等优势，得到广泛应用。

操作方法如下：

（1）根据乳腺肿块显示的最佳切面，调整患者体位，通常为仰卧位或侧卧位，以肿块位置相对较为固定为宜，充分暴露患侧乳房。

（2）仔细扫查肿块及周围组织，检查病灶及周围组织血流信号丰富程度及血管分布情况，选择穿刺路径（尽量避开较大血管及重要脏器组织结构），并确定穿刺角度及射程（切忌刺破胸壁，伤及肺脏）。

（3）常规消毒、铺巾，用无菌隔离套包裹探头后再次扫查病灶确认穿刺入路。

（4）用2%利多卡因行局部麻醉。

（5）根据病灶大小及进针路径调整针槽长度备用；操作者清楚显示靶目标后，固定探头，穿刺针沿声束平面进针至病灶前缘，确定避开血管及重要组织结构后，击发穿刺

枪、迅速退针，用纱布按压止血。

（6）推出针槽内组织，放置到滤纸条，并浸入甲醛固定液，视组织完整情况取材3～4条组织，送病理检查。

（7）穿刺结束后，对穿刺点消毒、包扎，按压穿刺部位15～20min止血。

（三）彩超引导下消融技术在乳腺癌微创治疗中的应用

超声引导射频、微波、激光消融及高强度聚焦超声消融技术在实体肿瘤治疗中的广泛应用，也促进了其在乳腺良性结节中的应用，并进一步拓展到早期乳腺癌的保乳微创治疗。1990年，Jeffrey等[21]首次报道了RFA应用于乳腺癌的研究，并认为射频消融治疗对于直径小于3cm的乳腺癌治疗具有较好的应用前景。2007年，在国内开始早期乳腺癌的热消融研究，仇生龙[22]对19例早期乳腺癌进行射频消融，获得了89.6%的完全消融率。

射频消融治疗适应证：①肿瘤直径在2cm以内，且病理证实为乳腺癌；②肿瘤距皮肤1cm以上；③肿瘤距胸壁1cm以上；④晚期肿瘤不易手术切除者；⑤超声可明确清晰地确定肿瘤。

◎ 参考文献

[1] 姚晓松，张颖，陈菲．超声高回声晕对于判定浸润性乳腺癌大小的临床意义［J］．上海医学影像，2010，19（4）：263-264.

[2] Vibert J F, Valleron A J. Automatic detection of microcalcifications in mammography using a neuromimetic system based on retina［J］. Stud Health Technol Inform，2003，95：589-594.

[3] Adler D D, Carson P L, Rubin J M, et al. Doppler ultrasound colorflow imaging in the study of breast cancer: preliminary findings［J］. Ultrasound Med Biol，1990，16（9）：553-558.

[4] Mansour G M, ei-lamie I K E, Sayed H M, et al. Preoperative breast ultrasound and Doppler velocimetric findings in patients with breast cancer［J］. Eur J Gynaecol Oncol，2006，27（2）：165-167.

[5] Lee S W, Choi H Y, Baek S Y, et al. Role of color and power Doppler imaging in differentiating between malignant and benign solid breast masses［J］. J Clin Ultrasound，2002，30（8）：459-464.

[6] 张蒂荣，鲁树坤，王双双，等．乳腺肿块的彩色多普勒血流频谱形态与病理对照研究［J］．中华超声影像学杂志，2004，13（6）：439-441.

[7] 李树玲．乳腺肿瘤学［M］．第2版．北京：科学技术文献出版社，2007：203.

[8] 周波，乔新民，杨德启，等．乳腺黏液癌的声像图特点及病理学基础［J］．中国医学影像技术，2004，20（12）：1806-1808.

[9] 顾雅佳，陈彤箎，王玖华，等．乳腺髓样癌的X线表现——与病理对照并与纤维腺瘤鉴别［J］．临床放射性杂志，2004，23（4）：292-296.

[10] Itoh A, Ueno E, Tohno E, et al. Breast disease: clinical application of US elastography

for diagnosis [J]. Radiology, 2006, 239 (2): 341-350.
[11] 王晨雨, 杨利霞, 申志扬, 等. 超声弹性成像技术与彩色多普勒鉴别乳腺肿块的对比研究 [J]. 中华临床医师杂志（电子版）, 2011, 5 (6): 1827-1828.
[12] 王晶, 朱建平, 蒋奕彦, 等. 超声新技术在移植肾术后并发症应用中的最新进展 [J]. 中华临床医师杂志（电子版）, 2011, 5 (1): 189-192.
[13] Qunxia Z, Zhigang W, Haitao R, et al. Enhanced gene delivery intoskeletal muscles with ultrasound and microbubble Techniques [J]. Acad Radiol, 2006 (1303): 363-367.
[14] 何劲松, 王先明, 张家庭, 等. SonoVue 实时超声造影在乳腺肿瘤诊断中的应用价值 [J]. 中国现代医学杂志, 2008, 18 (20): 3045-3048.
[15] 钟丽瑶, 曹泽民. 经皮注射淋巴结超声造影与常规超声对乳腺癌前哨淋巴结的诊断价值比较 [J]. 中国医学影像学杂志, 2011, 19 (2): 92-95.
[16] 彭晓琼, 冉海涛, 王志刚, 等. 低频超声辐射微泡造影剂对人乳腺癌细胞的生物学效应研究 [J]. 中国超声医学杂志, 2005, 21 (11): 807-809.
[17] Chumakova O V, Liopo A V, Evers B M, et al. Effect of 5-fluorouracil, Optison and ultrasound on MCF-7 cell viability [J]. Ultrasound Med Biol, 2006, 32 (5): 751-758.
[18] Kotopoulis S, Dimcevski G, Gilja O H, et al. Treatment of human pancreatic cancer using combined ultrasound, microbubbles, and gemcitabine: a clinical case study [J]. Med Phys, 2013, 40 (7): 072902.
[19] 严丽霞, 黄备建, 刘利民, 等. 乳腺病灶声像图冠状面征象的应用价值 [J]. 中国超声医学杂志, 2014, 30 (11): 980-983.
[20] 谭艳娟, 包凌云, 黄安茜, 等. 乳腺恶性肿瘤冠状面汇聚征与临床病理学相关因素分析 [J]. 中国超声医学杂志, 2015, 31 (7): 587-589.
[21] Jeffrey S S, Birdwell P L, Ikeda D M, et al. Raudiofrequency ablation of breast cancer: First report of an emerging technology [J]. Arch Surg 1999, 134: 1064-1068.
[22] 仇生龙, 项富海. 超声引导射频消融治疗早期乳腺癌初步观察 [J]. 中国现代普通外科进展, 2007, 10 (1): 78.

第三节　磁共振成像在乳腺癌诊疗中的应用

　　磁共振成像（Magnetic Resonance Imaging, MRI）具有良好的软组织分辨力, 无辐射损伤, 且可进行断层及任意三维成像, 对乳腺检查具有独到的优势。乳腺 MRI 与 X 线、超声检查一样, 在欧美国家现已成为乳腺检查的主要方法之一, 并且在某些方面起着后两者不能替代的作用。

一、乳腺 MRI 检查的临床适应证和禁忌证[1]

　　MRI 的优势使得其在临床中应用非常广泛, 而 MRI 的特点也使得部分人群不能做 MRI 检查, 因为这不仅仅是针对乳腺检查。

(一) 乳腺 MRI 检查的临床适应证

（1）诊断与术前评估：①对乳腺 X 线或超声探查困难或难以定性的病变；②评估病理性乳头溢液；③确定乳腺病变大小；④评价乳腺癌侵犯范围；⑤排查多发病灶；⑥腋窝淋巴结转移而原发灶不明者。

（2）治疗评价与随访：①乳腺癌术后随访；②新辅助化疗疗效的评估；③保乳术后复发的监测；④假体植入术后评价；⑤乳腺成形术后评价；⑥良性病变的随访。

（3）乳腺癌高危人群的筛查。

（4）MRI 引导下乳腺病灶穿刺定位或活检。

(二) 乳腺 MRI 检查的禁忌证

（1）体内有起搏器、外科金属夹子等铁磁性物质及其他不得接近强磁场者。

（2）幽闭恐惧症者。

（3）具有对任何钆螯合物过敏史者。

（4）严重肝肾功能不全、危重、昏迷及其他不适宜较长时间检查者。

（5）妊娠期妇女慎用（MRI 对比剂是否对胎儿有影响尚无定论）。

二、乳腺 MR 检查技术原则

乳腺 MRI 一般在磁场非常均匀、大于 1.5T 的高场设备上进行，采用乳腺专用线圈，必须采用对比剂行增强检查，用三维快速梯度回波成像技术，尽可能平衡空间分辨力和时间分辨力两方面的要求，并进行多平面重建和容积重建；必要时，应用动态增强 MRI 检查结合 DWI 和 MRS，提高对乳腺癌诊断的特异性。

注意不同的检查时间，乳腺腺体组织在 MR 图像上会随着月经周期的变化呈现不同的强化背景，生育期、月经早期、晚期强化可更明显，因此乳腺最佳检查时间在月经后 1~2 周，已确诊乳腺癌的患者不做此要求。

三、乳腺癌的 MRI 表现

乳腺癌在病灶形态、边界、信号强度、内部结构上及强化方式与乳腺良性病变有较大的差异。

(一) 乳腺癌的 MRI 平扫表现

一般表现为肿块型的乳腺癌才能在 MRI 平扫时发现，其特点主要有以下几个方面：

（1）病变的形态和边界：大多数乳腺癌形态不规则，表现为肿块周边细长、僵直毛刺，呈特征性蟹足状或星芒状外观，毛刺征是诊断乳腺癌的重要形态学征象，灵敏度达 80%。少数乳腺癌可表现为形态规则、边界清晰，或边界部分清晰，部分呈细小毛刺样，与良性病变较难区分。

（2）病变的信号强度：大多数乳腺癌的细胞和水含量较高，在 T_1WI 上呈低或中等信号；在 T_2WI 上呈稍高或高信号，少数乳腺癌纤维成分较高，T_2WI 也呈较低信号。

（3）病变的内部结构：乳腺癌病灶内多有液化、坏死、囊变或纤维化，有的可合并出血，因此表现为高、中、低混杂信号；而良性病变内部结构较均一，因此信号较均匀。

（4）肿块周边结构的改变：靠近乳头的癌灶可合并有乳头的内陷收缩，乳头及乳晕皮肤收缩、增厚、水肿等。近胸壁的癌灶可浸润破坏胸肌，甚至肋骨、肋间肌，表现为乳腺后脂肪间隙中断或消失，胸肌与乳腺之间分界不清，以及胸肌、肋骨、肋间肌的信号改变等；胸肌间隙、内乳区、腋窝淋巴结肿大，呈转移淋巴结表现。

（二）乳腺癌的 MRI 增强表现

乳腺 MR 检查必须做增强检查，病灶增强的表现是诊断乳腺癌的关键点。

经静脉注入对比剂后，乳腺内可疑癌灶增强形态学一般分为肿块型和非肿块型的强化病灶。非肿块型病灶，平扫很难发现，增强后发现病灶，分析病灶的分布、内部强化特征和曲线特征，主要是导管癌、纤维囊性增生、正常乳腺组织之间的鉴别；肿块型病灶平扫时常可发现，根据形态、强化特征和强化曲线进行良恶性肿块的鉴别。肿块型强化的乳腺癌形态学表现多表现不规则、边缘毛刺、混杂信号、不均匀强化或环形强化；非肿块性强化的乳腺癌常为节段性分布、线样分布、区域分布；簇状强化、簇状环形强化。乳腺癌病灶强化方式则多由边缘环状强化向中心渗透呈向心样强化（肿块型），或呈导管样或段样强化（非肿块型），特别是导管原位癌。而良性病变的强化方式则多由中心向外围扩散呈离心样强化[2]。边缘强化是恶性肿瘤较具特征性的表现，对乳腺癌的阳性预测值较高，肿瘤边缘区域微血管密集是肿块边缘强化的主要原因[3]。

磁共振增强扫描在乳腺癌诊断中的优越性非常明显，研究表明，病灶形态特征、强化方式及时间信号强度曲线（time-signal intensity curve，TIC）类型三者结合对乳腺癌的鉴别诊断具有较高价值[4]。增强 MRI 可以更清楚地显示肿瘤生长类型、范围和内部结构，更准确地显示多部位、多中心病灶。TIC 是病灶血流灌注和流出等因素的联合反映，体现病变强化的全过程，更准确地反映了病灶的动态强化特征。TIC 主要分为三型：Ia 型持续上升型（persistent enhancement），呈渐进性持续强化，以及 Ib 型缓降型（persistent with bowing）；Ⅱ 型为上升平台型（plateau curve），早期明显强化，中晚期维持平台水平；Ⅲ 型为流出型（washout curve），早期迅速强化后又迅速下降。Ⅰa 型常提示良性病灶，Ⅲ 型高度提示恶性，Ⅰb 型、Ⅱ 型则在良恶性中均可见。早期强化率≥80% 对于乳腺癌有一定特异性。时间-信号强度曲线敏感性为 91%，特异性为 83%，但目前 TIC 曲线形态主要依靠目测，缺乏统一的数值，部分良恶性病灶的曲线有重叠，因此需结合病灶形态、强化特征等其他诊断标准来判断病变性质。

（三）乳腺癌 MRI 功能成像表现

随着 MRI 技术的发展，以及各种序列及软件的开发，MRI 功能成像在临床上的应用越来越广泛，在乳腺癌的诊断、鉴别诊断及疗效评估等方面也发挥越来越大的作用。

1. MRI 扩散加权成像

弥散加权成像（diffusion-weighted imaging，DWI）是目前唯一能观察活体水分子微观运动的无创成像技术，通过监测组织中水分子的扩散状态，在分子水平反映组织病理生理信息。1997 年，Englander 等[5]首次应用 DWI 诊断乳腺癌。当组织中水分子扩散受限时，表观扩散系数（apparent diffusion coefficient，ADC）较低，DWI 图像表现为高信号。ADC 值对细胞密度、细胞膜完整性以及细胞微结构敏感，可应用于乳腺良恶性病变的鉴别及新辅助治疗疗效的评估。有研究报道[6]，鉴别乳腺良恶性病变的 ADC 界值变化范围为 $0.9 \times 10^{-3} \sim 1.76 \times 10^{-3}$ mm²/s（最大 b 值取 1000 s/mm²），但良恶性病变 ADC 值有重叠，目前尚

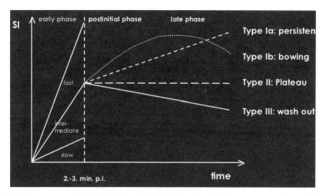

图 6.8 时间信号强度曲线（TIC）类型，早期为静脉推注对比剂后 2~3min 内，中晚期为其后曲线的走势

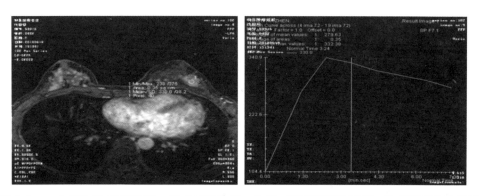

图 6.9 a，b TIC-Ⅲ 型流出型；BI-RADS 分类：Ⅴ类，高度怀疑乳腺癌；手术证实为乳腺癌

无统一的标准。一般认为 ADC 值的大小顺序为：恶性病变<良性病变<正常组织。DWI 诊断乳腺癌特异性较高，但敏感性较低。

DWI 在乳腺癌的诊断与鉴别诊断中有重要的临床参考价值，但由于技术的原因，使得 DWI 还存在一些缺点，如空间分辨力不高，平面回波成像序列对磁场敏感，容易导致图像变形扭曲等。对于乳腺疾病的形态学特征，需要结合 MRI 平扫及增强图像评估，有文献报道 TIC 与 ADC 值联合应用对乳腺良恶性肿瘤的诊断与鉴别诊断的准确度、灵敏度和特异度明显高于两者单独应用[7]。

2. 磁共振波谱分析

磁共振波谱成像（magnetic resonance spectroscopy，MRS）是检测活体内物质代谢和生化信息的一种无创性检查。乳腺 ^{1}H-MRS 主要测量组织内胆碱的含量，其峰值位置在 3.2PPM，大多数乳腺癌由肿瘤细胞增殖时细胞膜大量合成引起总胆碱或胆碱浓度升高。胆碱峰值与肿块大小相关，胆碱水平在肿块样病变中明显高于非肿块样病变[8]。胆碱峰也可出现在一些良性病变中，如管状腺瘤，或出现在正常的哺乳期乳腺，但是水平往往低于恶性病变。Stanwell 等[9]认为，根据 ^{1}H-MRS 3.2 PPM 处复合胆碱峰诊断乳腺病变的灵敏度为 80%，特异度为 86%，并指出胆碱峰并非乳腺恶性肿瘤特异表现。Jacobs 等[10]认

为 ^{1}H-MRS 能够区分病变性质，^{1}H-MRS 与磁共振增强检查联合应用能够提高诊断的特异性。MRS 可通过探测乳腺良、恶性病变与正常组织间代谢产物的不同而进行诊断，可作为增强 MRI 检查的补充，有助于良恶性病变的鉴别诊断。

此外，对乳腺癌患者也可进行 ^{31}P-MRS 检测，癌组织中的酯酶家族 PMEs 和 PDEs 的含量高于健康组织。Park 等[11]分别测量了良性、恶性和健康的乳腺组织中不同的磷脂代谢产物，包括 PME、PME/PCr、PDE/PCr、tATP/PCr 和 PCr/tATP，结果显示，PME 和 PME/PCr 在恶性和健康组织中有差异，在良性与恶性病变组织之间无明显差异。因此，^{31}P-MRS 在临床中的作用中有待进一步验证。MRS 检测可能受到磁场均匀性及病灶大小等因素的限制，其应用仍处于初级阶段。

四、乳腺 MRI 在临床中的应用

(一) 乳腺 MRI 在临床诊断中的应用

MRI 具有高度的软组织分辨能力，以及区分乳腺良恶性病变的能力，这使得 MRI 在乳腺癌的诊断中占有非常重要的地位，因此对临床有很大的指导作用。

美国放射学会（ACR）的乳腺影像报告和数据系统（Breast Imaging-Reporting And Data System，BI-RADS）广泛应用于乳腺的各种影像学检查，是对乳腺作为一个整体器官的所有影像学正常与异常情况的诊断报告进行规范，使用统一的专业术语和标准的诊断归类及检查程序。BI-RADS 创立了肿瘤影像诊断的新思维方法，经过了 20 多年的实践，BI-RADS 得到不断完善，加强了放射科与临床科室的协调和默契。2003 年第四版 BI-RADS 加入了 MRI 的内容，2013 年更新到第五版 BI-RADS，其分类的意义如下：

0 类：评估不完全，应结合其他影像学检查；
1 类：阴性；
2 类：良性；
3 类：可能良性，建议短期随访；
4 类：可能异常，要考虑活检；
5 类：高度怀疑恶性，临床应采取适当措施；
6 类：已活检证实为恶性，应采取适当措施，影像检查作为治疗前检查。

联合时间信号曲线及形态学联合判断乳腺疾病的良恶性，结合最新的乳腺 X 线摄影、超声、相关临床/手术病史及乳腺病理报告，正确判读乳腺 MRI 图像，给临床提供有力的诊疗依据。

(二) MRI 在临床中乳腺癌术前分期的应用

乳腺 MRI 在乳腺癌术前分期的运用主要体现在三个方面：（1）准确测量病灶大小并发现多灶性和多中心病变；（2）更好地显示和评价肿瘤对乳头、乳后脂肪间隙、胸肌和胸壁等的浸润；（3）清楚显示有无腋窝淋巴结转移等情况。

乳腺癌选择手术方式时，主要考虑病灶侵犯范围，另一个重要的考虑因素为病灶是否为多中心性或对侧是否发现病灶，MRI 能够清楚地显示病灶侵犯范围，并检测出其他影像学检测不到的同侧或对侧乳腺的隐匿病灶。因此，乳腺癌术前 MRI 的检查结果对手术方式的选择有一定影响。MRI 能够准确地估计肿瘤的大小、数目及病灶中心[12]。研究结

果[13]显示，根据术前 MRI 检查结果改变手术方案的患者占 8%～56%，术前进行了 MRI 检查的患者中实施乳腺切除术的人数是未进行术前 MRI 检查的 1.5～2 倍。在 Conrad 等[14]的研究中，37 人中，有 17 人由于 MRI 额外检出隐匿的多发性病灶而将病灶切除术转变为乳腺切除术。但是由于 MRI 的假阳性较高，会导致一些本不需要扩大切除范围或穿刺活检的患者实施病灶扩大切除术或乳腺切除术。因此，鉴于 MRI 特异性较低，在改变治疗计划之前，对 MRI 所检测出的额外病灶需要实施穿刺活检，也可以再次超声检查、二读乳腺 X 线检查等，可能会大大降低 MRI 假阳性结果。有研究[12]显示，MRI 引导下的活检可以在 9%的患者中检测到额外的远处恶性肿瘤。Alice K 等[15]回顾性分析美国 20333 例早期乳腺癌患者 MRI 检查与手术治疗效果的关系，得出结论：浸润性小叶癌（ILC）患者进行术前乳腺 MRI 检查可改善手术规划，但是不支持所有首诊乳腺癌的患者和浸润性导管癌（IDC）的患者常规做乳腺 MRI。

乳腺癌影像学分期中另一个重要因素是腋窝淋巴结转移，对于淋巴结转移阴性的患者，可以避免由淋巴结清扫所引起的并发症，如淋巴水肿、感染或血肿等，术前准确评估淋巴结状况，有利于微创手术的选择。有报道[17]显示，MRI 检测淋巴结转移的灵敏度为 88%、特异性为 73%。传统 MRI 主要是根据淋巴结的大小、形态、皮层厚度及强化特征等状况，检测出淋巴结转移灶。受累及的淋巴结主要表现为不规则轮廓，T_2WI 上信号不均，增强强化不均，皮质增厚大于 3 mm[16]，时间信号强度曲线与原发瘤相似。但 MRI 评价淋巴结转移的传统标准仍存在争议，因此，可通过检测淋巴结的生理及功能对淋巴结状况作出评估，以提高诊断准确性。在 DWI 成像上，受累及的淋巴结与良性相比，ADC 值较低。MRS 也可用于评估腋窝淋巴结状况，Seenu 等[18]的研究指出，甘油磷酸鹏碱磷酸二酯与苏氨酸的比值在腋窝转移淋巴结中升高，若以此为标准，则用 MRS 检测腋窝淋巴结转移的灵敏度为 80%、特异度为 91%、准确率为 88%。

乳腺癌 MRI 在 T 分期上对可测肿块的肿瘤有用，但对不可测肿块有局限；对有些导管原位癌（DSIC）仅表现为沿导管分布的钙化，评估大小有局限；而由于乳腺专用线圈显示范围有限，特别是俯卧位双手前举的体位，只能显示部分腋窝区淋巴结，对内乳区的淋巴结显示也有限，对于配合欠佳的病人，可以考虑结合 CT 扫描提高检出率及准确性。因此，影像学分期与病理分期尚存一定的差距。乳腺癌的治疗原则仍然是基于病理分期制定的，临床医生可根据术前影像学分期与术后病理分期实施治疗。

(三) MRI 在保乳术中的应用

MRI 能够清楚地显示肿瘤的大小、数目及侵犯范围，术前明确肿瘤的范围，可以排除不能行保乳术的患者，降低手术的阳性切缘率，更准确地评估癌灶，提高首次切缘阴性率，并降低再次扩大切除手术率[19]。MRI 功能成像在切缘上的判断有明显优势，如 DWI 可以清楚地显示肿瘤的安全切除范围，通过比较肿瘤以及肿瘤周围组织的 ADC 值，可以提供客观和量化的信息。

MRI 在乳腺癌行保乳手术治疗后，能够很好地显示手术后乳腺的脂肪坏死、局部血肿、组织水肿，更好地显示局限性或弥漫性皮肤增厚或纤维化等正常的治疗后反应，有助于鉴别局部复发灶、手术后的改变或疤痕。

MRI 也存在一些不足，如：因 MRI 敏感性高，特异性相对较低，导致假阳性率高；

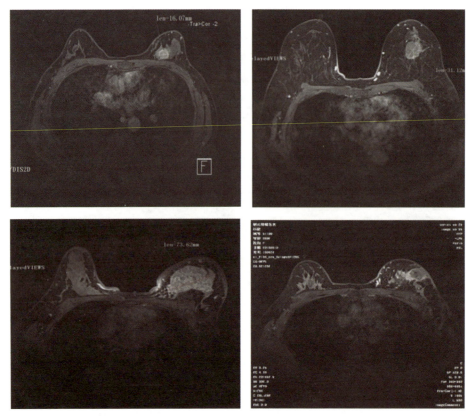

图 6.10 MRI 对乳腺癌的分期：T_1（肿瘤<2cm）、T_2（2cm≤肿瘤<5cm）、
T_3（肿瘤≥5cm），T_4（肿瘤侵犯皮肤）

对多发病灶定性有一定困难，导致部分可以外科保乳的患者接受根治术；患者检查时体位与手术或术后放疗体位不一致，导致病灶定位有一定误差，术中 MRI 也许可以解决这个问题[20]。

（四）MRI 对乳腺癌疗效的评价

1. MRI 对乳腺癌新辅助化疗反应的评价

新辅助化疗（neoadjuvant chemotherapy，NAC）可使一部分乳腺癌肿块缩小、分期降低，使得病灶易于切除；增加保乳手术的可能性，而不增加局部复发率；消除全身微转移，避免原发灶治疗后转移灶迅速增长；减少腋窝淋巴结阳性率。MRI 可用于监测肿瘤对化疗的反应状况，评估化疗后残余病灶的范围，及时调整化疗方案，采取适当的手术方式。化学治疗可导致乳腺纤维化，增强 MRI 对残余肿瘤大小和范围的判断与病理组织学有高度一致性，优于临床触诊及乳腺 X 线检查，因此拟行 NAC 的乳腺癌患者，建议 MRI 进行基线扫描，采用 MRI 评估疗效；肿瘤化疗有效在 MRI 上可表现为肿瘤体积的缩小、强化程度及速度下降，ADC 值较前升高，总胆碱化合物峰值下降[21,22]。有文献[23]报道，高分辨率的 MRI 检查评估乳腺癌新辅助化疗后残余肿瘤大小的灵敏度为 94%~98%。也有研究表明[24]，MRI 对 ILC 的评估尤其有用，并可对 NAC 后乳腺癌的完整病理反应进行评估。乳腺 MRI 是一种很精确的方法，也可在 NAC 后降低疾病分期后鉴别能否行保乳手术[19]。

MRI 监测肿瘤对化疗的反应状况，传统的方法是以增强检查比较化疗前后实体瘤的大小变化[25]；实体瘤大小无变化的情况下，根据肿块强化模式和程度的变化早期评估对化疗反应情况。除此之外，功能影像学也可用于监测实体瘤对化疗反应状况，可从形态及功能两个方面进行评价，其敏感度、特异度及准确度达到 90.5%、100% 和 91.3%。动态增强 MRI 可以评估 NAC 后血管的变化；DWI 可通过 ADC 值的变化反映组织内水分子变化及细胞内结构改变；MRS 通过 Cho 的改变监测病变区域的变化，可在用药早期评价化疗药物的疗效，尽早地调整治疗方案；对多中心病变评价有较高的准确性；从而可以早于实体瘤大小变化前发现肿瘤对化疗的反应。

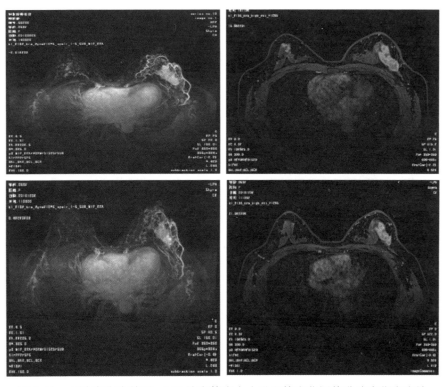

图 6.11　左乳癌化疗前后，MR 从实体瘤大小及血管变化评估乳腺癌化疗疗效

（1）DCE-MRI 通过对 DCE-MRI 数据分析得出相应动态参数，如达峰时间、强化率、廓清率等，从而从量上评估治疗前后病灶的改变。DCE-MRI 定量参数能够早期评估及预测乳腺癌新辅助化疗疗效，并优于肿瘤大小的测量[26]。DCE-MRI 可评估肿瘤对抗血管生成治疗的反应。有研究[20]报道，K^{trans} 可用作预测肿瘤对抗血管生成药或血管破坏性治疗反应的指标，将化疗前后 K^{trans} 的变化量超过 40% 作为有反应的界值，通过评估由治疗所引起的血管改变来评价靶向药物的早期治疗反应。

(2)^{1}H-MRS 用于检测有胆碱浓度升高的乳腺癌，化疗后，胆碱浓度较化疗前降低，且化疗后早期胆碱浓度的变化比肿瘤大小改变更加灵敏。有大量关于应用 MRS 预测化疗反应的研究，但却没有得出一致的结果，主要原因是由于胆碱定量技术方面存在困难，此外，在化疗过程中随着病灶不断减小，可被用于检测的肿瘤组织越来越少，从而使 MRS 的灵敏度降低，限制了其应用。

（3）DWI 由于 ADC 值对细胞密度及细胞膜完整性敏感，化疗后有反应的患者 ADC 值增高，被认为是溶细胞药物损伤或杀死细胞，细胞膜的完整性被破坏以及细胞密度缩小的结果，因此化疗后 ADC 值的改变早于病灶大小的改变，ADC 值可以准确评价肿块型病灶的 NAC 反应。

MRI 功能成像评估 NAC 反应具有较高的敏感性，尤其是 DWI，但是与病理的符合率尚不能达到 100%，有研究[27]提示，在一定的情况下，如在高级别 DCIS 与浸润性肿瘤同时存在的情况下，会降低 MRI 对浸润性成分评估的准确性，化疗后的纤维炎性变化或腺体纤维囊性改变也可降低 MRI 对病灶的评估准确性。

（五）MRI 在乳腺成形术后的作用

乳腺成形术有不同的手术方式，假体会有不同的表现形式，MRI 能清晰显示乳腺腺体及周围软组织情况，直观显示乳腺置入物形态、部位、分布范围及异常情况，观察假体被膜是否完整、有无溢漏等并发症，以及后方乳腺组织内有无癌瘤等；早期发现假体囊内破裂及乳腺内病灶，并对病变进行合理的解释。

乳腺癌术后重建，MRI 检查对鉴别术后改变及肿瘤复发有很大的帮助。

（六）MRI 在乳腺癌术后或放疗后的作用

手术及放疗后形成的瘢痕组织，在乳腺 X 线、超声检查时形态上与局部复发的鉴别较为困难，而 MRI 却可以很好地显示。乳腺癌复发在磁共振增强上表现为明显的强化，但由于新鲜瘢痕组织也有一定的强化效应，所以建议术后 6 个月以后才能进行 MRI 检查，以减少假阳性率的结果。陈旧性瘢痕（术后 6 个月以后的）无强化或只有极弱的强化，因此可与乳腺癌相区别[28]。

五、乳腺 MRI 的研究进展

随着 MRI 新技术的发展，过去单纯地根据宏观大体影像特征进行定位、定性诊断，已经转变为能够反映功能学及组织化学的微观成像，从而反映病灶的微观特征，如乳腺 MRI 与乳腺癌肿瘤标记物之间或肿瘤的分子分型也存在一定的关系，与乳腺癌相关的常见肿瘤标记物有雌激素受体（ER）、孕激素受体（PR）、表皮生长因子受体（EGFR）、人类表皮生长因子受体 2（HER-2）等。ER 阴性的乳腺癌患者，MRI 常表现为瘤体较大、血管生成较强。与其他类型相比，三阴性乳腺癌患者（ER，-PR-，HER-）MRI 表现为肿块较大，常呈单一病灶，增强时为肿块样强化，边缘光滑，MRS 分析胆碱浓度较其他类型高，DWI 表现为 ADC 值较高。DCE-MRI 中肿瘤针刺样边缘与 PR 表达阴性有关[29]。MRI 增强实质强化背景与 EGFR 明显相关，EGFR 与乳腺癌的血管生成和微血管密度有关，并且在三阴性乳腺癌或炎性乳腺癌中高表达。

近年来大热的影像组学，作为大数据时代精准医学的重要组成部分，其利用自动化高通量的数据特征提取算法,将影像数据转化为具有高分辨率的可挖掘的影像特征数据,经过深入分析这些影像特征数据,即可获得与疾病发生、发展及预后密切相关的各种隐含信息,并将其用于指导疾病治疗和预测疾病的转归。目前,在乳腺肿瘤的疗效评估、复发及转移的预测等领域,已展开应用研究[30]。

六、乳腺 MRI 检查的局限性

乳腺 MR 检查也存在一定的局限性:①不能检出仅表现为微小钙化的恶性肿瘤。原位癌检出的敏感性和特异性均较低。②乳腺 MRI 均要求在 1.5 T 以上的高场设备中进行,DWI、MRS 序列扫描时需要患者配合,对磁场均匀度的要求较高。③乳腺 MRI 检查程序较复杂、费时且费用较高,目前用来进行大范围筛查的作用尚有争论,带有心脏起搏器和体内有铁磁性物质的患者不适用。④MRI 检查敏感性高、特异性低,容易造成假阳性诊断;易高估病灶范围及数目,对拟行乳腺切除术患者,多发病灶不能单凭 MRI 图像诊断,进行活检是必要的。MRI 功能成像检查费用相对高,检查时间较长,检查技术要求相对高,数值相对不稳定;尽管 DWI 技术日趋成熟,使用越来越多,但 ADC 界值尚无统一标准;MRS 的应用受磁场均匀性等因素限制,目前仍在探索中;而利用 DCE-MRI 定量分析对乳腺癌进行诊断和鉴别诊断尚处于研究阶段。

总体来说,乳腺 MRI 有较高敏感性的特征,可检测出 X 线钼靶及超声不能检出的早期癌灶;MRI 检查对于乳腺癌的术前分期具有重要的指导意义;MRI 检查能更准确地评估癌灶,缩小手术的安全切除范围,达到保乳的目的;MRI 能清楚显示术后瘢痕以及化疗后改变,使得乳腺癌术后随访及新辅助化疗能得到很好的评价。乳腺 MRI 在乳腺癌的诊断、治疗方案的制定、治疗后的疗效评价等诸多方面都有其独特的实用价值。相信随着 MRI 软硬件技术的进步和应用研究的深入,MRI 在乳腺癌中的诊治作用将会得到进一步加强和提高,更好地服务临床。

◎ 参考文献

[1] 中华医学会放射学分会乳腺专业委员会专家组. 乳腺磁共振检查及诊断规范专家共识 [J]. 肿瘤影像学, 2017, 26 (4): 241-249.

[2] 刘佩芳, 鲍润贤, 王琦. 规范乳腺 MRI 检查适应证、检查技术和诊断 [J]. 中国医学计算机成像杂志, 2008, 14 (6): 507-515.

[3] Chang Y W, Kwon K H, Choi D L, et al. Magnetic resonance imaging of breast cancer and correlation with prognostic factors [J]. Acta Radiol, 2009, 50 (9): 990-998.

[4] Moon M, Cornfeld D, Weinred J. Dynamic contrast-enhanced breast MR imaging [J]. Magn Reson Imaging Clin N Am, 2009, 17 (2): 351-362.

[5] QIU Long-Hua, XIAO Qin, YANG Wen-Tao, et al. Diffusion-weighted MRI evaluation of breast cancer extension [J]. Clin Imaging, 2010, 34: 89-96.

[6] Partridge S C, McDonald E S. Diffusion weighted magnetic resonance imaging of the breast: protocol optimization, interpretation, and clinical applications [J]. Magn Reson

Imaging Clin N Am, 2013, 21: 601-624.

[7] 王永杰, 金彪, 张海兵, 等. MR 动态增强与扩散加权序列在乳腺良恶性肿瘤鉴别诊断中的价值 [J]. 中国临床医学影像杂志, 2010, 21 (7): 505-509.

[8] Baek H M, YU H J, CHEN J H, et al. Quantitative correlation between 1H MRS and dynamic contrast-enhanced MRI of human breast cancer [J]. Magn Reson Imaging, 2008, 26: 523-531.

[9] Stanwell P, Gluch L, Clark D, et al. Specificity of choline metabolites for in vivo diagnosis of breast cancer using H-MRS at 1.5T [J]. Eur Radiol, 2005, 15 (5): 1037-1043.

[10] Jacobs M A, Barker P B, Arqani P, et al. Combined dynamic contrast enhanced breast MR and proton spectroscopy imaging: a feasibility study [J]. J Magn Reson Imaging, 2005, 21 (1): 23-28.

[11] Mayrhofer R M, Ng H P, Putti T C, et al. Magnetic resonance in the detection of breast cancers of different histological types [J]. Magnetic Resonance Insights, 2013, 6: 33-49.

[12] Anne-julie Carin, Sébastien Molière, Victor Gabriele, et al. Relevance of breast MRI in determining the size and focality of invasive breast cancer treated by mastectomy: a prospective study [J]. World Journal of Surgical Oncology, 2017, 15: 128.

[13] Parsyan A, Alqahtani A, Mesurolle B, et al. Impact of preoperative breast MRI on surgical decision making and clinical outcomes: a systematic review [J]. World J Surg, 2013, 37: 2134-2139.

[14] Schelfout K, Van Goethem M, Kersschot E, et al. Contrast-enhanced MR imaging of breast lesions and effect on treatment [J]. EJSO, 2004, 30: 501-507.

[15] Alice K Fortune-Greeley, Stephanie B Wheeler, Anne-Marie Meyer, et al. Preoperative breast MRI and surgical outcomes in Elderly women with invasive ductal and lobular carcinoma: a population based study [J]. Breast Cancer Res Treat, 2014, 143 (1): 203-212.

[16] Ahmed M, Usiskin S I, Hall-Craggs M A, et al. Is imaging the future of axillary staging in breast cancer [J]. Eur Radiology, 2014, 24: 288-293.

[17] Kim E J, Kim S H, Kang B J, et al. Diagnostic value of breast MRI for predicting metastatic axillary lymph nodes in breast cancer patients: diffusion-weighted MRI and conventional MRI [J]. Magn Reson Imaging, 2014, 32: 1230-1236.

[18] Seenu V, Pavan Kumar M N, Sharma U, et al. Potential of magnetic resonance spectroscopy to detect metastasis in axillary lymph nodes in breast cancer [J]. Magn Reson Imaging, 2005, 23: 1005-1010.

[19] Maxine S. Jochelson, Katharine Lampen-Sachar, Girard Gibbons, et al. Do MRI and mammography reliably identify candidates for breast conservation after neoadjuvant chemotherapy? [J]. Ann Surg Oncol, 2015, 22 (5): 1490-1495.

[20] Jeon-Hor Chen, Min-Ying Su. Clinical application of magnetic resonance imaging in

management of breast cancer patients receiving neoadjuvant chemotherapy [J]. BioMed Research International, 2013 (3): 1-14.

[21] Mehra Golshan, Yasuaki Sagara, Barbara Wexelman, et al. A pilot study to evaluate the feasibility of the image-guided breast conserving surgery in the advanced multimodality image guided operating suite (AMIGO) [J]. Ann Surg Oncol. 2014, 21 (10): 3356-3357.

[22] Macura K J, Ouwerkerk R, Jacobs M A, et al. Patterns of enhancement on breast MR images: interpretation and imaging pitfalls [J]. Radiographics, 2006, 26 (6): 1719-1734.

[23] Rausch D R, Hendrick R E. How to optimize clinical breast MR imaging practices and techniques on your 1.5-T system [J]. Radiographics, 2006, 26 (5): 1469-1484.

[24] Kim H J, Im Y H, Han B K, et al. Accuracy of MRI for estimating residual tumor size after neoadjuvant chemotherapy in locally advanced breast cancer: relation to response patterns on MRI [J]. Acta Oncol, 2007, 46 (7): 996-1003.

[25] Anne-julie Carin, Sébastien Molière, Victor Gabriele. et al. Relevance of breast MRI in determining the size and focality of invasive breast cancer treated by mastectomy: a prospective study [J]. World Journal of Surgical Oncology, 2017, 15: 128.

[26] Alina Tudorica, Karen Y Oh, Stephen Y-C Chui, et al. Early prediction and evaluation of breast cancer response to neoadjuvant chemotherapy using quantitative DCE-MRI [J]. Translational Oncology, 2016, 9 (1): 8-17.

[27] Anne-julie Carin, Sébastien Molière, Victor Gabriele. et al. Relevance of breast MRI in determining the size and focality of invasive breast cancer treated by mastectomy: a prospective study [J]. World Journal of Surgical Oncology, 2017, 15: 128.

[28] Shah S K, Greatrex K V. Current role of magnetic resonance imaging in breast imaging: a primer for the primary care physician [J]. J Am Board Fam Pract, 2005, 18 (6): 478-490.

[29] Li J F, HAN X W. Research and progress in magnetic resonance imaging of triple-negative breast cancer [J]. Magn Reson Imaging, 2014, 32: 392-396.

[30] Hui Li, Yitan Zhu, Elizabeth S. Burnside, et al, MR imaging radiomics signatures for predicting the risk of breast cancer recurrence as given by research versions of mammaprint, oncotype DX, and PAM50 gene assays [J] Adiology, 2016, 281 (2): 383-391.

第四节 核医学在乳腺癌诊疗中的应用

近年来，随着人们生活水平的提高，乳腺癌发病率逐年上升[1]，但是，随着治疗方法的改进，其死亡率却在下降，由于诊疗技术的不断发展，核医学检查和治疗在乳腺癌诊疗中起到重要作用，如（positron emission tomograph/computed tomography, PET/CT）PET/

CT 显像、(99mTc-methlenediphosphonate, ^{99m}Tc-MDP) 骨显像、前哨淋巴结显像以及放射性核素骨转移的治疗等。

一、乳腺癌闪烁显像

乳腺癌细胞能高度摄取 18F-FDG，PET 显像显示高代谢，因此，FDG-PET 是探测原发乳腺癌病变一种灵敏的方法，而且具有较高的特异性，FDG-PET 在鉴别乳腺肿块良恶性方面具有较大潜力。PET 显像的优点是，不受乳腺组织密度及腺体多少的影响，图像质量也不会因手术、放射治疗或乳腺假体植入后的影响而削弱。

影响乳腺癌摄取 18F-FDG 的因素包括肿瘤的组织类型（导管癌还是小叶癌）、肿瘤生长类型（结节性还是浸润）、肿瘤细胞的增殖状态（有丝分裂情况）、肿瘤组织中肿瘤细胞的百分比、肿瘤组织中的微血管密度等。如浸润性导管癌对 FDG 的摄取比浸润性小叶癌高，局部结节状病灶对 FDG 的摄取较浸润性及弥漫性病灶高；肿瘤细胞增殖程度越高、分化越低、则 FDG 摄取越显著。18F-FDG PET/CT 诊断乳腺癌最主要的局限性是在检测微小肿瘤时受到限制而出现假阴性。但乳腺病灶小于 1.0cm 不易检出，原因是部分容积效应的影响和乳腺腺体本底掩盖了 FDG 摄取较低的病灶，分化程度高、恶性程度低的病灶对葡萄糖代谢率相对较低。18F-FDG PET/CT 在乳腺检查中出现的假阳性一般与乳腺导管上皮增生和炎症等有关，约有 5% 的乳腺良性病变对 FDG 有摄取，如乳腺纤维腺瘤、炎性病变等。但是，假阳性和假阴性并不能影响 PET 在乳腺癌定性及分期诊断中价值。

乳腺肿瘤组织与正常组织，良性肿瘤与恶性肿瘤之间的血供、代谢、生化及病理生理等改变，使某些放射性核素及核素标记物在这些部位的摄取、分布、滞留和排泄产生差异。通过核医学显像仪器成像可分辨以上差异，从而对肿瘤的诊断、鉴别诊断和分期提供有用的信息。

二、乳腺癌骨转移的骨显像

将 ^{99m}Tc-亚甲基二磷酸盐（99m Tc-methlenediphosphonate, ^{99m}Tc-MDP）静脉注射 2 小时后，用 SPECT 进行全身显像，可以对病灶的血流及骨代谢的状态进行动态显示，可以发现单纯 X 射线摄片不能发现的骨转移。乳腺癌骨转移的发生率较高，所以骨显像成为主要的检查手段被广泛应用。乳腺癌患者出现疼痛及肿瘤标记物升高而怀疑骨转移或其他检查已诊断骨转移者，为进一步了解转移的范围时，需要进行此项检查[4-5]。

三、乳腺癌前哨淋巴结（SLN）检出

恶性肿瘤发生远处转移的重要途径之一就是淋巴转移，其受累的淋巴结与淋巴引流区域密切相关。从理论上来说，前哨淋巴结（SLN）是阴性的乳腺癌患者，其腋窝淋巴结也应是阴性的（无淋巴结转移），因此可免行腋窝淋巴结清扫，但假如 SLN 有转移，则需行传统的腋窝淋巴结清扫术。众所周知，腋窝淋巴结清扫术后的并发症，如上肢水肿、运动受限及神经障碍等，发生率很高，而术中原发灶切除的同时，对 SLN 进行活检替代腋窝淋巴结清扫术则有望明显提高患者的生活质量[6]。

前哨淋巴结 γ 显像是在术前 3 小时左右在肿瘤上方的皮内及肿瘤周围的乳腺组织内注

射淋巴结显像剂，1小时后显像剂科显示乳腺肿瘤部位的放射性及引流至腋窝淋巴结的放射性，利用特制的γ探针在术中对手术部位放射性最高的区域进行探测和定位。如果SLN在术中被发现定位，并且快速冰冻切片检查未发现恶性细胞，就没有必要对引流区的淋巴结进行彻底清除，甚至可以减少术中不必要的探查。据报道，淋巴结的检出率已超过96%，假阳性率仅为1%~10%；且SLN活检替代腋窝淋巴结清扫术明显减少了手术并发症，而复发并无增加。

联合应用染料与放射性核素联合示踪法为目前最为常用的定位方法。术前1天将放射性核素注射于肿瘤周围，行淋巴闪烁平面显像，于体表标记；术前15分钟行染料示踪法，直视下行SLN活检术，并术中应用γ探头行SLN定位指导。其检出率与假阴性率分别为88.7%~95%、0%~5.8%[7]。

四、乳腺癌骨转移治疗

乳腺癌患者有70%~85%发生骨转移，70%以上的转移患者有骨痛症状。顽固性骨痛，严重影响病人的生活质量和预后。利用放射性药物治疗骨转移和缓解肿瘤骨转移引起的疼痛，是近年来治疗核医学发展最快的领域之一。

用于治疗骨转移的放射性药物都有趋骨性，放射性核素衰变过程中发射β射线，辐射作用引起肿瘤组织内毛细血管扩张，水肿，细胞结构不清；核染色淡或固缩，炎细胞浸润；进一步肿瘤细胞核消失或空泡形成，坏死或纤维化形成。尽管不同放射性药物缓解骨肿瘤疼痛的机理还不十分清楚，但多数学者认为，主要与以下因素有关：①辐射作用使肿瘤体积缩小，相应部位骨组织间及受累的骨膜的压力降低；②电离辐射作用影响神经末梢去极化的速度，干扰疼痛在轴索的传导；③抑制缓激肽和前列腺素等炎性物质的产生[8]。目前，临床上常用的治疗骨肿瘤的放射性药物有：$^{89}SrCl_2$、^{188}Re-HEDP（1-羟基亚乙基二膦酸）、^{117m}Sn-DTPA（二乙三氨五乙酸）等。

总之，核医学技术在乳腺癌诊断及治疗中发挥着越来越重要的价值。PET/CT在乳腺癌分期及定性诊断中的价值逐步得到了临床肯定，乳腺癌前哨淋巴结（SLN）的核素显像是目前对前哨淋巴结最准确方法，^{99m}Tc-MDP骨扫描是术前诊断乳腺癌骨转移最敏感的方法，放射性核素（89mSr）治疗晚期乳腺癌骨转移骨痛有效率达到80%。随着核医学新技术的临床应用，无论是在乳腺癌诊断还是在治疗中，核医学诊疗技术逐渐成为乳腺癌诊治中不可或缺的方法。

◎ 参考文献

[1] 邵志敏，沈镇宙，徐兵河. 乳腺肿瘤学［M］. 上海：复旦大学出版社，2013：13-15.
[2] 杨雷，袁卫红，王家平，等. 99mTC-MIBI显像与钼靶X线对乳腺癌诊断的比较研究［J］. 国际放射医学核医学杂志，2016，40（2）：111-114.
[3] Schroeder J K, Kuemmel S, Pietzner K, et al. Optimizing the clinical management of gynecological and breast cancer via online tumor conferences［J］. Anticancer Res，2011，31（8）：2669-2673.

[4] 毛夕. 保乳腺癌术后核素全身骨显像的临床价值 [J]. 常州实用医学, 2009, 25 (6): 376-377.
[5] 薛红. 放射性核素全身骨显像诊断骨转移的临床价值 [J]. 青海医药杂志, 2011, 41 (5): 67-68.
[6] Suami H, Pan W R, Mann G B, et al. The lymphatic anatomy of the breast and its implications for sentinel lymph node biopsy: a human cadaver study [J]. Ann Surg Oncol, 2008, 15 (3): 863-871.
[7] 马乐, 张万春, 李晓敏. 乳腺癌前哨淋巴结核素显像新进展 [J]. 国际放射医学核医学杂志, 2016, 40 (2): 145-148.
[8] 孙达, 褚玉, 楼岑, 等. 89SrCl2 治疗转移性骨肿瘤的临床应用 [J]. 中华肿瘤杂志, 2005, 27 (8): 499-501.

第五节　PET/CT 在乳腺癌诊治中的应用

乳腺癌是女性最常见的恶性肿瘤, 死亡率居女性恶性肿瘤第二位, 严重影响了女性的生命健康[1]。临床上乳腺成像技术选择, 对于乳腺癌的诊断分期、疗效预后评估非常关键。先进的检查技术能够更好地检测出肿瘤病灶, 使病人得到更及时恰当的治疗。乳腺癌筛查及诊断的传统影像方法均为解剖成像, 即基于肿瘤解剖结构、组织血流灌注的改变来观察病灶, 间接达到诊断、鉴别诊断和观察疗效的目的。乳腺癌放射性核素分子成像主要包括正电子发射体层成像 (positron emission tomograph/computed tomography, PET/CT) 及正电子发射乳腺成像 (positron emission mammography, PEM)。

19 世纪 70 年代首次报道了 PET, 它是一种无创性的核医学显像技术, 可以反映扫描区域的代谢生理功能。2000 年实现了 PET 与 CT 同机融合, 将功能代谢显像与组织结构解剖影像相融合, 可对病灶进行更精确的定位和更准确的定性分析。PET/CT 依赖于显像剂, 目前临床上应用最广泛的显像剂是 18F-氟代脱氧葡萄糖 (18F-FDG), 是目前研究最成熟和临床应用最广泛的 PET 示踪剂。文献报道及临床讨论的 PET/CT 均指的是 18F-FDG, 另外还有临床上应用较少的显像剂如核酸显像剂、氨基酸显像剂等, 不同的显像剂可以从不同角度反映组织的活性状态, 从而为诊断提供参考依据。18F-FDG-PET 显像利用正常组织与肿瘤组织葡萄糖代谢的差异对肿瘤进行诊断, 对诊断乳腺癌具有较高的敏感性和特异性。然而, 18F-FDG 摄取并不是肿瘤特异性的, 区分恶性和良性乳腺细胞摄取尚有一定困难, 特别是在乳腺代谢旺盛的情况下 (哺乳期、乳腺炎) 更是如此, 且 18F-FDG 在活跃的炎性细胞, 如粒细胞和巨噬细胞中积累也会产生假阳性的结果。

一、PET/CT 检查前准备及注意事项

FDG-PET/CT 检查前准备: ①检查前禁食 4~6 小时, 空腹血糖控制在 7.0mmol/以下, 检查前 24 小时禁止剧烈的运动, 注意保暖; ②检查前, 去除随身金属物品及饰品; ③钡餐检查后需间隔 3 天以上; ④禁止孕妇及哺乳期间做检查; ⑤PET/CT 检查后, 当天尽量不要亲密接触婴幼儿, 检查后多饮水。

二、乳腺癌 PET/CT 诊断及鉴别诊断

(一) 正常乳腺 FDG-PET/CT 表现

正常乳腺组织对 FDG 的摄取，随着乳腺实质的密度增加而增高，致密型乳腺的放射性摄取最高，但正常情况下 SUVmax 不会超过 2.5。其中，临床乳腺的放射性摄取分布均匀，呈对称性分布，两侧乳头对 FDG 的摄取一般高于腺体。腺体在 CT 上呈软组织密度。月经周期对乳腺腺体的 SUV 值有影响，特别是哺乳期妇女腺体摄取明显增高。

(二) 乳腺癌淋巴结转移的 PET/CT 诊断

1. 乳腺原发灶的诊断

不同的研究者得出结论有差别，18F-FDG-PET/CT 显像诊断乳腺癌原发灶敏感度 80%~100%，特异性 68%~100%。跨度较大，首先，就是对不同病理类型及分期的乳腺癌灶没有区别对待，如乳腺导管内原位癌由于病灶并未形成明显的软组织肿块，肿瘤细胞对 FDG 的摄取不明显，而此时 CT 的软组织分辨率有限，所以容易出现假阴性，此时对病灶的显示不及钼靶或超声；其次，对于分化较好的乳腺癌，肿瘤生长缓慢，细胞对 FDG 摄取也不明显，此时 PET 易出现假阴性，对于病灶的显示不及 MRI 增强。对特殊部位的乳腺原发肿瘤，如紧贴胸壁肿瘤及局部浸润范围的判定具有重要意义，CT 平扫示患侧乳腺内可见孤立或多发软组织结节或肿块，边界清晰或不清晰，部分病灶内可见钙化；PET 示孤立或多发结节状或团块状放射性浓聚影。

2. 乳腺癌区域淋巴结转移的诊断

乳腺区域淋巴结一般分为三组，即腋窝淋巴结、胸肌间淋巴结及内乳淋巴结，其中最常见的是腋窝淋巴结转移。CT 可见腋窝、胸肌间及内乳肿大淋巴结，一般大于 1.0cm，淋巴结结构模糊，门结构消失，部分边缘模糊融合呈团块状。PET 可见肿大淋巴结代谢增高。一般 SUVmax>2.5，但是腋窝淋巴结代谢增高，还需与炎性增生肿大淋巴结鉴别。对于鉴别炎性增生还是肿瘤性肿大淋巴结，临床上 FDG-PET 显像比较困难，容易出现假阳性，此时，核酸 PET 显像有助于鉴别。

3. 乳腺癌远处转移的诊断

乳腺癌骨转移的发生率约占乳腺癌患者的 90%，后者常伴随骨痛、高钙血症、病理性骨折、脊髓压迫和骨髓抑制等严重并发症，严重影响肿瘤患者的生存质量。因此，骨转移瘤的早期检出对其临床分期、治疗方案的选择、预后判断以及减少严重并发症等均具有重要意义。影像学检查是确定骨转移瘤的直接依据，检查方法包括 X 线、CT、MR、单光子发射计算机断层扫描（single-photon emission computed tomography，SPECT）和正电子发射断层扫描（positron emission tomography，PET），各种检查方法因成像原理不同其诊断准确性也各不相同。骨转移灶的发展过程首先是功能代谢改变，随后才出现解剖、形态学变化，所以骨扫描可以比 X 线、CT 早 3~6 个月甚至 18 个月发现病灶。肿瘤细胞浸润骨骼组织引起糖代谢改变的过程不同于常规骨显像所显示的骨骼矿物质转换过程，FDG 本身可被肿瘤细胞摄取，比常规骨显像有更高的分辨率，因此，PET 更具有肿瘤特异性，并能鉴别骨骼病灶的良恶性。然而，其也存在一定的局限性，如：①PET 显像为代谢显像，正常骨骼显示不清，对胸壁病灶常难以区分是胸膜、肋骨还是胸壁肌肉的病变，不能鉴别

正常骨组织和邻近的软组织，结合 CT 可以改善上述不足；②化疗及某些刺激白细胞增生的药物可使全身骨髓摄取明显增高，使病变性质判断困难；③PET 检查成本太高，常规应用受到限制。尽管 FDG-PET 对转移性病灶的诊断价值在一些研究中已经得到肯定，但 PET 和骨扫描在诊断中孰优孰劣，不能一概而论，对于成骨性转移灶，骨 ECT 扫描敏感性高于 FDG-PET，而混合性或溶骨性骨转移灶 FDG-PET 敏感性高于 ECT 骨扫描。因此，在检测乳腺癌骨转移方面，18F-FDG-PET 与骨 ECT 显像具有互补作用。

4. 乳腺癌治疗后的疗效评估

目前，一些关于 18F-FDG PET/CT 显像预测化疗结果的研究正在开展。Pahk 等[11]研究发现，早期乳腺癌经过新辅助化疗后 18F-FDG 摄取程度的降低可能预测疾病的部分缓解。

5. 乳腺癌 PET/CT 检查进展

（1）核酸代谢显像。核酸的合成与代谢可以反映细胞的分裂增殖情况，较常用的显像剂有 11C-胸腺嘧啶、5-18F-氟尿嘧啶及 3-脱氧-3-氟胸腺嘧啶（18F-FLT）等，其中，FLT 是现有研究肿瘤细胞增殖最常用显像剂之一。FLT 与胸腺嘧啶结构相似，参与 DNA 的合成，但经胸苷激酶作用磷酸化后，不能进一步代谢而被滞留于肿瘤细胞当中（其滞留量的多少取决于胸苷激酶的浓度），进而通过体外 PET 显像反映肿瘤细胞的增殖情况。对于 18F-FDG 无法鉴别的炎症性摄取，18F-FLT 可以准确判断。Crippa 等[2]研究表明，FLT 显像可以用于乳腺癌的分期，并且可作为早期预测化疗敏感性的标志。目前，FLT-PET 显像尚未应用于乳腺癌的常规分期，但在预测化疗疗效中可能起着重要作用。

（2）氨基酸代谢显像 Haubner 等[3]对早期和转移性乳腺癌病人行 18F-Galacto-RGD PET 检查，所有浸润性癌病例均显影。赵等[4]通过利用双靶点分子探针 68 镓-RGD-蛙皮素（68Ga-RGD-BBN）与乳腺癌进行小型 PET（micro PET）显像，发现 68Ga-RGD-BBN 可以敏感地与整合素 αvβ3 或胃泌素释放肽受体（gastro releasing peptide receptor，GRPR）结合，对此类受体高表达的肿瘤进行显像，表明 68Ga-RGD-BBN 有望成为一种广谱的用于 GRPR -/整合素 $α_vβ_3^+$ 和 GRPR$^+$/整合素 $α_vβ^3$↓肿瘤诊断的显像剂。

（3）受体显像。近年来，靶向治疗是乳腺癌甚至其他肿瘤治疗的研究热点，其临床疗效也逐渐得到肯定。针对肿瘤代谢、增殖扩散以及其他更多肿瘤特定靶点，靶向治疗或许能为乳腺癌的治疗提供更大的价值。乳腺癌特征与一般的肿瘤学特征类似，分子显像可以观察肿瘤细胞的葡萄糖代谢或 DNA 合成改变。大部分乳腺癌肿瘤细胞中表达的雌激素受体（estrogen receptor，ER）可作为显像的兴趣靶点。肿瘤细胞膜上的受体，如人表皮生长因子受体 2（human epidermal growth factor receptor 2，HER2）、表皮生长因子受体（epidermal growth factor receptor，EGFR）、胰岛素样生长激素-1 受体（IGF-1R）和血小板源性生长因子受体（PDGF-βR）也可以成为显像的靶点。另外，肿瘤细胞分泌生长因子，如血管内皮生长因子（vascular endothelial growth factor，VEGF）和转化生长因子 β（TGF-β），在肿瘤微环境中也可作为示踪靶点候选。所有与血管生成和组织缺氧有关的靶点（VEGF 受体、αvβ3 整联蛋白、纤连蛋白、内皮他丁）都可以应用，因为这两个过程都只是发生在肿瘤组织中，而一般不会发生于正常乳腺组织中[5]。

①ER 显像。在乳腺癌的诊断中，70% 的病人显示激素受体阳性，其中，大部分病人

是ER阳性，并且95%以上的病人在ER阳性的同时孕激素受体也是阳性，提示此类病人对给予抗激素及其受体的治疗敏感。在以ER表达为基础的治疗方法中，新诊断的乳腺癌病人中有70%可以据此来预测抗激素治疗的疗效[5]。放射性标记的ER类似物有123I标记和18F标记的雌二醇、乙烯雌二醇和己烯雌酚，其中，16α-[18F]-17β-雌二醇（FES）进行PET显像是目前临床报道最多的。Lakovou等[6]报道，肿瘤摄取FES程度与免疫组织化学检测的肿瘤ER密度有关，表明FES-PET对评估肿瘤ER状态（特别是在多发性肿瘤病人和不易行活体组织检查的病人）和指导抗激素治疗具有潜在应用价值。另外，在此项研究中，还43例病人免疫组织化学指标ER分别与FES和18F-FDG显像结果进行比较，结果显示，FES摄取与ER诊断符合率为88%，而18F-FDG摄取和ER之间以及FES与18F-FDG之间均未表现出相关性Schilling等[7]的研究显示，18F-16β-氟甲氧基乙炔雌醇（18F-FMOX）PET显像也具有良好的应用前景，其非特异性结合率和代谢稳定性均优于FES。ER水平对评估乳腺癌预后、监控抗雌激素治疗过程及疗效评估具有重要意义。虽然FES-PET显像不作为乳腺癌病人的常规显像方法，但它是一种值得去更广泛、深入探究的技术，尤其是在预测疗效方面。FES联合18F-FDG进行PET显像对于乳腺癌初诊、分期以及治疗方案选择具有更大优势。

②HER2显像。HER2由HER2前体（HER2/neu或c-erbB-2）编码，它与肿瘤细胞的生存、增殖、成熟、转移和血管生成有关，有抗细胞凋亡作用。25%~30%的乳腺癌病人都会出现HER2基因扩增，导致其过度表达。曲妥珠单抗是一种重组IgG1单克隆抗体，它可以靶向性到达HER2的细胞外领域，临床上广泛应用于HER2过度表达的乳腺癌病人的治疗。肿瘤HER2表达可以在治疗期间发生改变，同一个病人转移病灶间表达也会有所不同。因此，需要一种可重复的、无创性的检查方法来评价所有病灶HER2情况，HER2显像有可能达到这个目标。HER2显像首先需要选择一个合适的HER2靶点，当前HER2可用的靶点包括全长的单克隆抗体类、Fab碎片、F（ab'）2片段、minibodies、affibodies、单链Fc片段和肽类。当用放射性物质标记HER2的靶分子时，核素的物理半衰期应和HER2靶分子的生物半衰期相匹配，保证在最佳的时间点显像，这就要求全长单克隆抗体要用长半衰期的放射性核素标记，而较小的HER2靶分子清除率快，要用短半衰期的放射性核素标记。全长HER2单克隆抗体已经被131I、111In和99Tcm标记用于HER2 SPECT/γ照相机显像，用124I、86Y、76Br、89Zr标记PET显像。较小的HER2靶点抗体碎片、蛋白和肽类已经被131I、111In和99Tcm标记用于HER2 SPECT/γ照相机显像，用18F、68Ga、64Cu、124I和76Br标记PET显像[7]。HER2显像的临床前期结果令人满意，111In-曲妥珠单抗和89Zr-曲妥珠单抗SPECT和PET HER2显像将会逐步应用于转移性乳腺癌病人中。

6. 乳腺PET及PET/MR在乳腺癌中应用

PEM是专门用于乳腺诊断的PET设备，其临床应用旨在突破PET及PET/CT对于早期乳腺癌小病灶检测的局限性，在成像分辨率和探测敏感性方面较PET更高。全身PET分辨率约5 mm，而PEM的分辨率能达到1.4 mm，它可以分辨乳腺的管状结构[8]；同时，PEM探测器专用于探测乳腺，俯卧位成像，其探测距离近，敏感性极大提高，因而更有利于早期乳腺癌的检测[8]。PEM比PET/CT的诊断敏感度更高（分别为95%和87%），小病灶组敏感性更高[9]。PET/MR 是最近开始临床应用的影像技术。正电子成像的高灵敏度与 MRI 的高软组织分辨率优势互补，极大提高了乳腺癌诊断的准确率[10]。在乳腺癌分期研究中，PET/MRI 较 PET/CT 具有更精准的临床分期，乳腺癌分子分型、分级和远处转移与 PET/MR 之间的关系发现原发灶有关系而转移灶没有关系。

7. 小结

18F-FDG-PET/CT 在乳腺癌原发灶及腋窝淋巴结转移诊断中敏感性中等，特异性高，可以作为乳腺分期诊断的方法之一[11]。乳腺癌临床常规分期检查结果难以判断或存在疑问时，18F-FDG-PET/CT 在可以协助乳腺癌的诊断及分期，特别是在局部晚期或出现远处转移的乳腺癌患者中具有更大意义。随着各种新型放射性核素显像剂在 PET/CT 显像中应用，特别是 PEM 及 PET/MR 的应用，放射性核素分子成像技术的发展将有利于提高乳腺癌的治疗水平。开发更加适应肿瘤生物学特性的放射性示踪剂，将更有助于制定治疗方案和进行个性化治疗。同时，在原有各种代谢显像基础上对乳腺癌靶向治疗特定靶点的深入研究，将会使得越来越多的显像剂被接受，从而为乳腺癌的早期诊断、疗效评估提供精准的依据。

◎ 参考文献

[1] Dubey A K, Gupta U, Jain S. Breast cancer statistics and prediction methodology: a systematic review and analysis [J]. Asian Pac J Cancer Prev, 2015, 16: 4237-4245.

[2] Crippa F, Agresti R, Sandri M, et al. 18F-FLT PET/CT as an imagingtool for early prediction of pathological response in patients with locally advanced breast cancer treated with neoadjuvant chemotherapy: a pilot study [J]. Eur J Nucl Med Mol Imaging, 2015, 42: 818-830.

[3] Haubner R, Maschauer S, Prante O. PET radiopharmaceuticals for imaging integrin expression: tracers in clinical studies and recent developments [J]. Biomed Res Int, 2014: 871-609.

[4] 赵慧云，刘妍，贾兵，等. 双靶点分子探针 68Ga-RGD-BBN 用于乳腺癌的 micro PET 显像 [J]. 生物物理学报，2011，27：335-344.

[5] Croci S, Nanni P, Palladini A, et al. IL -15 is required for immunosurveillance and immunoprevention of HER2/neu-drivenmammary carcinogenesis [J]. Breast Cancer Res, 2015, 17: 70.

[6] Iakovou I P, Giannoula E. Nuclear medicine in diagnosis of breast cancer [J]. Hell J Nucl Med, 2014, 17: 221-227.

[7] Schilling K, Narayanan D, Kalinyak J E, et al. Positron emission mammography in breast cancer presurgical planning: comparisons with magnetic resonance imaging [J]. Eur J Nucl Med Mol Imaging, 2011, 38: 23-36.

[8] 鲍晓，胡四龙，程竞仪，等. 乳腺专用 PET 临床应用 [J]. 肿瘤影像学，2015，3（24）：179-184.

[9] Gonzá Lez Ma, Aukema T S, Ballester J B, et al. Design and first results of an innovative and dedicated breast PET [J]. Curr Med Imag Rev, 2012, 8 (2): 144-150.

[10] Tabouret-Viaud C, Botsikas D, Delattre B M, et al. PET/MR in breast cancer [J]. Semin Nucl Med, 2015, 45 (4): 304-321.

[11] 杨品, 闫坤, 黎金葵, 等. 18F-FDGPET/CT 对乳腺癌及腋窝淋巴结转移诊断价值的 Meta 分析 [J]. 中国循证医学杂志, 2015, 15 (3): 305-311.

第七章 乳腺癌的外科治疗

乳腺癌是全球女性最常见的恶性肿瘤,据国际癌症研究中心(IARC)最新统计数据,全球每年女性乳腺癌新发病例大于160万例,并呈逐年上升趋势[1]。与西方国家相比,中国乳腺癌发病率虽较低,但也严重威胁着妇女的健康,年新发病例数接近20万例,尤其是近20年来,京、津、沪等经济发达的大城市妇女的乳腺癌发病率显著升高。近年来,乳腺癌治疗领域发展迅速,诊疗技术和理念取得了巨大进展,随着早期诊断的普及、诊疗技术的进步、综合治疗的完善、新的高效药物的面世,以及预后和预测模型的确立,乳腺癌病死率明显下降,其外科治疗模式也发生了巨大改变。

手术治疗是乳腺癌的主要治疗方法之一。1894年Halsted建立了乳腺癌根治术,奠定了乳腺癌手术治疗的原则,乳腺癌根治术在此后几十年一直作为治疗乳腺癌的标准术式。

20世纪50年代,有些学者观察到胸骨旁淋巴结转移的现象,提出了"乳腺癌扩大根治术",因其疗效并不比Halsted手术优越,其后被自然淘汰。20世纪60年代以来,Fisher等认为乳腺癌一开始就是一种全身性疾病,其预后较多地取决于肿瘤的生物学特性和机体的免疫反应,另外,随着放射治疗、化疗、内分泌治疗等辅助治疗方法的进步,为了保存乳房的外形和上肢功能,转而主张缩小手术范围,提出了乳腺癌改良根治术、单纯乳房切除术、保乳手术、前哨淋巴结活检术以及乳房外形重建的乳房再造术等。

第一节 乳腺癌改良根治术

20世纪60年代,Fisher等通过一系列实验研究提出不同观点,认为乳腺癌即使在早期,甚至亚临床阶段,癌细胞也可以经血液循环转移,进而发生全身扩散;区域淋巴结虽具有重要的生物学免疫作用,但并不是癌细胞机械的过滤屏障。手术切除肿瘤和转移的淋巴结也仅可以减轻机体的肿瘤负荷,改善宿主对肿瘤的反应,有利于改善机体的防御功能;而无限扩大手术范围,除并发症增多外,也影响着机体的免疫功能。这种观念成为缩小手术范围的理论依据,并取得了成功。

1948年Patey报道了保留胸大肌、切除胸小肌、清扫Ⅰ、Ⅱ、Ⅲ水平腋窝淋巴结的乳腺癌改良根治术。Handley实施了大量的Patey术式,并对此术式进行了广泛深入的讨论,被Donegan及其同事的独立研究重复。腋窝淋巴结阴性病人的10年生存率为82%,局部复发率为5%。腋窝淋巴结阳性病人生存率为48%,与乳腺癌根治术的结果基本相似。保留胸大肌没有造成不良后果。Auchincloss将Patey术式改良,胸大小肌及支配肌肉的胸内、外侧神经均予以保留,虽然限制了高位腋窝淋巴结的清扫,但Auchincloss认为,只有2%的病人可能受益于高位淋巴结清扫。之后数十年,Auchincloss术式可能是美国最常用的术式。大量文献报道，改良根治术和根治术局部复发率和 5 年生存率无统计学差异（$P>0.05$）。随访观察到，接受改良根治术的患者上肢功能良好，上举旋转无困难[2-3]。

美国 NSABP-B04 试验（国家乳腺癌大肠癌外科辅助治疗计划），随访 25 年的结果证实了以前的研究，改良根治术和根治术相比，在长期结局上无任何统计学差异。该实验分为两组：第一组纳入 1971—1974 年 1079 例腋窝淋巴结阴性乳腺癌患者，随机接受乳腺癌根治术，全乳切除+术后放疗，或腋窝淋巴结阳性者行全乳切除+腋窝淋巴结清扫术；第二组纳入腋窝淋巴结阳性乳腺癌患者 586 例，接受乳腺癌根治术或全乳切除+放疗。结果发现，在两组患者中，各种疗法的无病生存率、无远处转移生存率和总生存没有统计学差异[4]。此后，保留胸大小肌的改良根治术式基本替代了根治术。

第二节　乳腺癌保乳手术

Fisher 提出，乳腺癌一开始就是一种全身性的疾病、原发灶和区域淋巴结的处理方式不会影响患者的生存率，这一假说得到多个临床试验的证实，成为保乳手术的立论基础。随着乳腺 X 线普查的推广和乳腺癌早期诊断系统的完善，早期乳腺癌检出率大大提高，对越来越多的早期患者，传统的处理原则受到挑战，保乳治疗的地位大大上升。

保乳手术及在其基础上建立起来的保乳治疗模式，堪称近 30 年来乳腺癌人性化治疗的典范。20 世纪 70 年代，Veronesi 率先开展了乳房象限切除加全乳放射治疗早期乳腺癌的米兰Ⅰ试验；之后，Fisher 开展了 NSABP B-06 试验，研究肿块切除联合放疗治疗乳腺癌的疗效。2002 年《新英格兰医学》杂志上发表了这两项临床试验 20 年的随访结果，为保乳手术替代根治术治疗早期浸润性乳腺癌提供了强有力的佐证。保乳手术已成为早期乳腺癌外科治疗的最佳选择[5-6]。

保乳手术需要关注的几个关键问题有如下几项：

一、保留乳房手术的安全切缘

保留乳房治疗后同侧乳腺癌复发比例在 5%~20%。有两种复发形式：一是癌前病变或恶性细胞没有被手术或放射治疗清除导致的真复发；二是残余的乳腺组织出现组织类型或位置不同于第 1 次诊断的恶性病变的新原发病灶。就前者而言，保留乳房手术必须做到彻底切除原发病灶。虽然有关保留乳房与切除乳房治疗的随机临床试验已经有超过 30 年的随访结果，但何为保留乳房手术的安全切缘，外科医师和放射治疗医师中均有不同意见。理论上，切缘距瘤缘应有一条没有肿瘤组织的条形。目前，大多数放射肿瘤专家认为浸润性癌保留乳房手术的安全切缘为切缘墨染阴性（ink-edge free）。导管原位癌（DCIS）由于它的不连续生长和在病理切片上显示的导管内多节段分布，提示邻近切缘的导管内有肿瘤组织充填，可能比相同环境下的浸润癌机会更大。Meta 分析显示切缘为 2mm 比不足 2mm 的局部复发率低。避免和减少保留乳房手术复发，还要注意乳腺癌的多灶多中心分布[5]。对上述病例行保留乳房手术，需同时满足以下 3 个条件：①一个切口（一个标本）；②切缘阴性；③能获得良好的美容效果。否则，应放弃保留乳房手术。

二、保留乳房手术的放射治疗

保乳术后放射治疗已成为规范化保留乳房治疗的重要组成部分。常规放射治疗包括患侧乳房加照或不加照淋巴引流区，照射 50Gy（25 次，5 周），瘤床加量 10～16Gy，整个疗程为 6~7 周。早期乳腺癌保留乳房术后放射治疗可使局部复发率降低，但对长期生存率和远处转移率影响不大，高级别的 DCIS 及切缘阳性的患者能从放射治疗中获益。对所有保留乳房手术的患者，只要没有放射治疗的禁忌证，都应进行术后放射治疗。随着高能物理学、放射生物学研究的不断深入，放射治疗设备的不断更新，放射治疗技术的不断纯熟，乳腺癌的放射治疗近年发展很快。保留乳房术后调强适形放射治疗和部分乳腺短疗程放射治疗的研究体现了减轻治疗伤害、简化治疗程序、注重患者生活质量的人性化理念。调强适形放射治疗可使原计划照射部位的剂量更加集中、均匀，而正常组织如心脏、大血管受照量达到最小。保留乳房术后局部复发主要是原发肿瘤周围，故提出保留乳房术后不需做全乳照射，而改为原发肿瘤所在象限照射，目前尚属临床研究，不属于常规治疗，仅限于部分患者。保留乳房手术后放射治疗的瘤床定位目前尚无理想选择，常使用的有 3 种方法：①肿瘤切除术后残腔不缝合，直接缝合皮肤，放射治疗时依据残腔定位；②依据术中在瘤床处放置的定位夹（clips）定位；③瘤床定位靠保留乳房手术前、后 CT 图像融合技术确定。以上 3 种方法各有优缺点，最佳的定位方法尚有待进一步的研究报道。

三、保留乳房手术腋窝淋巴结的处理

腋窝淋巴结清除术是浸润性乳腺癌根治手术的一部分，其目的不仅仅是为了切除转移的淋巴结，更重要的是了解腋窝淋巴结的状况，从而确定分期，选择最佳治疗方案。按 Berg 腋窝淋巴结分级标准，保留乳房手术要求清扫 Level Ⅰ、Level Ⅱ的所有淋巴结。保留乳房手术清扫腋窝淋巴结的数目在不同患者之间是不一样的，但平均要求在 10 个以上，这样反映腋窝淋巴结的状况才会准确。若开展前哨淋巴结活检（SLNB）技术，并具有 SLNB 实践经验，病理检测结果 SLN 阴性，可不再行腋窝淋巴结清除术。SLNB 于 2006 年被纳入美国国家综合癌症网（NCCN）《乳腺癌临床实践指南（英文版）》，2018NCCN 指南指出：专家组推荐并首选前哨淋巴结的定位和活检作为临床阴性腋窝的外科分期技术，这一推荐得到随机临床试验结果的支持乳腺癌患者前哨淋巴结活检较标准的腋窝淋巴结清扫降低了手臂和肩部的并发症（如疼痛、淋巴水肿和感觉丧失）。保乳手术加 SLNB 但未行腋窝淋巴结清除术的患者术后出现乳腺癌局部复发，再次行 SLNB 在技术上可行[7-8]，并且在乳腺癌切除术后再次行 SLNB 的预后价值目前尚未知，因此不建议开展。

四、新辅助化疗和肿瘤整形外科技术在保乳手术中的应用

新辅助化疗可使局部晚期乳腺癌降期，重新获得保留乳房手术的机会。新辅助化疗前应采用空心针穿刺活检，以便了解患者的激素受体水平及 HER-2 状态。新辅助化疗一般推荐 3-4 个周期，休息 3 周左右手术，对化疗敏感者，还可延长化疗周期数，以期获得病理的完全缓解（pCR）。新辅助化疗前，对原肿瘤部位进行标记，化疗后，可利用多种手段评估原发肿瘤的缓解情况，避免手术遗漏残余病灶。病理科医师可对新辅助化疗后保留

乳房手术的切缘进行多点、多处的组织学检查，以确保切缘阴性。新型化疗药物的不断研制与开发，加强了新辅助化疗后肿瘤的治疗反应，提高了患者的保留乳房手术率。肿瘤整形外科（oncoplastic surgery）是在保留乳房手术中采用肿瘤外科与整形外科技术更广泛地切除乳腺组织，并可获得良好的美容效果。肿块切除后的肿瘤整形外科技术包括：圆切技术（round Block）、蝙蝠翼状乳房固定术（batwing mastopexy）、网球拍法（tennis racket）和旋转皮瓣法（rotational flap）和平行四边形乳房固定术（parallelgram mastopexy lumpectomy），或采用背阔肌小皮瓣重建、治疗性缩乳成形术等技术，修复乳房缺损，以期获得最佳的形体美容效果[8]。

第三节　腋窝前哨淋巴结活组织检查术

"前哨淋巴结"的概念基于一种假说，即原发肿瘤可通过淋巴管到达特定淋巴引流区域的第1个淋巴结，称为前哨淋巴结。通常有4种方法可判定乳腺癌患者腋窝前哨淋巴结的部位：①染料法；②术中核素法；③术前淋巴显像+术中核素法；④染料与核素联合法。通过示踪剂的指引，乳腺癌患者平均可以找到2~3枚腋窝前哨淋巴结。评估前哨淋巴结的病理学检查方法包括石蜡病理学检查及术中病理学检查，后者包括快速冰冻切片和印片细胞学等。目前，淋巴结内存在1个以上最大径大于2mm的肿瘤病灶定义为宏转移，肿瘤病灶最大径大于0.2mm但不大于2.0mm定义为微转移，而单个细胞或最大径不大于0.2mm的小细胞簇为孤立肿瘤细胞。一系列乳腺癌前哨淋巴结活组织检查的大型前瞻性随机临床试验，对于临床淋巴结阴性的早期乳腺癌患者实施前哨淋巴结活组织检查术，如为阴性，则部分患者不再行腋窝清扫术。长期随访提示，未行腋窝淋巴结清扫术的前哨淋巴结阴性患者的局部控制率和生存率等同于行腋窝淋巴结清扫术的患者，故对于乳腺癌早期患者而言，前哨淋巴结活组织检查术可以取代腋窝淋巴结清扫术。因此，目前对于临床腋窝淋巴结阴性的早期乳腺癌患者，腋窝前哨淋巴结活组织检查术已经成为标准的腋窝淋巴结处理方式，当前的研究热点在于：①前哨淋巴结微转移或1~2枚宏转移时，可否无需补充行腋窝淋巴结清扫术；②腋窝淋巴结阳性患者新辅助治疗降期后可否通过前哨淋巴结准确评估腋窝状态，从而使部分腋窝淋巴结转阴的患者免行腋窝淋巴结清扫术。

第四节　乳腔镜辅助下的乳腺手术

20世纪后期，临床外科学的重大进步之一是微创外科理论逐渐成熟和作为微创外科重要标志——腔镜手术的迅速发展。在乳腺外科发展进程中，缩小手术范围、微创、保留功能和注重美容是近年的主要趋势。继乳腺癌保乳手术和前哨淋巴结活检技术出现之后，乳腔镜手术成为乳腺外科技术的又一主要进展。

一、乳腔镜在保留乳腺手术中的应用

保乳手术在欧美国家已经成为Ⅰ、Ⅱ期乳腺癌的标准术式，但对可保留乳房的乳腺癌

手术，仍然存在胸部瘢痕和保留的乳房形态欠佳等问题。乳腔镜辅助下保留乳房的乳腺癌切除术，是在常规手术基本原则的指导下，经远离病灶的乳晕切口或腋窝切口完成乳腺癌切除手术，更新了乳腺癌手术路径的理念。

二、乳腔镜辅助乳房腺体全切或改良根治术

采用乳腔镜辅助完成小切口乳腺癌改良根治术，可使手术后的切口瘢痕更小，且因保留了更多的胸部皮肤，为二期整形手术创造了条件。患者术后的精神和心理康复具有常规手术难以达到的突出效果，提高了患者自信心和生活质量。乳腔镜辅助小切口乳腺癌根治切除手术可能改变部分传统外科治疗的理念，具有更加现实而深远的意义，消除了乳腺癌现行治疗方式的弊端。

三、乳腔镜腋窝淋巴结切除或清扫（mastoscopic axillary lymph node dissection，MALND）

自从 Suzanne 等 1993 年报道采用脂肪抽吸术完成 MALND 后，已有多个中心采用相同方法对该技术的可行性和安全性进行了验证评价。乳腔镜腋窝淋巴结切除或清扫（mastoscopic axillary lymph node dissection，MALND）手术切除淋巴结的数量、术后症状、引流时间、引流液量等指标，与常规开放性手术组相比差异均无显著统计学意义，而乳腔镜手术组的长期并发症，如上肢功能障碍、严重的疼痛、水肿以及与活动有关的并发症比常规手术组明显减少。脂肪抽吸不会改变淋巴结的病理学特征，不会影响淋巴结切除的质量。MALND 在临床医师的不断探索中日渐成熟并标准化，现在国内已经逐步积累了数千例的腔镜手术经验。实践证明，只要规范操作，其特殊的手术视野，能实现腋窝解剖结构的清晰暴露，大大减少了常规腋窝淋巴结清扫手术并发症的发生，该手术技术日臻完善，达到了微创、功能和美观三重效果，其优势已非常规开放腋窝淋巴结清扫手术所能比拟，显著改善了腋窝淋巴切除手术的状况。乳腔镜腋窝淋巴结清扫术的开展提高了外科治疗乳腺癌的手术技术含量，突出了创新手术的特点。此外，腔镜下解剖结构的清晰暴露，有利于临床医师对手术局部区域解剖结构的再认识，从而促进了常规开放性手术水平的提高。传统的哨前淋巴结活检（SLNB）由于受切口和腋窝脂肪等因素干扰，SLN 的检出率低，且受淋巴结所在位置的影响，高位淋巴结不易检出，同时也影响患者的美容效果。经乳腔镜前哨淋巴结活检，因术前充分吸除腋窝脂肪，加之腔镜的放大作用使术野变得清晰，观察范围也广泛，因此检出率较高，且可减小手术创伤、减少并发症和获得较佳的美容效果，有可能成为 SLNB 的微创方法。腔镜技术的特点使之改变了传统乳腺外科的手术方式和程序，为外科手术治疗展示了新的方法。传统的乳腺癌手术是先切除乳房，然后行腋窝淋巴结清扫术。而乳腔镜乳腺癌手术通常先清除腋窝淋巴结，阻断与肿瘤引流相关的静脉和淋巴管，然后切除乳房或进行保留乳房的乳腺癌切除术，理论上更加符合恶性肿瘤的手术原则。

第五节 乳房重建手术

乳房重建手术旨在帮助乳腺癌患者重塑身体外形，使两侧乳房外形基本对称，能够使患者在穿衣后自信地恢复正常的社会和生活角色。按手术的时机分类，主要分为即刻乳房重建和延期乳房重建。即刻乳房重建指在切除乳腺肿瘤的同时进行乳房整形，包括以下优点：①切除和重建一次完成，缩短住院时间和减少费用；②患者不会存在失去乳房的心理痛苦；③再造乳房的外形更好；④不推迟后续辅助治疗的时间，也不会增加局部复发的风险。即刻乳房重建通常适合于保留皮肤的乳房切除患者，手术留下了足够的乳房皮肤以供即时重建时使用，这些自体的皮肤具有最自然的外观和手感。延期乳房重建指在乳腺肿瘤切除并完成辅助治疗后再进行重建手术。任何乳房重建手术都不应该干扰乳腺癌的标准手术治疗和其他综合治疗。随着重建技术的发展和综合治疗的进步，当前对早期、生物学行为较好的乳腺癌患者还可开展保留乳头乳晕复合体联合即刻乳房重建术，以达到更好的术后外形；在保乳手术中，也可运用容积移位或容积置换技术（自身脂肪填充）等肿瘤整形手术技术，以修复因广泛切除乳腺组织后导致的乳房局部凹陷、乳头移位、轮廓畸形等乳房外观的不满意[10]。

乳癌术后乳房再造术式的选择应遵循以下原则：①根据乳癌根治术式及术后放疗对乳房及胸部组织破坏的程度及组织缺损的量（尤其是否保留乳房皮肤、胸大小肌等）来选择合适的术式；②选择皮瓣转移手术时，应尽量减少供区的破坏和并发症的发生；③供区与受区的处理，均应遵循美容原则；④应根据术者所在医疗机构条件，及自身技术水平，宁简毋繁，尽量选择简单易行、安全可靠的术式[11]。

一、下腹横行岛状腹直肌肌皮瓣（TRAM）行乳房再造

该术式可满足几乎所有类型的乳房再造要求，有一定的丰满和下垂程度，可达到和健侧完全对称，兼有瘦身的效果。适应证：①改良乳腺癌根治术后即刻乳房再造；②乳腺癌根治术后二期乳房再造；③先天性乳房不发育乳房再造；④乳房误切除后乳房缺损的再造；⑤外伤性乳房缺损的再造。禁忌证：①季肋区已进行腹部横切口手术后，或下腹横腹部切口手术后；②下腹部旁正中切口或正中切口术后；③已进行乳腺癌根治，同侧胸廓内动脉已结扎，同侧不能进行 TRAM 皮瓣移植者[12-17]。

该术式可提供血运良好的巨大肌皮瓣，适用于组织缺损较多，且腹壁较为松弛的中老年人。传统的根治手术往往造成乳房皮肤及胸肌的全都缺损且局部常有血运不良的疤痕组织，紧绷而缺乏弹性，局部曾行放疗者尤为明显，受区组织的质与量均较差，这种情况行乳房再造需选能提供组织量丰富的术式。TRAM 为所有可用于乳房再造的皮中，提供组织量最大的皮瓣，所以应首选这种术式。本术式可用带蒂转移的方式完成，也可用显微外科技术进行游离移植，带蒂移植又分单蒂与双蒂，单蒂即取缺损对侧腹直肌肌皮瓣，但单蒂的 TRAM 中线对侧的部分属随意皮瓣，有时因供血不足，可能造成移植皮瓣坏死。因此，现多采用双蒂的 TRAM，采用双侧腹直肌及其下方的腹壁上动、静脉为蒂，血运较可靠，可使成功率提高。

此术式还具有术后瘢痕与腹壁整形术一致，对松弛腹壁同时起到了腹壁整形的美容效果，患者乐于接受，但消瘦、未生育、腹壁紧张、有慢性咳喘、便秘者忌用。常见的并发症是腹壁疝，但只要术中注意在半环线以上切取前鞘及腹直肌，并细心修补缺损，就能有效地避免这一并发症。

二、应用显微外科技术行乳房再造

该术式即游离的皮瓣、肌皮瓣来重建乳房，可选择的供区有：游离的上臂部肌皮瓣、对侧的背阔肌肌皮瓣、TRAM、大网膜、下腹壁或腹股沟皮瓣、大腿外侧及大腿内侧横行皮瓣等。显微外科虽然是乳房再造的一种新途径，但其在技术上必须具有一个显微外科技术娴熟的专业小组，加之术后放疗往往对受区血管造成一定的损害，许多肌皮瓣游离血管蒂长度有限，更增加了手术的难度，且游离皮瓣的风险远大于带蒂皮瓣，因此，大多数整形外科医师只是在用其他方法不能达到乳房再造时将此作为最后选择，或是显微外科技术水平较高的专业医疗机构采用[18-20]。

三、背阔肌肌皮瓣转移行乳房再造

背阔肌由胸背动脉供养，血运好，可提供较多的组织量，蒂可窄到3~5cm，转移方便。适应证：①类同于腹直肌肌皮瓣移植乳房再造；②乳腺癌根治术后，应用背阔肌肌皮瓣再造乳房，可同时行腋窝前皱襞缺失及锁骨下区空虚的修复。禁忌证：①胸腔手术后背阔肌已被切断；②乳腺癌根治术后，胸背动静脉已被结扎；③乳腺癌放射治疗后，胸背动静脉已被损毁。该术式与腹直肌肌皮瓣再造乳房相比的优点在于，肌皮瓣血运良好，并可利用该肌扁平宽大的解剖学特征，在利用肌瓣再造乳房的同时，且可填充修复根治术后造成的锁骨下及腋窝前皱襞的空虚凹陷畸形，因此，如果受区条件较差（如皮下组织缺如、部分或全部胸肌缺如、中等度或严重的放射性皮炎等），应首选背阔肌肌皮瓣。供区一般可直接缝合，术后无明显并发症。此术式的缺点是，在多数情况下仍嫌组织量不足，难以完全满足乳房塑形的需要，可在背阔肌下加放乳房假体，既可弥补组织量的不足，又可增加美容效果[21-22]。

四、假体充填行乳房再造

手术适应证：①临床TNM分期在0~Ⅱ期；②患者有再造乳房要求；③健侧乳房不下垂或乳房下垂Ⅱ度以内的，无手术禁忌证者；④适用于胸部覆盖组织良好，胸大肌保留的乳腺癌改良根治术；或与其他组织联合应用；⑤其他适应证范围同TRAM。该手术最为简便易行，但局部需要有足够的皮肤和胸肌，如缺乏胸肌，而将假体直接置入皮下，则可能产生严重的纤维包裹，最终因纤维囊挛缩而使再造乳房变硬及变形，故只适合于保留了乳房大部分皮肤（尤其是乳头、乳晕）及胸大肌的乳癌患者行即刻乳房再造，在彻底切除肿瘤和清扫腋窝淋巴结后，分离胸大肌下间隙，置入硅凝胶乳房假体，这种术式创伤小，不增加损伤，形态及手感均接近正常，即刻满足患者乳癌术后的心理需求，不影响术后的化疗、放疗和复查，一旦发现复发，可取出假体，进行相应的治疗，但应严格掌握适应证，绝不能为使重建方便而姑息切除。如局部组织张力过大，可先行皮肤扩张器扩张局部组织，经 4~6 个月后，再取出扩张器，置换硅凝胶乳房假体或用可调试假体再造乳房[23]。

五、可调式假体再造乳房

适用范围：适用于所有单囊假体的手术范围，且适用于乳房较大（体积>250ml）的患者和乳癌根治时皮肤缺损较多的患者（Bostwick 法组织缺损>5cm）。方法：在行乳腺癌改良根治术时，同期于胸大肌后置入可调式双囊硅凝胶-盐水假体，并将注水阀埋于皮下，注入适当容量的盐水后，完成再造手术。术后两周，分次向假体内经皮穿刺注入生理盐水，扩张皮肤，直至两侧乳房对称[24-25]。

如果对侧乳房松垂，术后与再造乳房不对称，需行对侧乳房整形术。对乳头、乳晕缺损的病例，可于乳房再造术后 3 个月再考虑行乳头、乳晕再造手术。随着对乳腺癌的临床特性和生物学行为认识的不断深入，以手术治疗为主的综合治疗已经成为比较成熟的治疗模式，乳腺癌的早发现、早治疗又使患者长期生存。但由于手术切除一侧或双侧乳房给患者的身心造成了严重创伤和痛苦。因此，治疗疾病的同时仍需治疗心理创伤，既要彻底切除肿瘤，又要保存组织及功能重建是今后肿瘤外科发展的必经之路。

◎ 参考文献

[1] Ferlay J, Soerjomataram I, Dikshit R, et al. Cancer incidence and mortality worldwide: sources, methods and major patterns in GLOBOCAN 2012 [J]. International Journal of Cancer, 2015, 136 (5): E359-E386.

[2] Coates A S, Winer E P, Goldhirsch A, et al. Tailoring therapies-improving the management of early breast cancer: St Gallen International Expert Consensus on the Primary Therapy of Early Breast Cancer 2015 [J]. Annals of Oncology Official Journal of the European Society for Medical Oncology, 2015, 26 (8): 1533.

[3] Gradishar W J, Anderson B O, Balassanian R, et al. National comprehensive cancer network [J]. J Natl Compr Canc Netw, 2017, 15 (4): 433-451.

[4] Fisher B, Montague E, Redmond C, et al. Findings from NSABP Protocol No. B-04-comparison of radical mastectomy with alternative treatments for primary breast cancer. I. Radiation compliance and its relation to treatment outcome [J]. Cancer, 2015, 46 (1): 1-13.

[5] Harris J R. Radiotherapy after breast-preserving surgery in women with localized cancer of the breast [J]. N Engl J Med, 1993, 328 (22): 1587-1591.

[6] Litière S, Werutsky G, Fentiman I S, et al. Breast conserving therapy versus mastectomy for stage I-II breast cancer: 20 year follow-up of the EORTC 10801 phase 3 randomised trial [J]. Lancet Oncology, 2012, 13 (4): 412-419.

[7] Giuliano A E, Ballman K V, McCall L, et al. Effect of axillary dissection vs no axillary dissection on 10-year overall survival among women with invasive breast cancer and sentinel

node metastasis: the ACOSOG Z0011 (Alliance) Randomized Clinical Trial [J]. JAMA, 2017, 318 (10): 918-926.

[8] Boileaujf, Poirierb, Basikm, et al. Sentinel node biopsy after neoadjuvant chemotherapy in biopsy-proven node-positive breast cancer: the SN FNAC study [J]. Journal of Clinical Oncology, 2015, 33 (3): 258-264.

[9] 中国抗癌协会乳腺癌专业委员会. 中国抗癌协会乳腺癌诊治指南与规范（2015版）[J]. 中国癌症杂志, 2015, 25 (9): 692-754.

[10] 柏宏亮, 李学诚, 杨军, 等. 综合近年来国内论文探讨我国乳房再造的发展趋势 [J]. 中国美容医学, 2003, 12 (3): 273-275.

[11] 陈宗基, 修志夫. 乳癌根治术后乳房再造的时机与方法 [J]. 实用美容整形外科杂志, 2000, 1194: 169-170.

[12] 李发成, 蒋宏传, 李杰, 乳房再造的临床研究 [J]. 组织工程与重建外科杂志, 2005, 1: 207-2209.

[13] MiIer M J. Immediate breast reconstruction [J]. Clinic PIast Surg, 1998, 25: 145-156.

[14] 中华乳腺病杂志（电子版）2007年1月第1期试刊. China J Breast Dis (Electronic Version), January2007, No. 1.

[15] Kedar D, Inbal A, Arad E, et al. Immediate breast reconstruction in high-risk cases using an anatomically shaped permanent expandable implant. J Plast Reconstr Aesthet Surg [J]. 2018, 13. (18): 30395-30404.

[16] 蒋宏传, 李发成, 王克有, 等乳腺癌根治术后Ⅰ期乳房再造 [J]. 中国微创外科杂志, 2004, 20: 390-391.

[17] SIavin S A, Schnitt S J, Duda R B, et al. Skin sparing mastectomy and immediate reconstruction: oncologic risks and the results in patients with early stage breast cancer [J]. Plast Reconstr Surg, 1998, 102: 49-62.

[18] Kuerer H M, Krishnamurthy S, Kronowitz S J. Important technical considerations for skin-sparing mastectomy with sentinel lymph node dissection [J]. Arch Surg, 2002, 137 (6): 747.

[19] Radovanovic Z, Ranisavljevic M, Radovanovic D, et al. Nipple-sparingmastectomywith primary implant reconstruction: surgical and oncological outcome of 435breastcancer patients [J]. Breast Care (Basel), 2018, 13 (5): 373-378.

[20] 蒋宏传, 李发成, 李杰. 保留皮肤的乳腺癌改良根治术后即刻假体植入再造乳房的探讨 [J]. 中国实用外科杂志, 2005, 25: 90-91.

[21] 亓发芝, 顾建英, 张学军, 等. TRAM乳房再造术中的美学分析 [J]. 中华医学美容杂志, 2000, 6: 86-88.

[22] Jeong W, Lee S, Kim J. Meta-analysis of flap perfusion and donor site complications for breast reconstruction using pedicled versus free TRAM and DIEP flaps [J]. Breast, 2018, 38: 45-51.

[23] Beasley M E. The pedicled TRAM as preference for immediate autogenous tissue breast

reconstruction [J]. Clin Plast Surg, 1994, 21 (2): 191-205.
[24] Becker H. Breast reconstruction usingan inflatable breast implant with detachable reservoir [J]. Plast Reconstr Surg, 1984, 73 (4): 678-83.
[25] 蒋宏传, 李发成, 李杰. 可调式双囊假体在 I 期乳房再造中的临床研究 [J]. 中华普通外科杂志, 2005, 20: 734-735.

第八章 乳腺癌的化疗

第一节 概 述

过去的半个世纪,是乳腺癌化疗发展的重要时机,随着化疗药物的更新换代,早期乳腺癌的总生存逐步提高,并逐步形成了以蒽环和紫杉为基石的化疗治疗体系。INT-0102试验在3900例高危患者中发现较经典的CMF方案和CAF方案6个疗程可进一步改善总生存率(85% vs 83%,$P=0.03$)[1]。欧洲进行的MA5试验在700例淋巴结阳性患者中比较了CEF方案和经典CMF方案,发现CEF也可显著改善无复发生存(52% vs 45%)和OS(62% vs 58%)[2]。由此,蒽环类药物被广泛地使用,CE(A)F方案也成为乳腺癌辅助化疗的基石。随后,紫杉类化疗药物也逐步进入临床,进一步丰富了临床化疗方案的选择。CALGB 9344试验[3]在3100例淋巴结阳性患者中比较AC和AC序贯紫杉醇方案,随访5年发现,联合紫杉醇显著降低复发风险17%,降低死亡风险18%。BCIRG001[4]则探索了蒽环联合多西紫杉醇(D)的价值,在淋巴结阳性的患者中分别给予6个疗程DAC或CAF,10年随访数据提示,蒽环联合多西紫杉醇的DAC方案存在更高的无病生存率(62% vs 55%)和总生存率(76% vs 69%)。随后的PACS01试验则验证了蒽环序贯多西紫杉醇的疗效,与FEC6疗程相比,FEC3疗程序贯多西紫杉醇3个疗程同样能显著改善无病生存率(70.2% vs 65.8%)和总生存率(82.2% vs 78%)。这些研究也进一步确定了蒽环基础上,辅助化疗中联合紫杉醇或多西紫杉醇的方案,特别在高危人群中,已成为标准的辅助化疗方案。

相关的荟萃分析为临床提供了更多的循证依据。一项EBCTCG[5]荟萃分析提示,相对于不采用辅助化疗,单药的辅助化疗方案即能改善预后。而多药联合方案则显著优于单药化疗方案。6个疗程含蒽环的辅助化疗降低了50岁以下人群年死亡风险38%,降低50~69岁人群年死亡风险20%,特别是对于HR阴性的患者,联合化疗方案显著改善无病生存率、乳腺癌特异生存以及总生存率。新的EBCTCG[6]荟萃分析则纳入了含紫杉类辅助化疗方案的数据,发现蒽环基础上序贯4个疗程紫杉类化疗显著降低复发率(30.2% vs 34.8%)和乳腺癌特异死亡率(21.1% vs 23.9%),并提高OS。结合以上这些前瞻性随机试验以及荟萃分析的结果,可以确认,乳腺癌辅助化疗中含蒽环类和紫杉类化疗方案是当前治疗的基石和标准。

当然,新的化疗策略也在不断地尝试,主要聚焦于以下几个方面:①探索最为优化的蒽环和紫杉治疗剂量和密度;②将新辅助治疗中获得病理完全缓解(pathologic complete response,pCR)更高的化疗方案在辅助治疗中验证;③尝试长期低剂量维持化疗的疗效和安全性；④根据不同亚型探索优化方案；⑤探索新辅助治疗后未 pCR 患者辅助阶段化疗的价值；⑥尝试在蒽环和紫杉基础上增加其他细胞毒药物，譬如 NSABP B38 试验联合吉西他滨、FINxx 和 USO 试验联合卡培他滨，以及一系列正在进行的联合铂类的方案，虽然当前国际主流的前瞻性临床试验大多关注于基于各种靶点和信号通路的临床转化性研究，但对于全球 80%以上的患者而言，以上所总结的基于辅助化疗策略优化的临床试验或许将更为直接地改善其乳腺癌预后，也更容易在广大人群中予以推广和运用。可以辩证地认为，就总体人群而言，已不存在一个最为优化的辅助化疗方案，当前如果不加以区分不同亚型而给予相适应的治疗方案，将无法取得质的突破。我们将越来越少地开展针对所有人群的大型辅助化疗临床试验，而将更为细化针对不同亚型探索出最佳的化疗策略。

第二节　分子分型时代的化疗

辅助化疗方案经历了较大变迁，制定化疗方案的根据从临床分期及危险因素的多少逐步转变为分子分型时代的精准治疗。2011 年，St. Gallen 国际乳腺癌大会即开始致力于寻找到合理有效的临床病理学的方法，以期精确地鉴别出这些固有的分型，从而给临床治疗策略的抉择提供依据。人们通过多基因表达谱技术可将乳腺癌划分为不同的亚型，分别为 Luminal A、Luminal B、人表皮生长因子受体 2（human epidermal growth factor receptor 2，HER-2）、basal-like 和 normal-like 等，不同的亚型有着不同的疾病特征，对治疗的敏感性也不尽相同。亚型的划分是当前乳腺癌诊断和治疗策略制定的基础，在临床工作中，通常采用免疫组化的方法，确定雌激素受体（estrogen receptor，ER）、孕激素受体（progesteronc receptor，PgR）、HER-2、Ki67 等病理指标的状态进行乳腺癌亚型的划分，即临床亚型的确认。通过近些年不断地完善和发展，临床替代亚型的划分越来越精确。

表 8.1　　目前乳腺癌分子分型的分型标准及相应的治疗策略

分子分型	标志物	备注
Luminal A 型	Luminal A 样 ER/PR 阳性且 PR 高表达 HER-2 阴性 Ki-67 低表达	ER、PR、Ki-67 表达的判定值建议采用报告阳性细胞的百分比。Ki-67 高低表达的判定值在不同病理实验中心可能不同。可采用 20%~30% 作为判断 Ki-67 高低的界值；同时，以 20% 作为 PR 表达高低的判定界值*，可进一步区分 Luminal A 样和 Luminal B 样（KER-2 阴性）
Luminal B 型	Luminal B 样（KER-2 阴性） ER/PR 阳性 HER-2 阴性 且 Ki-67 高表达或 PR 低表达	上述不满足 Luminal A 样条件的 Luminal 样肿瘤均可作为 Luminal B 样亚型

续表

分子分型	标志物	备注
Luminal B 型	Luminal B 样（HER-2 阳性） ER/PR 阳性 HER-2 阳性（蛋白过表达或基因扩增） 任何状态的 Ki-67	
ERBB2+型	HER-2 阳性 HER-2 阳性（蛋白过表达或基因扩增） ER 阴性和 PR 阴性	
Basal-like 型	三阴性（非特殊型浸润性导管癌） ER 阴性 PR 阴性 HER-2 阴性	三阴性乳腺癌和 Basal-like 型乳腺癌之间的吻合度约 80%；但是三阴性乳腺癌也包含一些特殊类型乳腺癌如髓样癌（典型性）和腺样囊性癌。

*：以 20% 作为 PR 表达高低的判定界值，目前仅有 1 篇回顾性文献支持（参考文献，J Clin Oncol. 2013，31：203-209）

表 8.2

亚型	治疗类型	备注
Luminal A 样	大多数患者仅需内分泌治疗	一些高危患者需加用化疗
Luminal B 样（HER-2 阴性）	全部患者均需内分泌治疗，大多数患者要加用化疗	是否加用化疗需要综合考虑激素受体表达高低，复发转移风险，以及患者状态等
Luminal B 样（HER-2 阳性）	化疗+抗 HER-2 治疗+内分泌治疗	本亚型患者常规予以化疗
三阴性（导管癌）	化疗	
特殊类型*		
内分泌反应型	内分泌治疗	
内分泌无反应型	化疗	

*：特殊类型分为内分泌反应型（筛状癌、小管癌和黏液腺癌）和内分泌无反应型（顶浆分泌、髓样癌、腺样囊性癌和化生性癌）

鉴于不同的乳腺癌分型，其肿瘤特性及对化疗的敏感性不同，在分子分型时代下，如何制定个体化的辅助化疗策略，是目前临床工作中的重点。目前，对于 HR 阳性患者，更多是探讨化疗的必要性，即哪些患者可以舍去化疗；HER-2 阳性患者研究的重点是如何优化靶向药物联合化疗；TNBC 在缺乏足够证据明确治疗靶点前，最为优化的化疗组合是什么；等等。总体的原则，概括而言，LuminalA 患者因对化疗不敏感，治疗以内分泌为主，肿块大小、脉管受侵、1~3 个淋巴结受累并非是 Luminal A 患者化疗的绝对适应证，然而，对于淋巴结 4 个及以上转移的 Luminal A 患者，鉴于其较高的复发风险，目前舍弃化疗的数据还不足够；对于 HER-2 阴性的 Luminal B 的患者是否都需要接受辅助化疗，仍需探讨。目前可使用 Oncotype DX、Mammaprint、PAM-50 和 EndoPredict 等多基因芯片进行辅助临床决策，当上述检测方法提示低危时，或许可以不用化疗，然而一旦决定使用辅助化疗，蒽环和紫杉类的联合仍然是标准的方案，但同一种方案无需超过 4 个疗程；TNBC 蒽环联合紫杉是当前的标准方案，临床上也在研究是否有必要增加新的细胞毒药物，譬如对部分 BRCA 基因突变的患者联合含铂类的方案，有待进一步研究；对于 HER-2 阳性患者靶向治疗联合化疗仍为标准方案，多数患者需要采用蒽环序贯紫杉联合抗 HER-2 的靶向治疗，不含蒽环的 TCH 方案可作为补充，而 HER-2 阳性的 I 期患者（特别是 T1b、T1c 患者）可采用紫杉醇联合曲妥珠单抗的简易方案。

一、Luminal 型乳腺癌化疗策略

对于 HR 阳性的患者，越来越多研究者质疑其化疗的必要性，由于 HR 阳性的患者对化疗的敏感性较低，许多临床试验正在探索对于该类患者舍弃化疗治疗的可行性，包括从临床试验中验证 HR 阳性患者化疗能否获益，以及尝试采用各种方式筛选无需化疗的患者。

（一）Luminal A 型

Luminal A 型是所有类型乳腺癌中发病率最高的类型，占 50%～70%，其预后也较其他类型好。该型患者首选内分泌治疗，即使疾病进展后，一般认为若无内脏危象和明显的临床症状，二线治疗也优先选择内分泌药物。

随着越来越多循证医学证据的支持，人们对于这部分患者是否需要进行化疗的认知也逐步统一。Berry[7] 等对 CALGB 854、9344、741 三项临床试验进行分析，ER（+）的乳腺癌患者从传统蒽环类化疗方案 5-氟尿嘧啶（5-FU）+阿霉素+环磷酰胺（FAC）、多柔比星+环磷酰胺（AC）序贯紫杉醇的化疗方案中获益有限。IBCSG 试验证实，无论是绝经前还是绝经后的妇女，腋窝淋巴结阴性 Luminal A 型乳腺癌患者在标准他莫昔芬内分泌治疗的基础上加用细胞毒化疗，在无病生存率及总生存率上均无获益。

TAILORx[8] 试验也探讨了 Lumina 型乳腺癌是否需要进行化疗。该试验入组了 10273 例 HR 阳性、HER-2 阴性和淋巴结阴性的乳腺癌患者，根据 Oncotype DX 检测其复发风险值（reculTenee score，RS），如果 RS<11，则仅接受辅助内分泌治疗，如果 RS>25，则接受辅助化疗及内分泌治疗；如果 RS 位于两者之间，则随机分为用或不用化疗，虽然该研究还没有公布其最终的研究结果，但在美国许多临床医师已经根据 Oncotype DX 的检测结果决策是否需要辅助化疗，特别是对于绝经后的 HR 阳性、HER-2 阴性、淋巴结阴性乳腺癌患者。通过 5 年的随访，所有患者中仅观察到 88 个事件数，包括 18 例复发（10 例的首次事件为远处复发）、15 例二次原发乳腺癌、43 例其他二次原发癌症以及 12 例因其他事件死亡，5 年 RFS、DRFI 和 DFS 分别为 98.7%、99.3%和 93.8%。乳腺癌复发事件在全组中仅占 1%左右，在 3 个复发风险不同的组别中（RS 分别为<11、11～25、>25），5 年 DFS 发生率均高达 99%，由此提示 HR 阳性、HER-2 阴性、淋巴结阴性的患者，其最终因乳腺癌治疗失败而产生的事件数非常的低，更多发生的事件反而是第二原发肿瘤或其

他等。换而言之，对于这部分预后非常好的 Luminal 型患者，辅助化疗难以真正获益。

丹麦乳腺癌合作组回顾性分析 DBCG77B[9] 研究中 Luminal A 患者化疗能否获益。DBCG77B 研究是 1980 年的一项研究，纳入了 1146 位肿瘤大于 5cm 或淋巴结阳性的绝经前原发乳腺癌女性。研究人员随机给予患者化疗（环磷酰胺 CMF 单药，甲氨蝶呤和 5-FU）或不给予化疗。Nielson 团队获得了该研究中 709 位患者的标本，并进行 ER、PR、Ki67、CK5/6 和 EGFR 的免疫组化检测。其中，165 例为 luminal A 型。回顾性分析显示，Luminal A 型患者比非 Luminal A 型患者有更好的 10 年 DFS 和 25 年 OS 数据。但同时，与非 Luminal A 型患者相比，Luminal A 型患者并未表现出存在化疗获益。尽管这项研究并非前瞻性试验，同时也并未给予内分泌治疗或目前的紫杉类或蒽环类化疗，但是这些数据明确显示确实存在早期乳腺癌的生物学亚型接受细胞毒化疗是无获益的。

根据 St. Gallen 专家共识，Luminal A 型乳腺癌患者在合并较多危险因素时可考虑化疗治疗。如肿瘤较大（>5 cm）、组织学分级 3 级、淋巴结转移多于 4 枚、有脉管癌栓等高危因素，但化疗后仍需进行内分泌治疗。

2013 NCCN 指南对该亚型的辅助化疗进一步进行了规范，在激素受体阳性、HER-2 阴性乳腺癌的辅助治疗方案中，伴有腋窝淋巴结转移者，需要进行化疗和内分泌治疗；无腋窝淋巴结转移，肿瘤≤0.5 cm 者只需行内分泌治疗，肿瘤>0.5 cm 者进行 21 基因检测分析复发风险评分。风险评分<18 分者为低度复发风险，只需进行内分泌治疗；风险评分为 18~30 分者为中度复发风险，内分泌治疗±化疗，其能否从化疗中获益尚无定论；风险评分≥31 分者为高度复发风险，需要化疗+内分泌治疗，且患者能够从辅助化疗中获益。未进行 21 基因检测分析者，可考虑内分泌治疗±化疗。因此，针对 Luminal A 型患者，有必要根据基因和生物学特征进行治疗方案的选择，相当多的 luminal A 型患者不需要细胞毒化疗，从而避免过度治疗。

对于这部分需要化疗的 HR 阳性患者而言，如何选择化疗方案呢？CAGLB 9344 研究对比了 AC 方案基础上序贯 T，看能否增加患者获益。结果证实，对于 ER+/HER2-亚组，蒽环类基础上联合紫杉类化疗后对 DFS 无明显改善；BCIRG 001 研究对比了 FAC 方案与 TAC 方案的疗效，在 ER+/HER2-亚组，TAC 与 FAC 的 DFS 相似。多项Ⅲ期研究与荟萃分析显示，在 ER+/HER2-早期乳腺癌，蒽环类辅助化疗中，增加紫杉类不提高疗效。因此，此类患者化疗优选蒽环为基础的化疗方案。

（二）Luminal B 型

Luminal B 型乳腺癌因其表型不同，预后明显不同于 Luminal A 型乳腺癌。尽管 luminal B 型中也包含 HER-2 阳性型，但其与 HR 阴性 HER-2 阳性型相比，同样 HER-2 阳性，肿瘤浸润性远远低于 HER-2 阳性型，因此，其治疗也不同于 luminal A 型乳腺癌。目前，NCCN 及中国乳腺癌临床实践指南推荐化疗及靶向治疗。

Luminal B 型由于 HER-2 基因扩增或细胞增殖活跃，对化疗的敏感性明显高于 Luminal A 型乳腺癌。Hugh 等在临床试验中发现，多西他赛+吡柔比星+环磷酰胺（TAC）方案能够比传统 5-氟尿嘧啶+表阿霉素+环磷酰胺（FEC）方案使 ER 阳性患者获益，但仅限于同时伴有 HER-2 阳性或 Ki-67 阳性细胞数较高的患者，Luminal A 型者并不能获益。Roché[10] 等在环磷酰胺+表阿霉素+5-氟尿嘧啶（CEF）序贯多西紫杉醇的方案中也得到类似结果。

提示 Luminal B 型乳腺癌患者肿瘤细胞增殖活跃，能够从辅助化疗中获益。NCCN 指南建议对于无淋巴结转移的 luminal B 型患者，如果肿瘤直径≤0.5 cm，可以单用内分泌治疗，肿瘤直径为 0.6~1.0 cm 者，需要内分泌治疗+靶向治疗±化疗，肿瘤直径大于 1.0 cm 者，行内分泌治疗+靶向治疗+化疗；而伴有淋巴结转移者，无论肿瘤大小，均需联合内分泌治疗、化疗和靶向治疗。

二、TNBC 化疗策略

TNBC 免疫表型为 ER-、PR-和 HER-2-，TNBC 占女性乳腺癌的 10%~20%。TNBC 基因分型主要为基底细胞样型（basal-like 型）。二者有约 85%的重叠。basal-like 型起源于乳腺导管上皮外层肌上皮细胞，同时高表达基底上皮分子标志物 CK5/6、CK17、EGFR 等，低表达 ER 相关基因以及 HER-2 相关基因，大部分有 TP53 的突变（82%）及较多伴有 BRCA1 突变。Abd El-Rehim[11]等研究证实，携带遗传性 BRCA1 突变乳腺癌基因者均为 basal-like 型，basal-like 型的重要临床特征就是预后较差，多见于青年女性，远处转移多见于内脏转移、脑转移，5 年无病生存率约为 15%，basal-like 型是乳腺癌重要的独立预后判断因子。TNBC 中包含少量其他亚型，如 normal-like 型，表达正常脂肪组织基因，肿瘤恶性程度低，预后较好，但对化疗不敏感。因此，TNBC 预后的判断需要鉴定是否属于真正的 basal-like 型，需要 CK5/6、CK17、EGFR 等分子指标协助。

当前，化疗是临床上 TNBC 最主要的全身治疗方式。早期三阴乳腺癌的标准治疗方案采取蒽环类和紫杉醇类药物为基础的联合化疗，而该治疗在过去十年间几乎没有进展。对 TNBC 的化疗一直是乳腺癌研究的热点，目标在于识别活性治疗靶点以及对早期和晚期疾病都可使用的选择性靶向细胞毒药物治疗方案的确定及优化。多项大规模国际多中心临床试验证实，紫杉类联合或序贯蒽环类的化疗方案对 TNBC 显示出优于传统蒽环类联合化疗方案。FinXX[12]研究亚组分析提示，卡培他滨联合蒽环类及紫杉类的化疗方案能够提高 TNBC 的总生存率。

在 TNBC 治疗的化疗药物选择上，基础研究的结果则提示，三阴性乳腺癌对链间交联制剂敏感，如铂类。日益增多的临床数据表明，铂类药物在早期和晚期 TNBC 的标准治疗中具有重要位置。Silver[13]等报道了 28 例 Ⅱ-Ⅲ 期 TNBC 患者接受 4 个周期单药顺铂新辅助化疗，结果显示，6 例（22%）患者达到了 pCR，有 18 例（64%）患者获得了临床完全缓解或部分缓解，显示铂类药物在 TNBC 治疗中可能有重要作用。GeparSixto-GBG[14]实验研究了紫杉类联合蒽环类与加用卡铂疗效对比，加用卡铂后 pCR 率为 58.7%，不加卡铂为 37.9%，联合应用卡铂后 pCR 率明显提高。CALGB40603[15]研究中，紫杉醇单药与联合卡铂或贝伐单抗的对照研究，联合卡铂组 pCR 率为 54%，不含卡铂组 pCR 率为 41%，两组差异有统计学意义。但加用卡铂后 pCR 率的提高是否能转化为无病生存率及总生存率的获益，尚缺乏循证医学证据。

USON01062[16] 和 FINXX 这两项研究均在标准的蒽环、紫杉辅助化疗方案中加入卡培他滨，并在探索性分析中发现卡培他滨可以改善 TNBC 患者的预后。USON01062 试验发现，对 780 例 TNBC 患者蒽环后序贯 4 个疗程多西紫杉醇联合卡培他滨显著改善总生存

（HR=0.62，95% CI：0.41~0.94）。FINXX 试验在 2016 年 ASCO 会议上公布了 10 年的随访结果，对照组为 3 个疗程多西紫杉醇序贯 3 个疗程 CEF，研究组为 3 个疗程卡培他滨联合多西紫杉醇序贯 3 个疗程 XEC（卡培他滨、表柔比星和环磷酰胺），在 202 例 TNBC 患者中发现联合卡培他滨有更长的 RFS（HR=0.54，95% CI：0.31~0.92，$P=0.023$）和 OS（HR=0.55，95% CI：0.31~0.96，$P=0.037$）。

TNBC 除化疗外，目前尚缺乏有效的治疗方法。研究者一直在努力试图寻求 TNBC 其他的作用靶点，其中在 TNBC 中高表达的几种受体，如 EGFR（也称 HER-1）、血管内皮生长因子（VEGF）受体以及与 DNA 修复过程相关的多聚腺苷酸二磷酸核糖转移酶（PARP）抑制剂，在 TNBC 治疗中的作用正在研究中。当然，这几种受体并非 TNBC 特异表达。研究显示，蒽环类药物与紫杉类药物的辅助化疗和剂量密集治疗，由于更频繁地施用药物，对乳腺癌患者有更好的疗效。ECOG1199[17] 及 SWOG S0221[18] 等研究证实，标准治疗方案（每 3 周治疗一次）相比，剂量密集型化疗方案的疗效更佳。紫杉醇周疗方式更能体现生存优势。剂量密集型化疗方案在高危复发转移风险患者中体现为明显。ECOG1199 试验，入组了 4 950 例淋巴结阳性或淋巴阴性高危的术后患者，术后接受 4 个疗程的 AC 后随机分为 3 周紫杉醇（175 mg/m^2），单周紫杉醇（80mg/m^2）、单周多西紫杉醇（35mg/m^2）、3 周多西紫杉醇（100mg/m^2），主要的研究终点是 DFS。虽然该试验并不是针对 TNBC 而设立的，设然而通过中位 12.1 年的随访发现，在 TNBC 患者中 AC 序贯单周紫杉醇方案，显著改善 DFS（$P=0.032$），并有总生存获益的趋势（$P=0.094$）。与之类似，SWOG S0221 试验人组了 3294 例淋巴结阳性或淋巴结阴性高危的患者，在剂量密集 2 周 AC 方案 4 个疗程后随机接受剂量密集的 2 周紫杉醇方案（175 mg/m^2）或单周紫杉醇方案（80 mg/m^2），也发现，在 TNBC 中，剂量密集方案的预后相对较好（DFS，$P=0.077$；OS，$P=0.067$），然而 3/4 级过敏反应、肌肉骨骼痛和神经毒性的发生率在紫杉醇每 2 周方案中的发生率更高，而每周方案中的 3/4 级白细胞计数减少和中性粒细胞计数减少发生率更高。与常规的治疗方案相比，当采用剂量密集型疗程治疗时，多柔比星+环磷酰胺+紫杉醇的药物组合提高了临床疗效，但副作用显著增大。因此，三药联合的剂量密集型治疗模式已遭临床淘汰。

不同化疗方案的毒副作用差别较大，MD Anderson 癌症中心 Barcena 曾指出，TAC 方（多西他赛、多柔比星和环磷酰胺，每 3 周一疗程）和 AC-T 方案（多柔比星、环磷酰胺，每 3 周一疗程，之前或之后应用多西他赛治疗，3 周一疗程）会引起患者的住院风险上升。对于老年患者，与 TC 方案（多西他赛、环磷酰胺，每 3 周一疗程）相比，除 ddAC+P 方案（剂量密集的多柔比星、环磷酰胺，每 2 周一疗程，之后或之前应用紫杉醇，每 2 周一疗程）之外，其他所有方案都会增加住院的风险。药物毒性研究提供的高质量数据有限，这是因为毒性事件是大多数试验的次要研究目的。但可以预见，在不久的将来，当所有的早期乳腺癌患者都有希望长时间带瘤生存的时候，治疗引起的不良反应将成为选择治疗方案的重要因素。

三、HER-2 阳性乳腺癌化疗策略

HER-2 阳性型是以 ER-、PR-、HER-2+ 为免疫表型特征，高表达 HER-2 及 HER-2 相

关基因包括 GRB7、TRAP100 等，低表达腔内上皮细胞基因 ER、PR。HER-2 阳性型肿瘤细胞分化较差，组织学分级通常为 3 级，TP53 突变率很高，约为 71%，该型占女性乳腺癌的 20%~30%。HER-2 阳性型乳腺癌增殖活跃，肿瘤恶性程度高，肿瘤分级差，曾经作为乳腺癌不良预后预测因子，但随着抗 HER-2 靶向治疗药物的不断出现，HER-2 阳性型乳腺癌预后大大改善。全球已经进行的四项大型辅助临床试验：HERA[19]、N9831/B31[20]、BCIRG006[21] 以及 FinHER[22] 试验中，前三项试验均在近期公布了其 10 年的随访数据。这些研究结果正逐步规范并优化着辅助抗 HER-2 的治疗策略。

BCIRG-006、HERA 等多个大型临床试验证实 HER-2 阳性乳腺癌在术后辅助化疗基础上接受 1 年靶向治疗作为 HER-2 阳性型乳腺癌的标准治疗方案。HERA 试验研究结果显示，术后曲妥珠单抗靶向治疗 2 年与 1 年差异无统计学意义；而 PHARE 研究结果提示，1 年曲妥珠单抗治疗优于 6 个月曲妥珠单抗治疗。基于上述研究结果，NCCN 指南推荐术后抗 HER-2 靶向治疗维持 1 年。NCCTGN9831、BCIRG006 研究证实，化疗联合抗 HER-2 靶向治疗总体效果优于二者序贯用药，因此临床实践中推荐二者联合用药。目前，常用的化疗联合靶向治疗方案有紫杉醇联合曲妥珠单抗（AC-TH）及多西他赛+卡铂+曲妥珠单抗（TCH）。

HER-2 阳性型乳腺癌提示高复发转移风险，由于抗 HER-2 药物的早期应用，该型复发转移率大大降低，HER-2 高表达已不再是过去那样可怕的不良预后因素。多项国际多中心临床试验证实，目前针对 HER-2 阳性型晚期乳腺癌，辅助治疗未使用过抗 HER-2 治疗的患者，化疗联合曲妥珠单抗是解救治疗的一线首选方案，复发转移的 HER-2 阳性型乳腺癌一线治疗中使用曲妥珠单抗仍能显著延长疾病进展时间；M77001[23] 试验结果提示，多西他赛联合曲妥珠单抗治疗效果优于单用多西他赛；而 BCIRG007[24] 试验中，加用卡铂的 TCH 方案与不加卡铂的 TH 方案一线治疗复发转移乳腺癌疗效相当，差异无统计学意义，提示单药化疗联合曲妥珠单抗治疗可以既保证疗效，又能减轻不良反应。在复发转移乳腺癌二线治疗方案研究中，Hermine[25] 试验提示，复发转移乳腺癌患者一线使用曲妥珠单抗治疗进展后，二线治疗中更换化疗药物，继续联合应用曲妥珠单抗，平均疾病进展时间为 10.2 个月，优于仅使用化疗药物而停用曲妥珠单抗，疾病进展时间为 7.1 个月。因此，针对曲妥珠耐药乳腺癌治疗中抗 HER-2 治疗需要维持使用。

影响抗 HER-2 用药的安全性事件为心脏毒性。BCIRG006 的长期心脏毒性事件的随访结果显示，蒽环和曲妥珠单抗联用，该组患者 LVEF 下降得最为明显。经分析可以发现，AC-T 和 AC-TH 曲线最终的交汇以及 TCH 曲线相对平稳，提示蒽环类的心脏毒性是不可逆的，而曲妥珠单抗心脏毒性却是可逆的，由此 TCH 治疗组慢性心力衰竭事件以及 LVEF 下降>10% 事件数才会相对较少（慢性心力衰竭，AC-TH vs TCH：21 vs 4）。因此，有必要辩证地来讨论是否可以将 TCH 替代 AC-TH。首先，需要承认，AC-TH 方案是目前接受度最高、循证医学证据最强的 HER-2 阳性患者标准辅助方案，而 TCH 则给了我们很好的信心，特别是针对有心脏基础疾病的患者，可以避免蒽环类药物的使用，对 AC-TH 方案是一个强力的补充。其次，从理论上讲，HER-2 阳性乳腺癌，越早给予含曲妥珠单抗的治疗，治疗效果越好，而 TCH 方案可以将这种理论上的优势最大化。然而，在临床实践中我们还需要慎重。一方面，蒽环类药物仍然是乳腺癌治疗非常重要的基石药物，另一方面，我们还期待 BCIRG 006 试验为我们提高更充分的数据。譬如，我们知道 HER-2 阳性患者高复发风险是在术后前 5 年，特别是第 2~3 年，然而该试验并未向我们展示两种治疗策略下患者的年复发风险。两种方案是否都能有效覆盖 2~3 年的第一个复发高峰，是我们所关心的。同时，两组详细的局部复发风险、远处转移风险都是临床所关注的问题。或许对于相当比例的患者而言，多西紫杉联合卡铂联合曲妥珠单抗的 TCH 可能是一个兼顾疗效和安全性的治疗方案，但当前我们还缺乏比较两个治疗策略的足够依据时，仍需要结合患者自身基础状况和疾病特征个体化选择以上两种化疗策略。

以上两组最为常用的治疗策略主要针对的是淋巴结阳性或淋巴结阴性肿块直径大于 2 cm 的 HER-2 阳性的患者，然而，对于 T1N0 HER-2 阳性的患者最为优化的治疗策略也在不断被完善。多项回顾性研究均显示，即便是 T1N0 的患者，如果 HER-2 阳性，仍然预后较差，因此，针对这部分相对低危但又存在一定复发风险的患者，抗 HER-2 靶向治疗应该联合哪种化疗，才能兼顾疗效和安全性呢。最新的数据提示，紫杉醇（P，单周 1 次，共 12 周）联合 H、多西紫杉醇联合环磷酰胺（TC，3 周 1 次，共 4 个疗程）联合 H 均是该亚群患者可行的治疗策略。因此，针对 HER-2 阳性的患者，合理选择最佳的化疗配伍是非常重要的，蒽环序贯紫杉联合 H 的方案是适用最为广泛、接受度最好的治疗策略，在部分有心脏基础疾病的患者中可以选择不含蒽环的 TCH 方案，而对于部分复发风险较低的患者，4 个疗程紫杉为主的化疗联合 H 也将逐步成为标准。

四、常用化疗方案

(一) 辅助化疗方案及注意事项

2017 版《中国抗癌协会乳腺癌诊治指南与规范》[26] 中详细描述了当前可使用的辅助化疗方案及其相关的注意事项。

（1）选择联合化疗方案，常用方案包括：①以蒽环类为主的方案，如 CAF、A（E）C、FEC 方案（C 环磷酰胺、A 多柔比星、E 表柔比星、F 氟尿嘧啶）。虽然吡柔比星（THP）在欧美少有大组的循证医学资料，但在我国日常临床实践中，用吡柔比星代替多柔比星也是可行的。THP 推荐剂量为 40~50 mg/m²。②蒽环类与紫杉类联合方案，例如 TAC（T 多西他赛）。③蒽环类与紫杉类序贯方案，例如 AC-T/P（P 紫杉醇）或 FEC-T。④不含蒽环类的联合化疗方案，适用于老年、低风险、蒽环类禁忌或不能耐受的患者，常用的有 TC 方案和 CMF 方案（C 环磷酰胺、M 甲氨蝶呤、F 氟尿嘧啶）。

（2）若无特殊情况，一般不建议减少化疗的周期数。

（3）在门诊病历和住院病史中，应当记录患者当时的身高、体重及体表面积，并给出药物每平方米体表面积的剂量强度。一般推荐首次给药剂量应按推荐剂量使用，若有特殊情况需调整时，不得低于推荐剂量的 85%，后续应根据患者的具体情况和初始治疗后的不良反应，每次给药剂量可以下调 20%~25%。每个辅助化疗方案仅允许剂量下调 2 次。

（4）辅助化疗一般不与内分泌治疗或放疗同时进行，化疗结束后再开始内分泌治疗，放疗与内分泌治疗可先后或同时进行。

（5）化疗时，应注意化疗药物的给药顺序、输注时间和剂量强度，严格按照药品说明和配伍禁忌使用。

（6）HR 阴性的绝经前患者，在辅助化疗期间，可考虑使用卵巢功能抑制药物保护患者的卵巢功能。推荐化疗前 1~2 周给药，化疗结束后 2 周给予最后一剂药物。

（7）蒽环类药物有心脏毒性，使用时需评估 LVEF，至少每 3 个月 1 次，如果患者使用蒽环类药物期间发生有临床症状的心脏毒性或无症状，但 LVEF<45% 或较基线下降幅度超过 15%，可考虑检测肌钙蛋白 cTnT，必要时，应先停药并充分评估患者的心脏功能，后续治疗应慎重。

（8）中国专家团认为，三阴性乳腺癌（triple negative breast cancer，TNBC）的优选化疗方案是含紫杉和蒽环的剂量密度方案。大多数 Luminal-B（HER-2 阴性）乳腺癌患者需要接受术后辅助化疗，方案应包含蒽环和（或）紫杉类。

（二）乳腺癌常用辅助/新辅助化疗方案

1. 不含曲妥珠单抗的方案

TAC 方案：

多西他赛 75 mg/m^2 iv 第 1 天；

多柔比星 50 mg/m^2 iv 第 1 天；

环磷酰胺 500 mg/m^2 iv 第 1 天；

21d 为 1 个周期，共 6 个周期（所有周期均用 G-CSF 支持）。

剂量密集 AC→P 方案：

多柔比星 60 mg/m^2 iv 第 1 天；

环磷酰胺 600 mg/m^2 iv 第 1 天；

14d 为 1 个周期，共 4 个周期；

序贯以紫杉醇 175 mg/m^2 iv 3 h 第 1 天；

14d 为 1 个周期，共 4 个周期（所有周期均用 G-CSF 支持）。

AC→P/T 方案：

多柔比星 60 mg/m^2 iv 第 1 天；

环磷酰胺 600 mg/m^2 iv 第 1 天；

21d 为 1 个周期，共 4 个周期；

序贯以紫杉醇 80 mg/m^2 iv 1 h 第 1 天；

每周 1 次，共 12 周；

或紫杉醇 175 mg/m^2 iv 3 h 第 1 天；

每 3 周 1 次，共 12 周；

或多西他赛 100 mg/m^2 iv 第 1 天；

21d 为 1 个周期，共 4 个周期。

TC 方案：

多西他赛 75 mg/m² iv 第 1 天；

环磷酰胺 600 mg/m² iv 第 1 天；

21d 为 1 个周期，共 4 个周期。

AC 方案：

多柔比星 60 mg/m² iv 第 1 天；

环磷酰胺 600 mg/m² iv 第 1 天；

21d 为 1 个周期，共 4 个周期。

FAC 方案：

氟尿嘧啶 500 mg/m² iv 第 1、8 天；

多柔比星 50 mg/m² iv 第 1 天；

环磷酰胺 500 mg/m² iv 第 1 天；

21d 为 1 个周期，共 6 个周期。

CMF 方案：

环磷酰胺 100 mg/m² po 第 1~14 天；

甲氨蝶呤 40 mg/m² iv 第 1、8 天；

氟尿嘧啶 600 mg/m² iv 第 1、8 天；

28d 为 1 个周期，共 6 个周期。

EC 方案：

表柔比星 100 mg/m² iv 第 1 天；

环磷酰胺 830 mg/m² iv 第 1 天；

21d 为 1 个周期，共 8 个周期。

剂量密集 A→T→C 方案：

多柔比星 60 mg/m² iv 第 1 天；

14d 为 1 个周期，共 4 个周期；

序贯以紫杉醇 175 mg/m² iv 3 h 第 1 天；

14d 为 1 个周期，共 4 个周期；

序贯以环磷酰胺 600 mg/m² iv 第 1 天；

14d 为 1 个周期，共 4 个周期（所有周期均用 G-CSF 支持）。

FEC→T 方案：

氟尿嘧啶 500 mg/m² iv 第 1 天；

表柔比星 100 mg/m² iv 第 1 天；

环磷酰胺 500 mg/m² iv 第 1 天；
21d 为 1 个周期，共 3 个周期；
序贯以多西他赛 100 mg/m² iv 第 1 天；
21d 为 1 个周期，共 3 个周期。

FEC→P 方案：
氟尿嘧啶 600 mg/m² iv 第 1 天；
表柔比星 90 mg/m² iv 第 1 天；
环磷酰胺 600 mg/m² iv 第 1 天；
21d 为 1 个周期，共 4 个周期；
序贯以紫杉醇 100 mg/m² iv 第 1 天；
每周 1 次，共 8 周。

2. 含曲妥珠单抗的方案
AC→PH 方案：
多柔比星 60 mg/m² iv 第 1 天；
环磷酰胺 600 mg/m² iv 第 1 天；
21d 为 1 个周期，共 4 个周期；
序贯以紫杉醇 80 mg/m² iv 1 h 第 1 天；
每周 1 次，共 12 周；
同时曲妥珠单抗首次剂量 4 mg/kg；
之后 2 mg/kg，每周 1 次；
在紫杉醇结束后曲妥珠单抗首次剂量 8 mg/kg；
之后 6 mg/kg；
每 3 周 1 次，完成 1 年；
在基线、3、6 和 9 个月时监测心功能。

剂量密集 AC→PH 方案：
多柔比星 60 mg/m² iv 第 1 天；
环磷酰胺 600 mg/m² iv 第 1 天；
14d 为 1 个周期，共 4 个周期；
序贯以紫杉醇 175 mg/m² iv 3 h 第 1 天；
14d 为 1 个周期，共 4 个周期（所有周期均用 G-CSF 支持）；
同时采用曲妥珠单抗，首次剂量 4 mg/kg；
之后为 2 mg/kg，每周 1 次，共 1 年；
也可在紫杉醇结束后用曲妥珠单抗；
首次剂量 8 mg/kg，之后 6 mg/kg；
每 3 周 1 次，完成 1 年；
在基线、3、6 和 9 个月时监测心功能。

TCH 方案：

多西他赛 75 mg/m² iv 第 1 天；

卡铂 AUC 6 iv 第 1 天；

21d 为 1 个周期，共 6 个周期；

同时用曲妥珠单抗，首次剂量 4 mg/kg；

之后为 2 mg/kg，每周 1 次；

化疗结束后曲妥珠单抗 6 mg/kg；

每 3 周 1 次，完成 1 年；

在基线、3、6 和 9 个月时监测心功能。

TH→FEC 方案：

多西他赛 100 mg/m² iv 第 1 天；

21d 为 1 个周期，共 3 个周期；

同时采用曲妥珠单抗，首次剂量 4 mg/kg；

之后为 2 mg/kg，每周 1 次，共 9 次；

序贯以氟尿嘧啶 600 mg/m² iv 第 1 天；

表柔比星 60 mg/m² iv 第 1 天；

环磷酰胺 600 mg/m² iv 第 1 天；

21d 为 1 个周期，共 3 个周期；

在基线、末次 FEC、化疗后 12 和 36 个月监测心功能。

AC→TH 方案：

多柔比星 60 mg/m² iv 第 1 天；

环磷酰胺 600 mg/m² iv 第 1 天；

21d 为 1 个周期，共 4 个周期；

序贯以多西他赛 100 mg/m² iv 第 1 天；

21d 为 1 个周期，共 4 个周期；

同时用曲妥珠单抗，首次剂量 4 mg/kg；

之后 2 mg/kg，每周 1 次；

化疗结束后用曲妥珠单抗，6 mg/kg；

每 3 周 1 次，完成 1 年；

在基线、3、6 和 9 个月时监测心功能。

PH→FEC 新辅助方案：

曲妥珠单抗，首次剂量为 4 mg/kg；

之后为 2 mg/kg，每周 1 次；

紫杉醇 225 mg/m² iv 第 1 天；

21d 为 1 个周期，共 4 个周期；

（或紫杉醇 80 mg/m² iv 第 1 天 每周 1 次，共 12 周）；

序贯以氟尿嘧啶 500 mg/m² iv 第 1、4 天；

表柔比星 75 mg/m² iv 第 1 天；

环磷酰胺 500 mg/m² iv 第 1 天；

21d 为 1 个周期，共 4 个周期；

尽量避免蒽环和曲妥珠单抗联用。

PH 方案：

紫杉醇 80 mg/m² iv 1 h 第 1 天；

每周 1 次，共 12 周；

同时曲妥珠单抗首次剂量 4 mg/kg；

之后 2 mg/kg，每周 1 次；

在紫杉醇结束后曲妥珠单抗 6 mg/kg；

每 3 周 1 次，完成 1 年；

在基线、3、6 和 9 个月时监测心功能。

第三节　乳腺癌新辅助化疗

乳腺癌的术前化疗，称为新辅助化疗，又称术前化疗、诱导化疗、初始化疗等，是治疗局部晚期乳腺癌的重要手段。新辅助化疗并不是一种新的治疗方法，而是指在全身治疗的时间点上与辅助化疗不同。新辅助化疗的目的是使原发病灶和区域淋巴结降期，使不能手术的患者获得手术机会，同时增加乳腺癌保乳的机会，提高患者的生活质量。此外，新辅助化疗还可以起到体内药敏试验的作用，以便观察药物疗效，并为耐药机制研究、新型药物研发、肿瘤预后标志物的探索等科学研究提供重要的依据。

一、新辅助化疗对患者预后的影响

早期研究者认为，大量增殖的肿瘤细胞中会出现耐药表型的体细胞突变，而早期化疗的介入则可以使耐药细胞的产生数量降到最低。此外，在动物模型中证实了手术切除肿瘤可以刺激肿瘤转移及血液循环中生长因子水平的增高，而术前化疗可以有效地抑制术后残余肿瘤的增殖和转移。基于这些理论，研究者通过发起临床试验探索术前化疗和术后化疗间的优劣性。

从 20 世纪 80 年代中期开始，陆续进行了一系列的前瞻性随机对照研究，其中规模最大的试验为 NSABP B-18[27] 和 B-27[28] 试验。美国乳腺与肠道外科辅助治疗研究组（NSABP）B-18 临床研究比较了可手术乳腺癌术前或术后以蒽环类药物为基础的化疗（多柔比星+环磷酰胺）的区别。在 B-18 试验中，751 例患者接受 AC 新辅助化疗，742 例患者接受 AC 术后辅助化疗。目前最新公布的数据为中位随访时间 16 年的研究结果：新辅助化疗与辅助化疗的 DFS 和 OS 没有显著性差异。辅助化疗组的乳房切除率较新辅助化疗组高出 12%，新辅助化疗组保乳率较术后辅助化疗组有显著差异（67.8% 和 59.8%，$p =$

0.002）。研究反映了可手术乳腺癌术前化疗可提高患者保乳手术率，但不改善患者的 DFS 和 OS。但获得 pCR 的病例在 DFS 和 OS 的优势随时间的延长愈加明显。

NSABP B-27 进一步丰富了 B-18 的研究发现，B-27 试验共入组 2 411 例患者，随机分成 3 组：将可手术的乳腺癌患者随机分为 3 组（A 组：AC 方案 4 个周期，手术；B 组：AC 方案 4 个周期，多西紫杉醇 4 个周期，手术。C 组：AC 方案 4 个周期，手术，多西紫杉醇 4 个周期）。B-27 的研究目标为评价新辅助化疗在 AC 的基础上加用 T 能否提高可手术乳腺癌的 DFS 和 OS。随访 68.8 个月结果显示，与 A 组相比，B、C 两组的 OS 及 DFS 均未见显著提高，A、B、C 三组的 OS 分别为 81%、83% 和 81%；DF5 分别为 67%、72% 和 70%。但与 A 组相比，B 组的无复发生存率（RFS）显示优势（69% vs 74%，$P = 0.03$），而 C 组 RFS 未显示优势。将两个含多西紫杉醇治疗组的数据合并分析发现，含多西紫杉醇方案有增加 RFS 的趋势（72% vs 69%，$P = 0.06$）。该研究结果还提示，经新辅助化疗获得 pCR 的患者，其复发及转移风险较未经新辅助化疗患者下降 55%（DFS，$HR = 0.45$，$P < 0.01$），死亡风险下降 67%（OS，$HR = 0.33$，$P < 0.01$）。2008 年，ASCO 报道了 B18 及 B27 的长期随访结果在这两项研究中 pCR 的患者较非 pCR 患者取得了 OS 的持续获益。这两项研究的结果证实，术前新辅助治疗对远期生存的影响与辅助治疗相当。

欧洲癌症研究与治疗组织（EORTC）10902[29] 临床研究结果也证明了类似的结论，在该临床试验中，348 例和 350 例乳腺癌患者分别接受了术后或是术前 4 个疗程氟尿嘧啶（5-Fu）、表柔比星、环磷酰胺的化疗，从随访的结果显示，辅助化疗组的 10 年 OS 率为 66%，新辅助化疗的为 64%（$HR = 1.09$，95% CI $0.83 \sim 1.42$，$P = 0.54$），两组在长期生存上未显示明显差异。此外，辅助化疗组和新辅助化疗组的术后 10 年 DFS 率分别为 50% 和 48%，差异也无统计学意义。

二、新辅助化疗后病理完全缓解（pCR）与预后

目前对于 pCR 的定义，在各类文献和临床试验中不相一致，主要差异在于淋巴结的评估及是否允许存在导管原位癌成分。2015 年，我国乳腺癌新辅助化疗后的病理诊断专家共识建议在评估新辅助化疗疗效时，建议将乳腺原发灶无浸润性癌且区域淋巴结阴性定义为 pCR。

目前，最重要的一项研究是 CTNeoBC[30] 分析，它纳入了 12 项国际多中心临床试验的新辅助化疗的患者，分析了不同 pCR 定义的预后价值。研究结果显示，根据对原发灶和淋巴结癌成分的不同定义，新辅助化疗后患者的 pCR 率在 13% ~ 22%。新辅助化疗后原发灶达到 pCR 的患者中，淋巴结阴性的患者相比淋巴结阳性的患者具有更好的 DFS（$HR = 0.48$，95% CI $0.43 \sim 0.54$）和 OS（$HR = 0.36$，95% CI $0.31 \sim 0.42$）。而在淋巴结阴性的患者中比较发现，原发灶是否有原位癌成分残留跟患者的 DFS 和 OS 不相关。研究结果不仅佐证了将 pCR 定义为"乳腺原发灶无浸润性癌且区域淋巴结阴性"的可靠性，而且也有力地证实了 pCR 率和患者预后具有相关性。

如何理解对总体人群而言新辅助化疗不改善 DFS 和 OS，而达到 pCR 的患者却能取得 DFS 和 OS 的获益呢？其中一种解释为，对新辅助化疗中获 pCR 的患者自身而言，术后化疗效果也一样是好的，人群总体的生存率并没有改变。从这种意义上说，新辅助化疗仅是

一个筛选试验，把对化疗敏感的、预后好的患者挑选了出来，而这部分患者通过辅助化疗同样也能获益，新辅助化疗并没有增加生存人群的数量。在 B-27 试验中，第二组为 AC→T→手术，第三组为 AC→手术→T。第二组由于新辅助化疗方案中加入了 T，pCR 率为 26%，第三组将 T 用于辅助化疗，而新辅助化疗中仅用 AC，pCR 率为 13%，虽然第二组比第三组的 pCR 率升高了 1 倍，但是两组的 8 年 DFS 都为 62%，OS 都为 75%，这表明第二组 pCR 率的提高是因为加入了更加有效的 T，将 T 用于辅助化疗患者同样也能获益，pCR 并不能提高患者的总生存率。

pCR 率与分子表型存在一定的关系，一般认为 HR 阴性、HER-2 阳性及高 Ki-67 的乳腺癌类型化疗的 PCR 率更高。对于 Ki-67 增殖指数较高、HER-2 阳性的 Luminal B 的乳腺癌，相对于 Luminal A，其化疗敏感性相对稍高，这跟增殖快的癌细胞化疗反应好相关。在多数新辅助化疗研究中，Ki-67 增殖指数高是预测高 pCR 的指标之一。GeparTrio[31] 临床试验显示，新辅助化疗后 Ki-67 指数的高低和乳腺癌复发风险明显相关，化疗后残余病灶 Ki-67 在 35.1%~100% 的患者属于复发高危组，Ki-67 在 15.1%~35%、0%~15% 的患者分别属于复发中危和低危，前者在复发率和病死率上显著高于后面两者。Ki-67 在 0%~15% 的患者和化疗后达到 pCR 的患者在 DFS 和 OS 上无明显差异。进一步分层分析显示，相较 pCR 单因素，pCR 率和化疗后 Ki-67 的指数水平对激素受体阳性乳腺癌预后有较好的提示作用。

HER-2 阳性患者中，激素受体阴性者较激素受体阳性者有更高的化疗敏感性。对 GeparQuattro[31]、NOAH[32]、TECHNO[33] 3 个临床试验中 HER-2 阳性乳腺癌联合分析显示，激素受体阳性患者新辅助化疗后的 pCR 率为 31%（95% CI 26%~36%），达到 pCR 与未达到 pCR 的 HER-2 阳性激素受体阳性的患者相比，总生存 HR 值为 0.56（95% CI 0.23~1.37）；而 HER-2 阳性、激素受体阴性的患者中，pCR 率为 50%（95% CI 45%~56%），达到 pCR 与未达到 pCR 的 HER-2 阳性激素受体阴性的患者相比，总生存 HR 值为 0.08（95% CI 0.03~0.2）。这提示激素受体阳性可能是 HER-2 阳性乳腺癌对化疗不敏感的因素之一。

三、新辅助化疗能否指导用药

一直以来，与辅助化疗相比，新辅助化疗的优点之一在于其可以评估肿瘤对化疗的敏感性，根据患者对化疗的反应而修改化疗方案，是可靠的"体内药敏试验"。根据该理论，有学者认为可以根据一定疗程后乳腺癌肿瘤的退缩反应来更改化疗方案。但是事实并非如此。在德国进行的一项前瞻性研究 GeparTrio 试验中，受试者达 2090 人，所有受试者先进行 2 个疗程的多西紫杉醇+多柔比星+环磷酰胺（docetaxel + doxorubicin + cyclophosphamide，TAC）新辅助化疗，然后进行疗效评估，对原方案效果不佳者再随机分组，一组按原方案继续完成化疗，另一组换成长春瑞滨联合卡培他滨的化疗方案，结果显示，两组在 pCR 率和保乳率上均无明显差异。GeparTrio 试验结果显示，对于初始治疗无效的患者，如果继续原方案，仍有有效的可能。若对化疗不敏感患者换成其他方案，也并未如预期那样显著改善敏感性并提高疗效。

另一项在英国进行的有关新辅助化疗药敏试验的前瞻性研究 Aberdeen[34] 试验中，所有的受试者先接受 4 个疗程的环磷酰胺+长春新碱+多柔比星+泼尼松（cyclophosphamide + vincristine + doxorubicin + prednisone，CVAP）后，无效者换成多西紫杉醇，有效者随机分成多西紫杉醇或者继续 CVAP 化疗 4 个疗程。结果表明：对于初始治疗有效的患者，换成多西紫杉醇后，pCR 率从 15% 增加到 31%，也就是说，原方案有效的患者，换成其他方案后可能更有效；而 CVAP 失败的患者，即使换成多西紫杉醇，pCR 率仍只有 2%，这与 GeparTrio 的结果也是一致的。以上两项这项临床研究给我们两点提示：（1）虽然新辅助化疗对肿瘤细胞耐药性有一定的提示作用，但指导临床工作的意义并不大，换药似乎并不能解决耐药而有效提高 pCR 率；（2）药物本身的强弱对提高缓解率而言更有价值，不管初始治疗是什么情况，从弱效药物换到高效药物，可以带来不同程度的 pCR 率提升，但是患者如果已经对高效药物出现原发或继发性耐药，再换用同类药物或弱效药物，并不能提高 pCR 率。

虽然新辅助化疗过程中更换药物不能有效改善 pCR，但是 Gepar Trio 临床试验的探索性结果提示：根据疗效指导换药可能可以改善生存预后。GeparTrio 试验中对前两个疗程有效的患者中，继续原方案化疗至 8 个疗程的患者，DFS 要优于化疗 6 疗程的患者（$HR = 0.78$，95% CI $0.62 \sim 0.97$，$P = 0.026$）；前 2 个疗程化疗无效的患者，转换长春瑞滨联合卡培他滨联合方案后，其 DFS 依然可以比完成原方案化疗的患者好（$HR = 0.59$，95% CI $0.49 \sim 0.82$，$P = 0.001$）。此外，按照激素受体状态分别分析后显示，激素受体阴性患者的预后跟 pCR 与否密切相关，跟换药的关系不大；激素受体阳性患者的预后跟 pCR 相关性不大，却与根据疗效指导换药这一措施关系密切。

四、新辅助化疗实施的疗程

对于新辅助化疗的疗程，目前还有许多争议，一部分学者认为新辅助化疗需要 6~8 个疗程，甚至更长，才能达到目的。而另一些学者则认为新辅助化疗的疗程应根据治疗的目的设定，即达到降期手术的标准时即可停止新辅助化疗。对于这个问题，我们应首先明确乳腺癌治疗的目的应该是提高生存率和改善生活质量。之前提到的 GeparTrio 试验对这个问题也进行了研究。在 GeparTrio 试验中，对 2 个疗程 TAC 有效者随机分成 2 组，分别继续 4 个疗程的 TAC 或者延长至 6 个疗程，来确定用更多的疗程能否提高 pCR 率或者保乳率。研究结果表明：延长新辅助化疗的疗程并没有提高 pCR 率和保乳率，反而增加了化疗毒副作用，影响患者的手术及术后恢复。对于新辅助化疗能获得 pCR 的患者，即使术前的疗程不足而没有达到 pCR，在术后的辅助化疗中，同样也能从化疗中获得相同的疗效。其重点就是对原发病灶的评估，若肿瘤在新辅助化疗过程中持续缩小，新辅助化疗可适当延长疗程，甚至在手术前完成全部化疗。若一旦肿瘤 SD，且以满足手术需求，就要考虑停止新辅助化疗。不必要的延长疗程，可能导致一部分开始对化疗敏感的肿瘤细胞出现继发耐药，使本来已经缩小的肿瘤再次长大，甚至失去手术机会。

五、三阴性乳腺癌的新辅助化疗药物选择

目前，针对三阴性乳腺癌全身治疗的标准方案，仍是蒽环联合紫杉类为基础的化疗。目前研究的热点是新的药物组合及剂量或周期密度的调整。其中以贝伐单抗及卡铂研究

较多。

(一) GeparQuinto[35]研究

该研究旨在探索在早期 HER-2 阴性乳腺癌新辅助治疗加入贝伐珠单抗的疗效及安全性。该研究入组的 1948 例 HER-2 阴性患者（其中 678 例为 TNBC），接受 EC-T（多西他赛）方案治疗，按是否加入贝伐珠单抗随机分为试验组及对照组，主要研究终点为 pCR。结果显示，在新辅助治疗中加入贝伐珠单抗能显著提高 TNBC 患者 pCR 率（39.3% vs 27.9%，$P=0.003$）。但两组间 DFS 与 OS 均未见明显差异。研究者进一步对于 461 例 TNBC 患者进行了 BRCA1/2 的基因检测，显示试验组和对照组携带 BRCA1/2 基因突变的患者分别为 35 例和 47 例。2015 年 SABCS 上公布的结果显示，接受贝伐珠单抗治疗的 BRCA 基因突变携带者 pCR 达到 65.7%，显著高于未接受贝伐珠单抗治疗的突变者（38.3%），组内差异显著（$P=0.025$），也显著高于接受贝伐珠单抗治疗的 BRCA 野生型患者（35.8%）。提示 BRCA 基因突变的状态同样可以影响不含铂类治疗方案的疗效。但是作为 DFS 的替代指标，pCR 率的提高却并没有进一步带来这部分人群在 DFS 和 OS 上的生存获益，这可能与样本含量较少有关。

(二) GBG66[36]研究

该研究是一项随机、对照的 Ⅱ 期临床试验，研究目的为探讨 TNBC 与 HER-2 阳性乳腺癌中联合卡铂作为新辅助治疗的疗效，基础化疗方案为每周紫杉醇联合阿霉素，TNBC 患者同时接受贝伐珠单抗治疗。即其中 315 例 TNBC 患者在化疗、贝伐珠单抗治疗基础上随机接受或不接受卡铂治疗。结果显示贝伐珠单抗联合化疗的 pCR 为 36.9%，进一步加用卡铂后 pCR 达到 53.2%（$P=0.005$）。

(三) CALGB 40603[15]研究

该研究探讨了在每周紫杉醇序贯剂量密集阿霉素联合环磷酰胺方案中分别或者联合加入贝伐珠单抗或卡铂在 TNBC 中的疗效，纳入 Ⅱ-Ⅲ 期 TNBC 患者 443 例。结果显示贝伐珠单抗的加入能显著提高 TNBC 患者 pCR 率（59% vs 48%，$P=0.0089$），与 GeparQuinto 试验结论一致。试验还观察到接受贝伐珠单抗与卡铂联合治疗组的 pCR 率最高（67%），但分析显示两药之间没有协同作用（$P=0.52$）。最新公布的生存数据显示，两组的 3 年无事件生存率与 OS 无统计学差异（75.5% vs 72.9%，$P=0.25$；85.5% vs 80.9%，$P=0.23$）。

(四) 大型Ⅲ期临床试验 NSABPB-40[38]研究

该研究探索了在标准新辅助治疗基础上加入卡培他滨或吉西他滨，同时联合或不联合贝伐珠单抗治疗的疗效。该研究采用了 3×2 的实验设计，1206 例早期 HER-2 阴性乳腺癌患者随机分为 6 组，其中 3 组在新辅助化疗同时接受贝伐珠单抗治疗。结果显示：贝伐珠单抗的加入能显著提高 HER-2 阴性患者 pCR 率（34.5% vs 28.2%，$P=0.02$），但不同于其他研究结果，该研究亚组分析显示在 ER 阳性患者差异最显著（23.2% vs 15.1%，$P=0.007$），在 TNBC 中则没有意义（51.5% vs 47.1%，$P=0.34$）。对此，一种可能解释为该试验入组的 TNBC 患者数目较少，样本量不足。该研究最近公布的生存数据首次证实了贝伐珠单抗的加入可以显著延长 HER-2 阴性患者的 OS（HR = 0.65，95% CI：0.49-0.88，$P=0.004$）。不同于其他临床试验，该研究随机至贝伐珠单抗组的患者，除了在 6

周期新辅助化疗中联合贝伐珠单抗治疗外，术后继续贝伐珠单抗辅助治疗 10 周期，为贝伐珠单抗在 TNBC 中提供了新的治疗模式。虽然，NSABPB-40 研究结果提示贝伐珠单抗能够为乳腺癌患者带来生存获益，但该结果在其他研究中均未能重复，目前尚无足够的证据改变临床实践。发表在 Lancet Oncology 上的大型、随机、Ⅲ期临床试验 ARTemis 研究为贝伐珠单抗在早期 HER-2 阴性乳腺癌中的应用提供了新的证据。该试验中采用的标准新辅助方案为多西他赛序贯 FEC 方案，根据是否加入贝伐珠单抗分为试验组与对照组，其研究终点为 pCR。388 例接受贝伐珠单抗与化疗联合治疗的患者中，有 87 例达到 pCR（22%），明显高于对照组（17%，P = 0.03），且亚组分析显示 ER 阴性或弱阳性的患者（TNBC）从贝伐珠单抗中的获益更为显著。

虽然目前的专家组共识并不推荐对所有三阴性乳腺癌的新辅助化疗中都加用铂类，但对有 BRCA1 或 BRCA2 基因突变者，可以考虑加用铂类药物。同样，由于加入贝伐单抗的经济性和不良反应的增加，三阴性乳腺癌新辅助化疗是否联合贝伐单抗，仍需慎重考虑。

六、HER-2 阳性乳腺癌新辅助治疗

分子靶向药物治疗是近 10 年来乳腺癌治疗的全新模式。曲妥珠单抗是以 HER-2 为靶点的靶向治疗药物。早期奠基性临床试验结果报告了 HER-2 阳性的乳腺癌患者全身治疗中联合曲妥珠单抗，可以显著提高患者新辅助化疗 pCR 率，多个大型随机对照临床试验进一步证实了辅助应用曲妥珠单抗可以改善患者预后。曲妥珠单抗在 HER-2 阳性的乳腺癌患者新辅助治疗中的地位毋庸置疑。近些年，新的靶向药物也应用于乳腺癌的治疗中，如帕妥珠单抗、小分子酪氨酸激酶抑制剂拉帕替尼等。目前，对 HER-2 阳性乳腺癌新辅助治疗中，已经确认化疗联合靶向治疗的效果优于单纯化疗。但近一半的 HER-2 阳性乳腺癌患者，即使在新辅助化疗阶段联合了曲妥珠单抗，仍未能达到 pCR。多种靶向药物的联合应用，将为进一步提高 pCR 率，减少术后复发，提供新的希望。

在 NeoALTTO[39] 临床试验中，患者被分成 3 组，随机接受紫杉醇和拉帕替尼，紫杉醇和曲妥珠单抗，紫杉醇和曲妥珠单抗加上拉帕替尼的新辅助治疗方案。双靶向药物的新辅助化疗组的 pCR 率显著高于曲妥珠单抗的新辅助化疗组（46.8% 和 27.6%，P = 0.0007），单用拉帕替尼的新辅助化疗组的 pCR 率和曲妥珠单抗的新辅助化疗组有差距，但差别不大（20.0% 和 27.6%，P = 0.34）。虽然 NeoALTTO 提供了一个完美的开始，但是后续临床研究如 NSABP B-41[40] 和 CALGB 40601[41] 等并没有重现曲妥珠单抗联合拉帕替尼优于曲妥珠单抗的结果，使得这一双靶组合的应用受到一定的限制。研究者更多在深入分析哪些患者可能从双靶中获益，哪些患者只要单靶曲妥珠单抗即能获得较好疗效。

在 NeoALLTO 次要研究终点 EFS，及其姐妹临床研究 ALLTO 主要研究终点 DFS 中，我们未能观察到拉帕替尼对生存改善的阳性结果。这让联合双靶向方案在乳腺癌新辅助治疗中的必要性受到普遍质疑。但是，NeoALLTO 的设计初衷并非为了观察 EFS，其人群样本也不能有效检出组间有限的生存差异。而 ALTTO 研究的整体生存率数据优于 HERA 临床试验，提示 ALTTO 入组了大量早期低危病例，这些病例使拉帕替尼的生存获益（假如有的话）相当有限，而不能被有效检出。随着随访时间的延长、事件数的增加，NeoALTTO 和 ALTTO 是否会出现阳性结果仍未可知，不能全盘否定双靶向药物在乳腺癌

新辅助治疗中的价值。

Neosphere[42]临床试验主要评估了帕妥珠单抗在乳腺癌新辅助治疗中的有效性。Neosphere 临床试验将患者随机分为 4 组：多西他赛和曲妥珠单抗、多西他赛和帕妥珠单抗、曲妥珠单抗和帕妥珠单抗、多西他赛联合曲妥珠单抗及帕妥珠单抗双靶向组。双靶向新辅助化疗组 pCR 率为 45.8%，显著高于单联合曲妥珠单抗新辅助化疗组 29.0%（$P=0.0141$）。2013 年，FDA 提前批准了帕妥珠单抗作为乳腺癌新辅助治疗的药物。次年，FDA 起草并发布了 pCR 作为乳腺癌新辅助治疗的研究终点的指南，加速了部分新药上市的步伐。但是，"pCR 作为乳腺癌新辅助治疗生存终点的替代标记"这一提法也受到了很多质疑和争论。CTNeoBC 联合分析的结果显示，新辅助治疗后，pCR 和长期生存结局无明确相关性。帕妥珠单抗被 FDA 提前批准进入乳腺癌新辅助治疗的适应证，这一举措是否能转化为患者长期的临床获益，仍然是未知数，而帕妥珠单抗是否能真正意义上应用于乳腺癌新辅助治疗中，专家们并未给出绝对肯定的态度。近来，Neosphere 初步随访结果显示，化疗联合双靶向药物的患者 5 年 PFS 和 DFS 值均高于其他患者组，但是跟化疗联合曲妥珠单抗的患者组并未显示有显著差异。虽然整体上 pCR 患者具有更好生存预后（$HR=0.54$，95% CI 0.29~1.00），但由于各个试验组事件数较少，每组 HR 值 95% CI 很宽，并跨越临界值。可见，pCR 可以用来评价新辅助治疗的长期生存获益，但并不绝对，也并不高能。

综上，双靶向治疗给患者带来潜在额外获益的同时，也增加了额外的不良反应和经济负担。因此，选择在新辅助化疗联合双靶向治疗中获益最大的患者，是临床工作者关注的热点。从目前循证医学证据看，在新辅助治疗阶段，拉帕替尼或帕妥珠单抗尚无法取代曲妥珠单抗的中心地位，双靶向治疗相对于单靶向治疗的优势地位尚不明显。

七、新辅助治疗的影像和病理评估标准

新辅助治疗前，应给予患者完整的影像学评估，包括乳腺超声，钼靶，乳腺 MRI 基线评估乳腺和腋窝病灶的大小、范围等，以及 CT、骨扫描、颅脑 MRI 等对肝、肺、骨、脑等脏器的评估。新辅助治疗中，建议每 2 个周期进行靶病灶的复查（使用彩超和 MRI），判定乳腺、腋窝病灶的缓解情况。目前，更多地采用 WHO 或 RESIST 标准，主要基于肿块大小的变化予以划分，包括完全缓解（completeresponse，CR）、部分缓解（partial response，PR）、疾病稳定（stable disease，SD）和疾病进展（progress disease，PD）。例如，在 RESIST 标准中，CR 指靶病灶完消失，PR 指靶病灶长径缩小不小于 30%，PD 指病灶长径增加超过 20%，而 SD 指病灶改变在 PR 和 PD 之间。除了对病灶大小的评估外，目前也越来越多地采用 PET-CT 等功能影像的手段进行病灶活性的评估，根据病灶的 SUV 摄取值来判断治疗是否有效。

病理评估，包括新辅助治疗前的空心针穿刺病理诊断以及术后大体标本的病理诊断。新辅助治疗前，一般采用空心针穿刺活检予以定性诊断，并明确其 ER、PR、HER-2、Ki-67 的状态。空心针穿刺时，放置标志物标记瘤床，以免化疗后肿瘤退缩难以辨认。目前，越来越多的研究建议在新辅助治疗 2 个疗程后，再次行空心针穿刺活检，进一步了解肿瘤细胞的缓解情况，并为转化性科研提供更多的组织学标本。根据第七版 AJCC 乳腺癌分期

中，新辅助治疗后的乳腺癌分期被称为 ypT。需要注意的是，新辅助治疗后肿瘤细胞有两种退缩模式，一种为向心性退缩，肿瘤向心性缩小，形成较原来肿块体积小的瘤灶，此时肿瘤大小据实测量；另一种为筛状退缩，即肿瘤退缩呈散在多灶，大体上肿块的大小可能与新辅助前没有明显差别或较前缩小，但其中肿瘤细胞的密度发生了明显变化，肿瘤细胞常呈小簇或单个散布在纤维化间质中，存在多个病灶时，需注明以其中浸润性癌的最大连续病灶作为分期依据，建议在备注中写明存在多个病灶，当难以确定明确的单个浸润病灶时，可说明肿瘤细胞的分布情况，并报告浸润性肿瘤细胞的总体范围。

目前常用的新辅助治疗病理评估系统包括 Miller-Payne（MP）系统、残余肿瘤负荷（residual cancer burden，RCB）评估系统、Chevallier 系统、Sataloff 系统等。这些评估系统大多将治疗后反应分为 pCR 和非 pCR 两大类，并对非 pCR 的患者按缓解程度进一步分类。目前，将乳腺原发灶无浸润性癌且区域淋巴结阴性定义为 pCR，即 ypT0/is ypN0。国内病理界常用 MP 系统，该系统将治疗前的空心针穿刺标本与治疗后的手术标本进行比较，主要针对新辅助后残余肿瘤的细胞丰富程度进行评估，共分为 5 级：1 级浸润癌细胞无改变或仅个别癌细胞发生改变，癌细胞数量总体未减少；2 级浸润癌细胞轻度减少，但总数量仍高，癌细胞减少不超过 30%；3 级浸润癌细胞减少介于 30%~90%；4 级浸润癌细胞显著减少超过 90%，仅残存散在的小簇状癌细胞或单个癌细胞；5 级原肿瘤瘤床部位已无浸润癌细胞，但可存在导管原位癌。

第四节　化疗常见不良反应

化疗是乳腺癌综合治疗的重要组成部分。作为细胞毒药物，化疗药物在杀灭肿瘤细胞的同时，不可避免地会对正常组织造成一定的不良反应，这些不良反应，除与药物本身的作用相关外，还与用药的剂量、用药顺序、给药方式、患者的全身状况及合并的基础疾病相关，了解这些化疗不良反应及正确预防处理，对患者的生活质量有很大影响，同时也有助于临床根据患者的具体情况做出合理的决策。

一、消化道不良反应

消化系统化疗药物引起消化系统不良反应很常见，可表现为食欲不振、恶心和呕吐、口腔黏膜炎、腹泻、便秘等。

（一）恶心和呕吐

许多患者在化疗的过程中都伴随恶心和呕吐的症状，程度或轻或重。该不良反应严重地影响了患者的生活质量，部分患者因甚至因此放弃了化疗治疗。

临床上可将化疗药物导致的呕吐分为三类：急性、迟发性以及预期性。急性呕吐是指化疗后 24h 内出现的呕吐；迟发性呕吐发生于给药 24h 后，多在 24~72h 内出现，也可晚至化疗后 4~5d 才出现；预期性呕吐的性质类似条件反射，是患者前次的化疗引起明显急性呕吐之后，在尔后受到与化疗相关事物的刺激时产生的条件反射性呕吐，可发生于化疗前或化疗中。化疗止吐药物的使用原则是高效、经济和低毒副反应。大量研究显示肯定了 $5-HT_3$ 受体拮抗剂和皮质类固醇激素的止吐效果。临床上，$5-HT_3$ 受体拮抗剂因止吐效果确切而得到广泛应用。对于预防急性呕吐,尚可考虑将 5-HT_3 受体拮抗剂与糖皮质激素联用。对于中低致吐性化疗药物,皮质激素单独应用便可获得满意的镇吐效果。对于高致吐性化疗药物,皮质激素与 5-HT_3 受体拮抗剂可联合应用以获得呕吐的缓解。安定和抗组织胺药物是有效的止吐辅助用药,有较强抗焦虑作用,止吐作用弱,可作为止吐的辅助用药。神经激肽受体(NK)在呕吐症状的相关神经传导方面扮演着重要角色。研究显示,NK 参与神经传导的两个方面:一方面涉及胃肠道的传入神经,另一方面涉及呕吐中枢。NK-1 受体拮抗剂如阿瑞吡坦及其前体药物福沙吡坦的问世,使临床急性和迟发性呕吐的完全缓解率提高。

目前,针对呕吐的治疗原则是联合用药优于单一用药,化疗前计划性预防用药效果更好。根据不同的致吐风险,采取不同的药物联合。

对于呕吐,应充分评估止吐治疗措施,予以足够液体输入,避免水电解质和酸碱紊乱,调整止吐药物或者给药途径,如果效果仍不好,则可加用劳拉西泮等苯二氮䓬类药物。

(二)腹泻与便秘

1. 腹泻

化疗过程中,由于细胞毒药物对肠道黏膜细胞增殖破坏及抑制,引起肠黏膜的消化吸收功能障碍,同时分泌增加,导致患者出现不同程度的腹泻,称为化疗相关性腹泻(chemotherapy induced diarrhea,CTID),表现为化疗中或化疗后出现的大便次数增多,性状改变,呈稀便、水样便甚至血性大便,一般无明显腹痛,或仅有轻度腹痛。化疗腹泻的程度及持续时间与所使用的化疗药物种类、时间及剂量相关。在乳腺癌常用化疗药物中,5-Fu、卡培他滨、紫杉类和蒽环类药物均可引起 CTID。

预防化疗所致的腹泻包括以下几方面:在化疗前停止使用抗便秘药物,化疗过程中及化疗后避免进食促进肠道蠕动的食物,如乳制品、果汁和大量的水果等,但不推荐预防性使用止泻药物。

出现腹泻后,可根据腹泻的程度予以处理。一般轻至中度腹泻,无需停止化疗药物,可对症治疗,具体措施包括使用蒙脱石散等黏膜保护剂保护肠黏膜,减少分泌;使用止泻剂,如洛哌丁胺、苯乙哌啶、颠茄酊等;使用肠道菌群调节药物,如培菲康、整肠生等;调节饮食,少食多餐,避免对胃肠道刺激食物;如已伴有感染,则需抗感染治疗。

2. 便秘

肿瘤患者在接受化疗后常会出现便秘,表现为不规律性的大便干结,通常伴有腹胀、腹部不适或疼痛。长春碱类药物具有神经毒性,可引起胃肠道平滑肌应激性下降,胃肠道蠕动减弱,是引起化疗后便秘的常见药物。除化疗药物外,在化疗过程中使用止吐药物,尤其是 5-HT、受体拮抗剂,以及化疗后患者进食减少尤其膳食纤维摄入减少,也会导致便秘发生。

便秘的防治措施包括指导患者在化疗期间及化疗后进行饮食调整,进食富含纤维素的食物,进行适当的活动,促进肠道蠕动,补充足够的液体。在化疗开始前,预防性使用粪便软化剂或者缓泻剂,如番泻叶、乳果糖等,如便秘已经发生,则可以使用开塞露软化大便,甚至甘油灌肠剂灌肠等。

(三) 口腔黏膜炎

口腔黏膜炎是化疗的又一常见消化道反应。40%的标准化疗患者可有口腔黏膜炎。引起口腔黏膜炎的机制为药物对黏膜的直接损伤和继发的局部感染。化疗后中性粒细胞的减少，往往会加剧溃疡局部继发的厌氧、需氧菌甚至霉菌的感染。化疗药物引起的口腔黏膜炎与给药方案、方式有关。大剂量氟尿嘧啶给药可产生严重的黏膜炎伴血性腹泻，甚至危及生命。直接口腔黏膜毒性一般发生于化疗后 5~7d，然后逐渐进入愈合期。易引起口腔黏膜炎的化疗药物以抗代谢与抗生物素类多见。口腔黏膜炎常首先见于颊黏膜和口唇交界处，对酸性刺激敏感为早期线索，有龋齿和牙周病者更严重，反应常与剂量有关，并呈累积性。黏膜屏障的破坏增加了继发全身性感染的危险，体质衰弱和有免疫抑制的患者易继发霉菌感染。口腔黏膜炎治疗原则是减轻疼痛、加速黏膜修复和减少局部及全身的继发性感染。一般处理包括加强口腔清洁和护理，应用黏膜保护药物、局部或全身镇痛药，必要时应用抗细菌和抗霉菌的药物。

二、骨髓抑制

骨髓抑制是化疗最常见的不良反应之一，包括中性粒细胞、血红蛋白和血小板减少等，以中性粒细胞减少最常见，其次为血小板减少，血红蛋白的影响会在多次化疗后出现。骨髓抑制不仅会导致化疗延后而影响疗效，还可能导致并发症而危及患者生命，因此需积极预防和处理化疗后骨髓抑制。

化疗后的中性粒细胞减少的程度和持续时间与化疗药物的种类和剂量相关，当中性粒细胞绝对值低于 $0.5 \times 10^9/L$ 或低于 $1.0 \times 10^9/L$，但预计 48h 内将低于 $0.5 \times 10^9/L$，同时患者单次口内温度≥38.3℃或者≥38t℃持续 1h，或者腋温≥38.5℃持续 1h 以上时，则称为发热性中性粒细胞减少症（febrile neutropenia，FN）。FN 会导致患者住院时间延长，还可能因化疗时间推迟，药物剂量减少而影响疗效，在乳腺癌化疗常见药物中，紫杉类和蒽环类都会引起明显的中性粒细胞减少，其中多西他赛所致的中性粒细胞减少出现的时间较早且程度较重；而氟尿嘧啶类药物和吉西他滨等药物则较少引起中性粒细胞减少。研究显示，预防性使用粒细胞集落刺激因子（G-CSF）可以减少感染发生率和中性粒细胞降低风险。根据 NCCN 指南，在首次化疗前应充分评估 FN 风险，主要包括化疗方案和患者因素，对于 FN 发生风险>20%的患者，需要预防性使用 G-CSF，而对于 FN 发生风险在 10%~20%的患者，则可以考虑预防性使用 G-CSF。目前推荐在化疗结束后第 2 天或第 3~4 天开始使用 G-CSF，一直持续至中性粒细胞至低谷后恢复或接近至正常水平，并且在后续的化疗周期继续使用，剂量为 5μg/kg，对于化疗后中性粒细胞减少的患者，NCCN 指南推荐，如果已经预防性使用 G-CSF 者，可以继续使用，如果没有预防性使用 G-CSF，则需评估患者的感染风险，包括年龄大于 65 岁、重度粒细胞减少、伴有感染、既往的 FN 史等，如果患者有以上危险因素，则需要使用 G-CSF，按每日 5μg/kg，持续使用至度过中性粒细胞的低谷期。

乳腺癌常用化疗方案中，吉西他滨和蒽环类药物较常引起血小板减少，其他化疗药物对血小板影响不大。当血小板<$50 \times 10^9/L$ 时，可引起皮肤黏膜出血，还可能引起内脏自发性出血，当血小板减少到达Ⅱ度及以上时，需积极处理，针对血小板减少应采取的措施

包括使用促血小板生长因子、输注血小板等。根据我国专家共识，当外周血血小板<10×10^9/L 时，需要输注血小板和使用促血小板生长因子；血小板在 $10×10^9$~$50×10^9$/L 时，可根据临床出血情况考虑输注血小板。当血小板在 $20×10^9$~$75×10^9$/L 时，可以使用促血小板生长因子，包括重组人白介素 11（rhIL-11）和重组人血小板生成素（rhTPO）。需要注意的是，肾功能受损伤的患者需减量使用，老年患者以及蒽环类引起的血小板减少患者需慎用 rhIL-11；促血小板生长因子的停药指征为血小板多 $100×10^9$/L 或血小板较前升高 $50×10^9$/L。对于化疗后有血小板减少血高风险的患者，可以考虑预防性使用促血小板生成素，这些因素包括既往有出血史，化疗前血小板<$75×10^9$/L，接受者铂类、吉西他滨及蒽环类等药物化疗，肿瘤细胞浸润骨髓造成的血小板减少，既往接受过长骨和扁骨放疗。对于这类患者可在化疗结束后 6~24h 开始使用促血小板生成素。

如果化疗后出现白细胞和血小板下降，在下一个周期化疗前不能恢复到正常水平，则需调整化疗药物的剂量。

化疗后导致的贫血一般在化疗的后期出现，铂类药物是引起化疗后贫血的重要原因。对于化疗引起的贫血的治疗措施主要是采取输血和促红细胞生成素（EPO），使用 EPO 的主要目的是纠正贫血减少输血量。由于血源紧张以及输血的相关不良反应，根据 CSCO 临床实践指南，仅对于 Hb<60g/L 或临床急需纠正贫血状态的患者考虑输血；对于贫血达到中度及以上（Hb<100g/L）的患者可以考虑使用 EPO，治疗目标值为 Hb110~120g/L，而对于 Hb<80g/L 的患者则不宜行化疗。

三、肝功能损伤

药物性肝功能损伤是化疗过程中另一常见的剂量限制性毒性，乳腺癌常用的化疗药物均可能引起肝功能损伤。化疗所致肝功能损伤患者大多数没有明显症状，通常是在常规检查时发现血清学指标升高。血清学各项生化指标都可能出现异常，其中谷丙转氨酶（ALT）比谷草转氨酶（AST）更敏感，总胆红素是反映药物性肝损伤预后的主要参考指标。

（一）药物性肝损伤的诊断标准

（1）用药与血清学指标改变是否存在时序关系；
（2）既往该药物是否有肝损伤相关报道；
（3）排除其他原因导致的肝脏功能损伤；
（4）患者既往有相同的用药史，再次使用后出现类似的肝脏功能损伤。

我国专家共识认为，符合前三项或者前三项中的（2）项加上第（4）项可诊断。

（二）药物性肝功能损伤的治疗原则

（1）对于无基础肝病、所用抗肿瘤药物肝毒性较小、患者无症状、仅血清 ALT 峰值达正常 2~5 倍，TB 水平正常时，可暂不调整抗肿瘤药物，使用 1~2 种护肝药物、每周监测肝功能 1~2 次，对于有肝脏基础疾病、如糖尿病、脂质代谢紊乱，或使用肝脏毒性大的抗肿瘤药物患者，则建议早期停用相关药物。

（2）正确合理使用抗炎、抗氧化、解毒、降酶、退黄等护肝药物，急性期一般建议使用解毒抗氧化药物（如硫普罗宁、还原型谷胱甘肽、S-腺苷蛋氨酸类药物等）联合抗炎药物（如甘草酸制剂），待血清生化指标好转后，改为抗炎药物联合肝细胞膜保护剂（如多烯磷脂酰胆碱）。但由于部分护肝药物也可能存在肝脏毒性，一般不主张使用 3 种以上的护肝药物。

（3）如果出现以下任一情况，则需立即停止使用可疑药物 ALT 或 AST>8 倍正常值上限；ALT 或 AST>5 倍正常值上限持续 2 周以上；ALT 或 AST>3 倍正常值上限，并且 TB 或 NR 升高至 1.5~2 倍正常值上限；ALT 或 AST>3 倍正常值上限，伴进行性加重的乏力、恶心、呕吐、右上腹痛，或发热、皮疹、嗜酸粒细胞增多。

预防化疗所致的肝脏功能损伤的原则：在化疗时，尽可能避免有肝脏毒性药物联合应用；针对有肝脏基础疾病的患者，需慎重选择肝脏毒性药物；对既往出现过肝功能损伤的患者，需调整药物和剂量；化疗期间和化疗后密切监测肝功能，出现异常时积极治疗。

四、化疗性静脉炎和药物外渗的防治

化疗性静脉炎和化疗药物外渗是化疗过程中常见的并发症。化疗性静脉炎是由于反复多次静脉给药所造成的机械性刺激和损伤，导致给药静脉发生化学性炎症，大多数化疗药物都可引起化疗性静脉炎。化疗药物外渗是指药物在输注过程中漏出或渗入皮下组织中，可导致外渗部位疼痛、感染甚至组织坏死等。化疗药物外渗不仅发生在外周静脉化疗，也可发生于中央静脉置管化疗。根据化疗药物外渗对皮下组织的损伤程度，将化疗药物分为发疱性、刺激性和非刺激性化疗药物三类。乳腺癌化疗常用的发疱性化疗药物包括蒽环类药物和长春瑞滨，刺激性化疗药物主要有紫杉类药物。

化疗性静脉炎表现为沿静脉走向的条索状红线，局部组织发红、肿胀、灼热、疼痛等。化疗药物外渗的主要表现为静脉穿刺部位疼痛或烧灼感、红肿，无回血，或中央静脉置管处疼痛、肿胀，无回血，如处理不及时，可能出现大水疱至局部皮肤皮下组织坏死、溃疡等。

化学性静脉炎及化疗药物外渗的预防措施包括：合理选择血管，应选择患者四肢的充盈、弹性好、易固定的血管，避免选择手、足背及腕、踝关节等皮下组织少的部位，避开关节、神经和韧带处的血管以及腕和肘窝的静脉；避免同一部位多次、长时间输液；正确掌握药物浓度、给药方法、输液速度，同时提倡使用留置针和中心静脉导管/输液港（尤其是使用发疱性化疗药物时），减少因反复穿刺而造成的血管损伤。化疗前，对患者进行健康教育，化疗过程中护理人员的经常巡视也非常重要。

发生化疗性静脉炎以后，可采取以下措施：局部冷敷可以减少局部水肿和局部刺激，缓解疼痛；25%硫酸镁+2%利多卡因局部湿敷，可减轻静脉炎的程度；多磺酸黏多糖的局部外用，也可以缓解局部疼痛，减轻红肿症状等。

一旦发现化疗药物外渗，应该按以下流程迅速处理：

（1）立即停止化疗，患肢制动并保留针头；
（2）尽量抽吸出残留在针头、输液管中以及外渗部位的药物；
（3）注射糖皮质激素，取出针头；
（4）根据不同药物采用相应的解毒剂及冷/热敷；

（5）抬高患处48h，必要时继续解毒、止痛等治疗；

（6）观察随访，防治感染，如果出现溃疡，可考虑手术治疗。

五、过敏性反应和超敏反应

在乳腺癌常用化疗药物中，蒽环类药物可引起过敏反应，紫杉类易引起超敏反应，此类过敏反应中，最常见的是Ⅰ型超敏反应，表现为呼吸窘迫、支气管痉挛、低血压、血管神经性水肿、面部潮红、荨麻疹、胸背疼痛及焦虑等症状。一般发生在用药后1h内，但紫杉醇引起的超敏反应常在用药的10min内发生。严格按照说明书预防性脱敏处理后，紫杉类药物超敏反应在临床上并不多见，一旦发生，应立即停止输注，并按过敏反应的常规处理。

发生紫杉醇超敏反应为1~2级者，给予抗过敏处理，病情稳定后等待30min，可考虑重新输注紫杉醇，如果为3~4级超敏反应者，则不再考虑继续用药。重新输注时，按照初始输液速度的10%~25%进行输注，如果患者可以耐受，则可逐渐增加输液速度，同时在输注的前15min持续观察生命体征，第1h内，每15min观察一次，以后每小时观察一次至输液结束。

六、周围神经毒性

化疗药物引起的神经毒性一方面指药物直接对神经系统的损害，另一方面指药物的代谢产物间接对神经系统产生的毒性作用。常见引起神经毒性的化疗药物主要包括铂类、长春碱类和紫杉醇类药物。铂类很难穿过血脑屏障，但与周围神经有很高的亲和力。研究发现，铂类在背根神经节神经元中药物含量最高，从而推测背根神经节神经元是作用靶点。铂类引起神经毒性的临床表现包括周围神经病变、耳毒性及其他神经毒性。耳毒性是由于耳蜗听神经细胞受到损害，临床表现为剂量依赖的高音频率听力下降。近年的研究发现，耳毒性与柯蒂氏器的外侧毛细胞的凋亡有关。20%~40%的患者在顺铂治疗后数周或数月可出现莱尔米征，表现为颈部沿脊柱向双下肢传播的电击样麻木伴刺痛。动脉灌注顺铂后，偶可引起脑病。常规剂量卡铂导致的神经毒性罕见，大剂量卡铂却可导致严重周围神经病变，偶见其所致的可逆性后部白质脑病综合征。铂类在外周神经中的累积量、亲水性、疏水性的差异与毒副反应并不一定完全一致。卡铂和顺铂在外周神经聚集，但神经毒性的发生率却不如奥沙利铂高。奥沙利铂的神经毒性反应可呈急性、亚急性，发生于用药后数小时至7d左右。急性神经毒性和蓄积神经毒性常见，但耳毒性罕见。奥沙利铂的急性神经毒性是因其代谢产物草酸干扰细胞膜的离子通道，影响二价阳离子的稳定状态，引起周围神经过度兴奋。奥沙利铂迟发的蓄积神经毒性与剂量相关。长春碱类的中枢神经毒性不常见，外周神经毒性主要表现为振动感低下，由指尖开始向心性发展的麻木感，伴有腱反射等深反射减弱或消失。长春瑞滨由于对有丝分裂的微管更有亲和力，表明对轴突微管活性较其他长春碱类高，因而在同类药物中有较高的神经毒性发生率。关于长春新碱脂质体的临床试验也证实了其不良反应主要表现为神经性疼痛和肢端麻木，且神经毒性仍为主要的剂量限制性因素。高分次量、高累积量、糖尿病及以前有基础神经病变，是紫杉醇类引发神经毒性的危险因素。最常见神经病变是累及感觉神经纤维的周围神经病变，与剂量呈正比，主要表现为手足麻木疼痛、腱反射消失。紫杉醇引起的运动神经病变多涉及机体近端肌肉。紫杉醇还可引起其他神经毒性反应，如自主神经病变、关节和肌肉疼痛、惊厥和一过性脑病。但在极高剂量的情况下（>600mg/m^2），紫杉醇也可引起严重急性脑病。多西紫杉醇与紫杉醇的神经毒性相似，但手足针刺感及指趾麻木发生率比紫杉醇低，神经毒性与其累积剂量成正比。脂质体紫杉醇选择了特殊的药物载体，它的全身毒副作用较紫杉醇小，但脂质体紫杉醇一过性感觉神经毒性的副反应发生率较紫杉醇高。

不同化疗药物的神经毒性在停药后症状均有不同程度的减轻。临床常用的减轻神经毒性的一些抗氧化剂或细胞保护剂已经过临床的验证，如还原型谷胱甘肽、维生素E、锂盐等。2008年起，美国临床肿瘤学会已不推荐氨磷汀用于预防顺铂所致的神经毒性和耳毒性。

七、心脏毒性

引起心血管系统不良反应的化疗药物主要包括蒽环类、紫杉醇、氟尿嘧啶类等。蒽环类引起心脏毒性的机制与氧自由基有关。氧自由基导致心脏内多种亚细胞结构变化，包括心肌细胞骨架结构完整性丧失；降低抗氧化剂浓度；干扰心肌纤维细胞膜钠-钾泵作用，最终导致细胞内钙蓄积。蒽环类药物诱导心脏毒性按照出现的时间可分为急性、亚急性和迟发性。急性毒性包括心肌病、室上性心动过速、室性异位心律、心包心肌炎、明显心电图改变和罕见的猝死。其中，心肌病发生率较高，常在给药后几小时到几天内发生，表现为心内传导功能障碍和心律失常。少数病例会发生心包炎和急性左心室衰竭。亚急性心脏损害是在治疗结束1年内发生，通常在最后一次用药后3个月出现症状高峰，但也有8个月左右出现症状高峰的。迟发性心脏毒性是指在治疗结束后发生，通常在5年后出现。主要表现为隐匿性心室功能障碍、充血性心力衰竭及心律失常。慢性和迟发性心脏毒性与蒽环类药物的使用剂量呈正相关，因此，在化疗时，蒽环类药物不要超过终身累积使用剂量。

蒽环类药物推荐最大累积剂量：

多柔比星550mg/m^2（合并左侧胸壁放射或合并用药，<350~400 mg/m^2）；

表柔比星900~1000 mg/m^2（用过ADM，<800 mg/m^2）；

盐酸吡柔比星950 mg/m^2。

紫杉醇可引起无症状的心电图异常、血压改变、心律失常、心肌炎、心包炎、心包填塞、急性心肌梗死、心力衰竭、慢性心肌病等。心律失常发生率为2.7%，主要表现为无症状可逆性心动过缓，多发生于用药期间。紫杉醇的心脏毒性可能与影响心脏的自主节律与传导有关。氟尿嘧啶类引起的最常见心血管不良反应为心肌缺血综合征，表现为胸痛、心绞痛，可能机制为药物导致冠状动脉痉挛。其中，5-氟尿嘧啶引起心肌缺血现象最为常见，冠脉血栓、动脉炎症以及血管痉挛亦有报道，具体机制尚不明确。

目前，蒽环类药物心脏毒性的诊断和评估主要根据纽约心脏协会（NYH）关于心脏状态的分类评估或不良反应评价标准（NCI CTC）进行。心内膜心肌活检是公认的最敏感、最特异的诊断手段，但因其为有创操作且技术要求高，在临床上实施困难，除非是必要时，一般很少应用，因此临床上常用无创性手段监测心脏功能变化，及时调整治疗方案，尽可能减少心脏毒性的发生和降低心脏毒性的程度，方法包括心电图、心脏彩超、生化标记物等。左室射血分数（LVEF）是临床常用的心脏功能监测方法，但常常低估了心脏损伤，LVEF正常者可能有亚临床的心功能损伤，因此LVEF检测早期亚临床心脏疾病并不敏感，研究显示舒张功能障碍是蒽环类药物诱导的心功能障碍的早期表现，因此，用多普勒超声心动检查心脏舒张功能，对于早期监测心脏毒性是敏感的方法。心肌肌钙蛋白T（cTnT）和心肌肌钙蛋I（cTnI）在心肌发到变性坏死时，可出现在外周血中。患者cTnT/TnI的水平显著增高，可发生于LVEF明显变化前，且与心脏舒张功能不全相关，因此，可用于检测蒽环类药物导致的早期心脏毒性。目前推荐的减少蒽环类药物心脏毒性发生的策略包括：在治疗前，应评估心脏毒性风险，加强心脏功能的监测，调整用药方案，限制蒽环类药物的累积剂量，采用脂质体剂型等。在预防心脏毒性方面，临床上常用的保护心脏的药物，包括辅酶Q10、左卡尼汀、N-乙酰半胱氨酸、维生素C和维生素E等，但meta分析显示，这些药物在使用蒽环类药物时并没有明显的心脏保护作用。指南推荐的可以有效预防蒽环类药物所致心脏毒性的药物只有右丙亚胺（DZR）。右丙亚胺在第一次使用蒽环类药物前开始使用，并且每次使用蒽环类药物前都使用，可有效预防蒽环类药物所致心脏毒性，右丙亚胺与蒽环的剂量比为（10~20）:1（荐DZR:ADM = 20:1，DZR:EPI = 10:1）。

蒽环类药物所致的心脏毒性的处理包括对症处理，ESMO的指南建议，如果蒽环类药物治疗后心脏彩超显示左心室功能障碍，即使未表现出临床症状，也必须进行内科治疗，尤其对有长期生存可能的患者，治疗包括使用血管紧张素转化酶抑制剂（ACEI）和β受体阻断剂，开始早期的抗心衰治疗（蒽环类治疗结束的前2个月内）。

八、肾功能损伤

铂类可导致肾小管坏死，尤其是顺铂损伤小管间质，与剂量相关，并有蓄积作用。临床表现为急性肾衰、酸中毒和低镁血症。卡铂肾毒性较顺铂低，引起的急性肾衰少见。一般表现为低镁血症。卡铂肾毒性的作用机制也与损伤肾小管有关，但一般表现为可逆性。奥沙利铂肾毒性不常见，肾毒性的机制与急性肾小管坏死有关。奈达铂的肾毒性较低，治疗时不需水化，和卡铂一样也存在剂量限制毒性。环磷酰胺可直接作用于远端肾小管。异环磷酰胺可作用于近端肾小管，其代谢产物异环磷酰氮芥和丙烯醛作用于膀胱黏膜，可引起出血性膀胱炎。单次大剂量异环磷酰胺，可导致急性肾小管坏死。由于亚硝脲类药物可能对肾小管细胞及间质产生细胞毒作用，长期应用亚硝脲类药物，可导致不可逆慢性进展性间质性肾炎。甲氨蝶呤可在肾小管内沉积，大剂量应用时，可导致急性肾功能衰竭。化疗药物导致溶血尿毒综合征很罕见，发生率不到1%。病理改变系药物对内皮细胞的损伤引起，导致肾皮质坏死，进一步发展为急性肾衰竭。顺铂、长春碱类和吉西他滨与该不良反应有关，但其病理机制主要与药物剂量有关。，

治疗化疗药物相关肾功能损害应以预防为主。对于已经有肾功能损害的患者，化疗时需注意按照GFR将化疗药物减量。当合并慢性肾功能衰竭，应进行规律血液透析。化疗药物一般在透析后给予，并根据GFR将药物减量。鉴于铂类常引起肾毒性，在使用顺铂时，应注意充分水化，必要时加用甘露醇、速尿等。可根据患者肾功能调节卡铂的剂量。

此外，氨磷汀在体内吸收后水解为半胱胺等活性代谢产物，且对肿瘤细胞不起作用，故在使用顺铂前静脉注射氨磷汀，可较好预防顺铂的肾毒性。美司钠与环磷酰胺或异环磷酰胺合用时，对预防出血性膀胱炎有一定疗效。

九、手足综合征

手足综合征（hand-foot syndrome，HFS）是由化疗药物引起的手掌-足底感觉迟钝或肢端红斑、脱屑水疱等皮肤毒性反应，其特征性表现为麻木、感觉迟钝、感觉异常、麻刺感、无痛感或疼痛感，皮肤肿胀或红斑、脱屑、皲裂、硬结样水疱或严重的疼痛等，手足综合征多具有自限性，停药后可恢复，但再次用药后会再出现，是剂量限制性和剂量累积型毒性。

常用的乳腺癌化疗药物中，可以引起HFS的药物包括氟尿嘧啶、卡培他滨、蒽环类（包括脂质体多柔比星）、环磷酰胺、多西他赛和长春瑞滨等。HFS是卡培他滨最常见的不良反应，发生率达45%～56%。

在初次使用可能出现HFS的药物前，应当就预防措施对患者进行教育。预防措施包括穿宽松柔软的鞋子，避免过多行走，不戴戒指，不反复摩擦手脚；避免皮肤过度受压、过度受热，避免过多使用热水。同时，建议患者保持手足湿润，使用润肤剂或含油脂的乳膏。大剂量的维生素B（每日最大剂量可达200mg）可有效预防卡培他滨所致HFS。出现HFS以后，根据严重程度采取相应的措施。一般1级HFS，可不用调整药物剂量，对症治疗，观察HFS严重程度变化。如果出现2级以上的HFS，在对症治疗同时，必须进行剂量调整，先采取降低药物剂量，如果症状仍不能缓解，则需暂停用药，直至恢复正常或严重程度降至1级后再重新开始用药；出现3级HFS时，再次用药需减量25%。

手足综合征分级标准（NCI CTCAE 3.0）：

1级：以下列任一现象为特征：手和/或足的麻木/感觉迟钝/感觉异常、无痛性肿胀或红斑和/或不影响正常活动的不适；

2级：手和/或足的疼痛性红斑和肿胀和/或影响患者日常活动的不适；

3级：手和/或足湿性脱屑、溃疡、水疱或严重的疼痛和/或使患者不能下作或进行日常活动的严重不适，痛盛强烈，皮肤功能丧失。

十、脱发

化疗所致的脱发是对患者心理伤害很大的不良反应，尤其是女性患者。乳腺癌化疗最常用的紫杉类和蒽环类药物都会引起明显的脱发。化疗所致的脱发一般会在化疗后2～3周开始出现，在全部化疗结束后1～2个月头发可恢复生长。目前尚无有效的方式可以避免化疗所致脱发，常用的一些物理方法，如使用止血带沿发际线结扎，冰帽头皮降温等，都是通过降低到达局部毛囊细胞的药物量以减少脱发，其中冰帽头皮降温使用较多，一般在输注化疗药物前15min开始使用，一直到用药结束后50～60min。如果化疗输注时间较长，患者难以耐受持续使用冰帽，则可以在用药过程中间歇性使用。

◎ **参考文献**

[1] Hutchins L F, Green S J, Ravdin P M, et al. Randomized, controlled trial of cyclophosphamide, methotrexate, and fluorouracil versus cyclophosphamide, doxorubicin, and fluorouracil with and without tamoxifen for high-risk, node-negative breast cancer: treatment results of Intergroup Protocol INT-0102 [J]. J Clin Oncol, 2005, 23 (33): 8313-8321.

[2] Levine M N, Pritchard K I, Bramwell V H, et al. Randomized trial comparing cyclophosphamide, epirubicin, and fluorouracil with cyclophosphamide, methotrexate, and fluorouracil in premenopausal women with node-positive breast cancer: update of National Cancer Institute of Canada Clinical Trials Group Trial MA5 [J]. J Clin Oncol, 2005, 23 (22): 5166-5170.

[3] Henderson I C, Berry D A, Demetri G D, et al. Improved outcomes from adding sequential paclitaxel but not from escalating doxorubicin dose in an adjuvant chemotherapy regimen for patients with node-positive primary breast cancer [J]. J Clin Oncol, 2003, 21 (6): 976-983.

[4] Panasci L C, et al. Breast cancer subtypes and response to docetaxel in node-positive breast cancer: use of an immunohistochemical definition in the BCIRG001 Trial [J]. J Clin Oncol, 2009.

[5] Early Breast Cancer Trialists' Collaborative Group (EBCTCG). Effects of chemotherapy and hormonal therapy for early breast cancer on recurrence and 15-year survival: an overview of the randomised trials [J]. Lancet, 2005, 365 (9472): 1687-1717.

[6] Peto R, Davies C, Godwin J, et al. Comparisons between different polychemotherapy regimens for early breast cancer: meta-analyses of long-term outcome among 100, 000 women in 123 randomised trials [J]. Lancet, 2012, 379: 432-444.

[7] Berry D A, Cronin K A, Plevritis S K, et al. Effect of screening and adjuvant therapy on mortality from breast cancer [J]. N Engl J Med, 2005. 353 (17): 1784-1792.

[8] Sparano J A, Paik S. Development of the 21-gene assay and its application in clinical practice and clinical trials [J]. J Clin Oncol, 2008, 26 (5): 721-8.

[9] Nielson To, et al. High rick premenopausal luminal A breast cancer patients derive no benefit from adjuvant chemotherapy: results from DBCG77Brandomized trial [C]. San Antonio, TX: san antonio breast cancer symposium, 2015-12-08.

[10] Cuzick J, Sestak I, Forbes J F, et al. Anastrozole for prevention of breast cancer in high-risk postmenopausal women (IBIS-II): an international, double-blind, randomised placebo-controlled trial [J]. Lancet, 2014, 383 (9922): 1041-8.

[11] Abd El-Rehim D M, Ball G, Pinder S E, et al. High-throughput protein expression analysis using tissue microarray technology of a large well-characterised series identifies

biologically distinct classesof breast cancer confirming recent cDNA expression analyses [J]. Int J Cancer, 2005, 116 (3): 340-350.

[12] Joensuu H, Kellokumpu-Lehtinen P L, Huovinen R, et al. Adjuvant Capecitabine in combination with docetaxel, epirubicin and cyclophosphamide in the treatment of early breast cancer: 10-year Survival Results From the Randomized FinXX Trial [C]. 2016 ASCO Annual Meeting Oral Abstract Session: 2016-06-03.

[13] Silver D P, Richardson A L, Eklund A C, et al. Efficacy of neoadjuvant Cisplatin in triple-negative breast cancer [J]. J Clin Oncol, 2010, 28 (7): 1145-53.

[14] Von Minckwitz G. A randomized phase II trial investigating the addition of carboplatin to neoadjuvant therapy for triple-negative and HER2-positive early breast cancer (GeparSixto-GBG 66) [J]. J Clin Oncol, 2013, suppl, abstr 1004.

[15] Sikov W M, Berry D A, Perou C M, et al. Impact of the addition of Carboplatin and/or Bevacizumab to neoadjuvant once- per- week Paclitaxel followed by dose-dense Doxorubicin and Cyclophosphamide on pathologic complete response rates in stage II to III triple-negative breast cancer: CALGB 40603 (Alliance) [J]. J Clin Oncol, 2015, 33 (1): 13-21.

[16] Sparano J A, Zhao F, Martino S, et al. Long-term follow-up of the E1199 phase III trial evaluating the role of taxane and schedule in operable breast cancer [J]. J Clin oncol, 2015, 33 (1): 2353-2360.

[17] Sparano J A, Wang M, Martino S, et al. Weekly paclitaxel in the adjuvant treatment of breast cancer [J]. N Engl J Med, 2008, 358: 1663-1671.

[18] Budd G T, Barlow W E, Moore H C, et al. SWOG S0221: a phase III trial comparing chemotherapy schedules in high-risk early-stage breast cance [J]. J Clin oncol, 2015, 33 (1): 58-64.

[19] A Goldhirsch, R D Gelber, M J Piccart-Gebhart, et al. 2 years versus 1 year of adiuvant trastuzumab for HER -2 -positive breast cancer (HERA): an open-label, randomized controlled trial [J]. Lancet, 2013, 382 (9897): 1021-1028.

[20] Perez E A, Romond E H, Suman V J, et al. Trastuzumab plus adjuvant chemotherapy for human epidermal growth factor receptor 2-positive breast cancer: planned joint analysis of overall survival from NSABP B-31 and NCCTG N9831 [J]. J Clin Oncol, 2014, 32 (33): 3744-3752.

[21] Ten year follow-up of the BCIRG-006 trial comparing doxorubicin plus cyclophosphamide followed by docetaxel (AC-T) with doxorubicin plus cyclophosphamide followed by docetaxel and trastuzumab (AC-TH) with docetaxel, carboplatin and trastuzumab (TCH) in HER2+ early breast cancer patients. San antonio breast cancer symposium, 2015-12-8.

[22] Loi S, Michiels S, Salgado R, et al. Tumor infiltrating lymphocytes are prognostic in triple negative breast cancer and predictive for trastuzumab benefit in early breast cancer: results from the FinHER trial [J]. Ann Oncol. 2014, 25: 1544-1550.

[23] Marty M, Cognetti F, Maraninchi D, et al. Randomized phase II trial of the efficacy and safety of trastuzumab combined with docetaxel in patients with human epidermal growth factor receptor 2-positive metastatic breast cancer administered as first-line treatment: the M77001 study group [J]. J Clin Oncol, 2005, 23 (19): 4265-4274.

[24] Valero V, Forbes J, Pegram M D, et al. Multicenter phase III randomized trial comparing docetaxel and trastuzumab with docetaxel, carboplatin, and trastuzumab as first-line chemotherapy for patients with HER2-gene-amplified metastatic breast cancer (BCIRG 007 Study): two highly active therapeutic regimens [J]. J Clin Oncol, 2011, 29 (2): 149-56.

[25] Extra J M, Antoine E C, Vincent-Salomon A, et al. Efficacy of trastuzumab in routine clinical practice and after progression for metastatic breast cancer patients: the observational hermine study [J]. Oncologist, 2010, 15 (8): 799-809.

[26] 中国抗癌协会乳腺癌专业委员会. 中国抗癌协会乳腺癌诊治指南与规范（2017版）[J]. 中国癌症杂志, 2017, 27 (9): 695.

[27] Fisher B, Brown A, Mamounas E, et al. Effect of preoperative chemotherapy on local-regional disease in women with operable breast cancer: findings from National Surgical Adjuvant Breast and Bowel Project B-18 [J]. J Clin oncol, 1997, 15 (7): 2483-2493.

[28] Bear H D, Anderson S, Smith R E, et al. Sequential preoperative or postoperative docetaxel added to preoperative doxorubicin plus cyclophosphamide for operable breast cancer: National Surgical Adjuvant Breast and Bowel Project Protocol B-27 [J]. J Clin oncol, 2006, 24 (13): 2019-27.

[29] van der Hage J A, van de Velde C J, Julien J P, et al. Preoperative chemotherapy in primary operable breast cancer: results from the European Organization for Research and Treatment of Cancer trial 10902 [J]. J Clin Oncol, 2001, 19 (22): 4224-37.

[30] Cortazar P, Zhang L, Untch M, et al. Pathological complete response and long-term clinical benefit in breast cancer: the CTNeoBC pooled analysis [J]. Lancet, 2014, 384 (9938): 164-172.

[31] von Minckwitz G1, Kümmel S, Vogel P, Hanusch C, et al. Neoadjuvant vinorelbine-capecitabine versus docetaxel-doxorubicin-cyclophosphamide in early nonresponsive breast cancer: phase III randomized GeparTrio trial [J]. J Natl Cancer Inst, 2008, 100 (8): 542-551.

[32] von Minckwitz G, Rezai M, Fasching PA, et al. Survival after adding capecitabine and trastuzumab to neoadjuvant anthracycline-taxane-based chemotherapy for primary breast cancer (GBG 40--GeparQuattro) [J]. Ann Oncol, 2014, 25 (1): 81-89.

[33] Semiglazov V, Eiermann W, Zambetti M, et al. Surgery following neoadjuvant therapy in patients with HER2-positive locally advanced or inflammatory breast cancer participating in the NeO Adjuvant Herceptin (NOAH) study [J]. Eur J Surg Oncol, 2011, 37 (10): 856-863.

[34] Abd El-Rehim D M, Ball G, Pinder S E, et al. High-throughput protein expression analysis using tissue microarray technology of a large well-characterised series identifies biologically distinct classesof breast cancer confirming recent cDNA expression analyses [J]. Int J Cancer, 2005, 116 (3): 340-350.

[35] Hein A, Lambrechts D, von Minckwitz G, et al. Genetic variants in VEGF pathway genes in neoadjuvant breast cancer patients receiving bevacizumab: Results from the randomized phase III GeparQuinto study [J]. Int J Cancer, 2015, 137 (12): 2981-8.

[36] Smith I C, Heys S D, Hutcheon A W, et al. Neoadjuvant chemotherapy in breast cancer: significantly enhanced response with docetaxel [J]. J Clin Oncol, 2002, 20 (6): 1456-1466.

[37] von Minckwitz G, Schneeweiss A, Loibl S, et al. Neoadjuvant carboplatin in patients with triple-negative and HER2-positive early breast cancer (GeparSixto; GBG 66): a randomised phase 2 trial [J]. Lancet Oncol, 2014, 15 (7): 747-756.

[38] Bear H D, Tang G, Rastogi P, et al. Bevacizuma added to neoadjuvant chemotherapy for breast cancer [J]. N Engl J Med, 2012, 366 (4): 310-320.

[39] de Azambuja E, Holmes A P, Piccart-Gebhart M, et al. Lapatinib with trastuzumab for HER2-positive early breast cancer (NeoALTTO): survival outcomes of a randomised, open-label, multicentre, phase 3 trial and their association with pathological complete response [J]. Lancet oncol, 2014, 15 (10): 1137-1146.

[40] Robidoux A, Tang G, Rastogi P, et al. Lapatinib as a component of neoadjuvant therapy for HER2-positive operable breast cancer (NSABP protocol B-41): an open-label, randomised phase 3 trial [J]. Lancet Oncol, 2013, 14 (12): 1183-92.

[41] Golshan M, Cirrincione C T, Sikov W M, et al. Impact of neoadjuvant therapy on eligibility for and frequency of breast conservation in stage II-III HER2-positive breast cancer: surgical results of CALGB 40601 (Alliance) [J]. Breast Cancer Res Treat, 2016, 160 (2): 297-304.

[42] Gianni L, Pienkowski T, Im YH, et al. 5-year analysis of neoadjuvant pertuzumab and trastuzumab in patients with locally advanced, inflammatory, or early-stage HER2-positive breast cancer (NeoSphere): a multicentre, open-label, phase 2 randomised trial [J]. Lancet Oncol, 2016, 17 (6): 791-800.

第九章 乳腺癌的放射治疗

第一节 乳腺癌的放射生物学

放疗是通过射线照射达到杀灭肿瘤细胞的目的。放射生物学主要研究射线对生物体的作用，是放射肿瘤学的四大支柱之一。临床放射生物学为放射治疗提供理论基础，是研究人类肿瘤及正常组织在放射治疗中的放射生物特性和放射生物行为，以提高肿瘤治疗效果、减少正常组织损伤和改善生活质量的学科。

放射生物学研究的主要内容包括细胞放射损伤的修复（repair of radiation damage）、周期内细胞的再分布（redistribution within in cell cycle）、乏氧细胞的再氧合（oxygen effect and reoxygenation）、再群体化（repopulation），即4R。4R理论可以解释多数放疗相关的临床问题。掌握并熟练应用临床放射生物学知识，对提高放射治疗效果有重要的意义[3]。4R的概念也是影响分次放射治疗的重要生物学因素。而研究分次照射的生物学原理和照射剂量-生物效应的量效关系是探索不同分割模式放疗的生物学基础。

根据正常组织对电离辐射的不同反应，将正常组织分为早反应组织及晚反应组织。早反应组织的特点是更新很快，照射后损伤很快表现出来。早反应组织 α/β 比值通常较高，如黏膜，一般认为，肿瘤组织属于早反应组织。晚反应组织特点是细胞更新很慢（如神经组织），损伤很晚才会表现出来。晚反应组织的 α/β 比值较低[4]。而分次剂量放疗主要是影响晚反应组织，分次剂量增大时，晚反应组织的损伤要明显于早反应组织[5]。增殖缓慢的肿瘤 α/β 比值较小，对单次放疗剂量比增殖快的肿瘤更为敏感，因此，在 α/β 比值小的肿瘤中，大分割放疗可能会提高肿瘤控制率。

Yarnold等人通过对1410例乳腺癌保乳术后患者使用不同放疗分割方案进行治疗[6]，根据放疗后各组乳腺癌组织和正常乳腺组织的变化，推算出乳腺癌对单次照射剂量敏感性的 α/β 值约为3.6Gy，而正常乳腺组织的 α/β 值约为3.1Gy。结果表明，乳腺癌组织对于分次剂量的放射敏感性和正常乳腺组织相似，采用大分割放疗理论上可达到与常规放疗相当的治疗效果。

乳腺癌放射治疗常见的急性副反应主要有放射性皮肤损伤与肺炎，而晚期并发症有肺纤维化、上肢淋巴水肿、臂丛神经损伤、心脏毒性等，应予以重视。乳腺癌放疗患者中，心脏毒性被视为乳腺癌放疗的重要并发症，特别是左乳癌放疗的患者[7]。在乳腺癌放射治疗的研究中，心脏放射性损伤成为乳腺癌非肿瘤性因素死亡的主要原因之一[8-9]。在乳腺癌的放疗中，基于CT的治疗计划系统，能够更好地评估心脏和肺的放疗受量。现代的放疗技术，如 3DCRT、IMRT 和呼吸门控技术等[10-12]，使心脏的照射体积减小，从而降低心脏的放射损伤，以降低心脏的毒性，降低乳腺癌因心脏病死亡的风险，使乳腺癌患者从放射治疗中获益更多，有助于提高患者的生存率。

第二节 保乳术后的放射治疗

一、导管原位癌保乳术后辅助放疗

导管原位癌是局限于乳腺导管内的原位癌，被认为是浸润性导管癌的前期病变。根据病理学形态，将导管原位癌（DCIS）分为三级，即低级别、中级别和高级别。导管原位癌如不经过治疗，最终可能会发展为浸润性导管癌。级别越高，进展为浸润性导管癌的风险越大，O'Flynn 等[13]报道，低级别 DCIS 进展为浸润性癌的风险是 13%，高级别 DCIS 的风险是 36%。其他的危险因素，如年龄、肿瘤体积、切缘状态等，也与发展为浸润性导管癌密切相关。

DCIS 预后好，区域淋巴结和远处转移发生较少，绝大多数复发于局部乳腺，病死率很低。其治疗以局部治疗为主，包括全乳切除术和局部肿块扩大切除术（不包括腋窝淋巴结清扫）联合放疗[14]。全乳切除对于 98% 的 DCIS 患者是一种治愈性治疗方法。来自法国的一组调查数据显示，在病灶直径小于 10mm 的患者中，行全乳切除的约占 10%，而大于 20mm 的约占 72%[15]。在低级别和高级别 DCIS 中，分别有约 11% 和约 54% 的患者行全乳切除术。

对于多中心、多象限病灶，全乳切除术是合适的推荐治疗方法。行局部肿块扩大切除术（不包括腋窝淋巴结清扫）联合放疗与乳腺切除术有相似的生存率[16]。DCIS 保乳术后行全乳放疗可以降低约 50% 的同侧复发风险。研究者试图在评估复发低危的 DCIS 患者，仅行保乳手术而不接受放疗，比如低级别 DCIS，符合 VNPI 低危组的患者。目前仅有回顾性研究支持这一观点，而且长期随访结果显示，按危险度分组，仅能筛选出部分复发时间点延迟的患者，而非低复发风险的患者[17]。RTOG 9804 研究对部分 DCIS 复发低危患者进行保乳术后放疗进行对比观察，入组患者均为低或中级别，肿瘤小于 2.5cm，放疗组剂量 50Gy/25F，放疗靶区为全乳腺，无瘤床推量。共 636 例患者参加该随机临床研究，中位随访时间为 7 年，放疗组局部复发率仅为 0.9%，而观察组为 6.7%。RTOG 9804 的结果提示，即便是部分中危或低危患者，放疗后的局部复发率显著低于未放疗的患者[18]。

基于以上的研究结果，对于初发 DCIS 的治疗，目前推荐保乳手术联合全乳放疗，推荐放疗剂量 50Gy/25F，不需要行区域淋巴结预防照射。全乳切除术可作为保乳手术联合放疗的替代治疗。是否进行瘤床加量，尚无随机临床研究证据。回顾性研究显示，瘤床加量未改善局控和生存，年轻患者可能从瘤床加量总获益。正在进行的 III 期临床研究 TROG07.01 和 EORTC 22085 是专为针对 DCIS 保乳术后放疗是否需要瘤床加量的研究，该研究结果将会为是否需瘤床加量提供证据。

二、早期乳腺癌保乳术后的放疗

保乳治疗成为早期乳腺癌的重要治疗方法已经有 20 余年。保乳手术后放疗是保乳治疗中的重要环节。通过用中等剂量的放疗控制乳腺内的亚临床病灶，达到与改良根治术相同的疗效，但保留完整的乳腺，有很好的美容效果和功能。

NSABP-06 和 Milan 研究结果表明，早期乳腺癌的保乳手术+放疗，在局部控制和总生存率上与乳腺癌改良根治术相同[19-20]。EORTC 10801 III 期临床研究随访 20 年的研究结果表明，保乳手术+放疗与改良根治术在生存方面无明显差异。这些研究均表明，保乳术+放疗与乳腺改良根治术相比，其局部复发率、远处转移率和总生存基本无差异，证实了保乳术的安全性和可行性[21]。

(一) 早期乳腺癌保乳术后放疗和瘤床加量

保乳术后行全乳腺放疗能降低约 2/3 的局部复发风险，同时瘤床加量（光子、插植或电子线）可以在全乳 45~50Gy 剂量的基础上进一步提高局部控制率。EORTC 22881 随机临床研究的结果表明，浸润性乳腺癌保乳术后行瘤床加量能进一步降低患者的同侧乳腺局部复发率，瘤床加量和未加量的患者 10 年局部复发率有显著性差异，分别为 6.2% 和 10.2%，并且所有年龄组均能从瘤床加量中获益。年轻患者获益更大，年龄<40 岁的患者瘤床加量和不加量 10 年同侧乳腺局部复发率为 13.5% 和 23.9%。年龄>60 岁患者瘤床加量和不加量的 10 年局部复发率为 3.8% 和 7.3%。20 年绝对复发风险在 41~50 岁年龄组从 19.4% 降至 13.5%，51~60 岁组从 13.2% 降至 10.3%，>60 岁组从 12.7% 降至 9.7%[22]。这些数据表明瘤床加量在年龄≤50 岁的患者获益更大。

除了年龄因素以外，影响瘤床加量的局部复发率的因素还有组织学级别、脉管癌栓和腋窝淋巴结状态。全乳放疗后，在局部复发高危患者（比如年龄<50 岁，组织学高级别肿瘤，脉管癌栓，腋窝淋巴结阳性或有灶状阳性切缘）中推荐瘤床加量，以降低局部复发率。

保乳术后放疗的标准分割剂量为 50Gy，每次 1.8~2Gy，每天 1 次，共 5 周。如果手术切缘阴性，瘤床加量的剂量为 10~16Gy；如果手术切缘阳性，瘤床加量的剂量为 15~20Gy，常规分割。瘤床加量多在全乳放疗结束后进行，包括序贯加量的总疗程为 6~8 周。同期瘤床加量（SIB）是在全乳放疗的同时，瘤床达到比常规乳腺放疗更高的生物等效剂量。究竟是通过序贯还是同期方式完成瘤床加量，尚无定论。

保乳术后是否需要行区域淋巴结照射，以及照射的范围，主要参考初诊时的分期，术后分期，全身治疗的效果等来决定，在第四节区域淋巴结的放疗中阐述。

保乳术后放疗开始的时间，如果患者无需全身化疗，建议患者尽早放疗。因为手术放疗间隔太长，可能降低放疗的效果。建议患者在术后 8 周内进行放疗。也不建议患者在术后 4 周内进行放疗，因为此时血清肿较大。如果患者需要全身化疗，关于术后化疗和放疗的顺序问题，有研究表明，放疗延迟 6 个月会增加局部复发风险。Bellon 等的 III 期临床研究[23]显示，随访 5 年，保乳术后先化疗组局部复发率高，先放疗组远处转移率高，随访 10 年，两组患者的局部复发率、远处转移率和总生存率无明显差异。因此，保乳术后放疗和化疗均需及时进行。当局部复发风险高时，如切缘阳性或近切缘，可先行放疗，当远处转移风险较高时，如腋窝淋巴结转移、ER 阴性、脉管癌栓等的乳腺癌，可先行化疗。

(二) 早期乳腺癌保乳术后的全乳大分割放疗

大分割放疗是通过增加单次放疗剂量，减少放疗次数，可以缩短放疗周期，减少病人往返医院的次数或住院时间，提高病人对放疗的依从性，并能节省医疗资源。前面已经提到，Yarnold 的研究[6]表明，乳腺癌对单次照射剂量敏感性的 α/β 值约为 3.6Gy，而正常乳腺组织的 α/β 值约为 3.1Gy，这项研究表明，乳腺癌细胞的 α/β 值可能与正常乳腺组织的 α/β 值相近或类似。许多恶性肿瘤，比如头颈部肿瘤的 α/β 值一般为 10Gy。对于 α/β 值比较小的肿瘤，应用大分割放疗可能会提高肿瘤的局控率，达到与常规分割放疗 50Gy/25F 相当的治疗效果。

在保乳术后采用大分割放疗的前瞻性随机临床研究中，加拿大安大略省临床肿瘤协助组的研究是较早开展的，该研究选择了 1234 名腋窝淋巴结阴性的 T1-2 保乳术患者，切缘阴性，大分割放疗的剂量为 42.5Gy/16F/22d，常规放疗组为 50Gy/25F/35d，无瘤床加量。该研究显示，大分割放疗组和常规放疗组的 10 年局部复发率分别为 6.2% 和 6.7%，无显著性差异，且两组 10 年的美容效果也无显著性差异[24]。

START A 和 START B 研究是英国的两项关于非常规分割放疗的多中心临床研究[25]。START A 研究共入组了 2236 名保乳术及改良根治术患者（其中改良根治术患者约占 10% 左右），分为 3 组，大分割放疗组（2 组）：41.6Gy/13F/5W 和 39Gy/13F/5W，常规放疗组：50Gy/25F/5W。中位随访 9.9 年，研究结果显示，局部复发率分别为 6.3%、8.8% 和 7.4%。41.6Gy/13F/5W 组和常规放疗组相当，39Gy/13F/5W 略差。START B 研究共入组了 2215 名保乳术及改良根治术患者，患者构成和 START A 研究基本类似。START B 研究的分割方式为 40Gy/15F/3W 和 50Gy/25F/5W，大分割短程放疗的局部复发率为 4.3%，而常规放疗组为 5.5%。在大分割放疗组，放疗相关的正常乳腺组织反应如乳腺收缩、毛细血管扩张和乳腺水肿是很少的。甚至，大分割组稍好于常规分割组。START 研究均允许在全乳放疗结束后给予 10Gy/5F 的放疗加量。START A 和 B 研究中，晚期损伤如缺血性心脏病、肺纤维化、臂丛神经损伤和有症状的肋骨骨折的发生率很低，为 0~1.9%，在不同剂量组之间无明显差异。START 研究说明，在早期浸润性乳腺癌，大分割放疗是安全和有效的。

UK IMPORT LOW 研究[26]是继续对放疗的范围和剂量做减法的 III 期多中心临床研究，沿袭了 START B 研究的大分割短程放疗，将 50 岁以上，$T \leqslant 3cm$，非多灶的浸润性乳腺癌，无脉管癌栓，N0-1，切缘 $\geqslant 2mm$ 的保乳术后患者分为 3 组，全乳放疗组：40Gy/15F/3W；减量放疗组：全乳 36Gy/15F/3W；部分乳腺 40Gy/15F/3W，部分乳腺放疗组：40Gy/15F/3W。5 年的同侧乳腺复发率分别是 1.1%、0.2% 和 0.5%。美容效果无显著性差异。10 年的局部复发率和美容效果仍在随访中，期待 UK IMPORT LOW 研究 10 年的结果。

因此，2011 年美国放射治疗及肿瘤学会发表了关于全乳大分割放疗（HF-WBI）的指导性意见：推荐可行大分割放疗的患者为：保乳术后，术后分期为 pT1-2N0，诊断乳腺癌时年龄>50 岁，不接受全身化疗。对于有瘤床加量适应证的患者，仍需给予加量，但瘤床加量的最佳剂量和分割方式不明确，可同步加量，也可序贯加量[27]。2018 年 NCCN 指南继续推荐全乳放疗优先选择 40~42Gy/15~16/3W 的大分割方式，在复发高危的人群中行瘤床加量，10-16Gy/4-8F。

(三) 保乳术后加速部分乳腺照射 (PBI)

保乳术后同侧乳腺复发主要位于瘤床和其周围，而瘤床以外部位复发较为少见。基于此，国外开展了保乳术后部分乳腺照射的研究，如 RTOG0413，RAPID-OCOG，术中放疗的 ELIOT、TARGIT-A 研究等。

PBI 将瘤床和其周围的 1~2cm 的范围定义为临床靶区，给予足够的预防剂量，以代替全乳放疗。整个疗程在 1 周左右。其优势有：放疗时间短，患者依从性更好；放疗范围小，放疗毒性可能更小；放疗范围小，PBI 后局部复发仍有可能接受保守治疗。

PBI 的放疗方式有 APBI 和术中放疗两种。ABPI 是通过分次照射来完成，采用 3DCRT 技术，每次 3.85Gy，每日 2 次，总剂量 38.5Gy，采用组织间插植和球囊技术，3.4Gy，每日 2 次，总剂量 34Gy。术中放疗则是在术中给予瘤床单次 20Gy 的照射。不良反应和美容效果可能取决于采用的 PBI 技术。目前，术中放疗 PBI 局部复发率高，需进一步选择合适的患者[28]。

目前 PBI 研究中入组的多为低危患者，根据一些 Ⅱ 期临床的结果，2009 年 ASTRO 关于 PBI 适应证应限于低危人群，年龄≥60 岁，T≤2cm，切缘≥2mm，单中心病变，ER 阳性，无脉管癌栓，病理类型好，无 BRCA1/2 基因突变等，腋窝淋巴结阴性，无 EIC，未接受新辅助化疗。因 PBI 的随访时间短，数据不多，安全性和合适剂量模式仍不明确，PBI 尚不能成为标准治疗，患者选择应慎重。

三、早期乳腺癌保乳术后豁免放疗

研究者尝试研究在局部复发风险很低的患者中，是否能够豁免保乳术后放疗。有些随机临床试验已经在开展这方面的研究。其中较早的一项是 NSABP B-21 研究[29]，该研究结果表明，8 年同侧乳腺复发率在单纯三苯氧胺组是 16.5%，单纯放疗组是 9.3%，联合治疗组是 2.8%。在低风险而未行放疗组，有相当高的局部复发率，该研究恰恰表明，保乳术后放疗仍然是保乳治疗中的重要部分。

加拿大的研究人员随机选择了 769 名 50 岁及以上的乳腺癌患者，小肿瘤 (T1-2)，接受三苯氧胺联合或不联合放疗 (40Gy/16F，瘤床补量 12.5Gy/5F)。中位年龄 68 岁，81% 患者是 ER 阳性。结果表明，保乳术后放疗显著降低了局部复发率 (5 年内从 7.7% 降到 0.6%，8 年内从 17.6% 降到 3.5%)。因此，该研究再次在预后良好患者中证实保乳术后放疗的重要性[30]。

为了进一步确定在更低风险患者中能否豁免放疗，在 CALGB9343 研究[30-31]中，研究者将 636 名乳腺癌，70 岁以上，T1，ER 阳性，淋巴结阴性乳腺癌患者随机分为两组：接受他莫昔芬加或不加放疗 (45Gy/1.8Gy，瘤床补量 14Gy/7F)。虽然 5 年和 10 年内放疗组的局部复发率有显著下降 (分别为 5% 和 1%，分别为 9% 和 2%)，但在仅接受他莫昔芬组的同侧乳腺复发率被认为是足够低水平，因此，在这部分患者中豁免术后放疗是可行的。该研究结果表明，对于 T1N0M0，70 岁以上且 ER 阳性的患者，保乳术后可仅行内分泌治疗而不行术后放疗。

英国研究人员正在进行一项 Ⅲ 期临床试验[32] (PRIME Ⅱ 研究)，将年龄≥65 岁女性随机分为 2 组，放疗组：行全乳放疗+内分泌治疗；观察组：仅行内分泌治疗。放疗剂量：45~50Gy/2.0~2.6Gy/（允许补量）。这项临床试验包括 1326 名女性，$T\leq 3cm$，ER 阳性，淋巴结阴性，手术切缘阴性。中位随访 5 年，接受放疗的患者比未接受放疗的患者同侧乳腺复发率（IBTR）明显下降（1.3%：4.1%），有统计学差异。两组的 5 年无转移生存或总生存无显著性差异。然而，虽然两组的 IBTR 有统计学差异，但实际的 IBTR 很低。该研究还在进一步随访中，后续数据的完善在决定复发率是否维持在可接受的低水平上是非常重要的。因此，该研究有可能在不久的将来改变临床实践，未来可以豁免放疗的患者年龄可能进一步降低到 65 岁。

第三节　改良根治术后放射治疗

一、复发高危患者根治术后辅助放疗

改良根治术应用于乳腺癌多年，改良根治术后的部分乳腺癌患者仍有较高的局部复发风险。目前，主要依据腋窝淋巴结转移的数目和状态及原发肿瘤的分期来判断。对于术后复发高危患者，术后辅助放疗能否降低局部复发，进而提高生存率，这一直是研究者关心的问题。在 20 世纪 70 到 80 年代，加拿大 British Clumbia 乳腺癌研究组在高危患者中开展了术后化疗联合放疗的研究。将腋窝淋巴结阳性的绝经前患者分为单纯化疗组和化疗联合放疗组。15 年随访结果显示，术后放疗能降低局部复发率，提高乳腺癌专项生存率，20 年随访数据显示，术后放疗不仅降低局部复发率，而且总生存率也有显著获益[33]。与此同时，丹麦乳腺癌研究组（DBCG）也 1982 年开始改良根治术后高危患者辅助放疗的研究。入组的高危患者包括腋下淋巴结阳性、T3 及肿瘤侵犯皮肤及胸肌间隙的患者。82b 研究中的患者均为绝经前患者，化疗联合放疗组和单纯化疗组 10 年的 DFS 分别为 48% 和 38%，OS 分别为 54% 和 45%。82c 研究[34]中患者为绝经后患者，高危标准同 82b，TAM 联合放疗组和单纯 TAM 组的 10 年 OS 率分别为 45% 和 36%，有明显统计学差异。

早期乳腺癌治疗协作组（EBCTCG）2014 年纳入根治术后辅助放疗后 10 年的局部复发率和 20 年的长期生存率的 Meta 分析[35]。结果显示，术后放疗能降低近 2/3 的局部复发。对于腋窝淋巴结转移数≥4 个的患者，放疗和未放疗的 10 年局部复发率分别为 13.0% 和 32.1%，20 年的总死亡率分别为 75.1% 和 82.7%（$P=0.05$）。对于腋窝淋巴结转移数为 1~3 个的患者，放疗和未放疗的 10 年局部复发率分别为 53.5% 和 56.5%（$P=0.01$）。

以上的临床研究表明，放疗对于局部复发高危患者的局部及区域淋巴结有显著的控制效果，并且这种局部控制作用并不能被其他全身治疗如化疗和内分泌治疗所替代，并且能给这些患者带来长期的生存获益。因此，对于局部复发风险高的患者需行术后辅助放疗。改良根治术后 T3-4 或 N2-3（腋窝淋巴结转移≥4 个）的患者是术后辅助放疗的绝对适应证。此外，切缘阳性或切缘阴性但<1mm 也是术后辅助放疗的绝对适应证。

二、T1-2N1M0 患者的术后辅助放疗

术后辅助放疗在复发高危患者中的意义和地位明确，但在改良根治术后腋下淋巴结

1~3枚阳性的患者中意义并不肯定。乳腺癌改良根治术后T1-2N1M0期患者具有中度局部区域复发危险（可达10%~15%）[36]。丹麦乳腺癌协助组开展的一项随机临床研究的亚组分析表明，对于T1-2N1M0患者，改良根治术后放疗有生存获益。与未放疗组相比，放疗降低了15年的局部区域失败率，从27%降至4%，15年的生存率，放疗组与未放疗组分别为57%和48%，有显著性差异[34]。

EORTC 22922/10925这项随机对照的前瞻性研究[37]探讨了内乳及锁骨上区域淋巴结放疗的意义，将肿瘤位于中央区及内侧区的术后Ⅰ、Ⅱ、Ⅲ期乳腺癌患者随机分为区域放疗组（内乳+锁骨上区淋巴结）及无区域放疗组，共入组4004例患者（包括保乳术和改良根治术），该研究中，有近45%为腋窝淋巴结1~3枚阳性的中危患者，随访10年后放疗组和对照组的无病生存率分别为72.1%和69.1%（$P=0.044$），无远处转移生存率为78%和75%（$P=0.02$），总生存率为82.3%和80.7%（$P=0.056$）。试验结果也支持在这部分患者中行局部区域放疗。

EBCTCG在2014年发表了一篇Mata分析[35]。该研究评估了腋窝淋巴结1~3枚转移的乳腺癌患者行根治术后辅助放疗作用。在1964—1986年间，共22项研究，共8135名患者，700名患者行腋窝淋巴结清扫，但腋窝淋巴结阴性，放疗对于局部复发无明显影响。但对于腋窝淋巴结1~3枚转移的1314名患者，放疗降低了局部区域复发（$P<0.00001$），总复发率（RR 0.68，$P=0.00006$）和乳腺癌的专项死亡率（RR 0.80，$2P=0.01$），1314名患者中有1133名患者行全身化疗（环磷酰胺，甲氨蝶呤和氟尿嘧啶，或他莫昔芬），这部分患者术后辅助放疗也降低了局部复发，总复发率和乳腺癌专项死亡率。

基于以上临床研究的结果，NCCN指南中专家组对T1-2N1M0改良根治术后的辅助放疗作出2A类推荐。

然而，丹麦临床研究和EBCTCG中纳入分析的研究均为20世纪60—80年代的临床研究，这些患者平均局部区域复发率在20%以上，而最近报道的T1-2N1M0改良根治术后患者的局部区域复发率在10%左右，甚至低于10%。局部区域复发率下降的原因有很多，肿瘤大小变小，阳性淋巴结数目减少，清扫了更多的腋窝淋巴结（反映腋窝淋巴结清扫更彻底）和更有效的全身治疗方法（比如蒽环类、紫杉类药物的使用，剂量密集方案，赫赛汀和其他靶向药物的使用等）。特别是对于局部复发低危的患者，其术后辅助放疗的绝对获益会被其潜在毒副作用抵消，这些特征包括年龄>40~45岁，肿瘤负荷低，如T1或无脉管癌栓，或仅有1枚淋巴结转移，或对新辅助化疗反应好，良好的生物学特征，如低级别肿瘤，或激素受体强阳性等[36]。因此，对这部分患者要充分权衡放疗获益和风险。

此外，有许多回顾性研究分析了T1-2N1M0患者复发的高危因素[38-47]。总的说来，术后放疗可能在包含以下因素的患者中更有意义：年龄≤45岁，腋窝淋巴结清扫数目≤10枚，腋窝转移淋巴结个数为3枚，激素受体阴性，HER-2过表达，手术切缘近以及脉管癌栓阳性等。这部分患者复发风险可能在20%以上，对于这些合并高危因素的T1-2N1M0患者强烈推荐行术后辅助放疗。而专门探讨T1-2N1M0中危复发风险患者是否需行术后辅助放疗的英国随机临床试验SUPREMO项目现正在随访中，期待该研究结果能为这类患者的治疗决策提供更确切的证据。

三、放疗的范围、剂量和时间

改良根治术后放疗的范围包括患侧胸壁,锁骨上下区,临床上内乳淋巴结有累及或临床上高度怀疑内乳淋巴结可能会累及的需行内乳区放疗。T3N0M0 患者可以考虑单纯胸壁照射。放疗剂量 45~50Gy/23~25F,当需要行化疗时,放疗通常是在化疗后完成。术后放疗应在完成末次化疗结束后 2~4 周内开始。个别有辅助化疗禁忌证的患者可以在术后切口愈合、上肢功能恢复后开始术后放疗。内分泌治疗与放疗的时序配合目前没有一致意见,可以同期或放疗后开展。改良根治术后的大分割放疗现无随机临床研究的结果,有待后期研究明确其意义和作用。

第四节 区域淋巴结的放疗

对于可手术的乳腺癌,通常根据腋窝淋巴结状态决定是否给予区域淋巴结照射。区域淋巴结照射的目的是消灭掉手术有困难,全身治疗也不足以控制或杀灭的癌细胞,从而提高局部区域控制,进而转变成生存获益。

由于腋窝淋巴结清扫术所带来的上肢水肿等并发症的原因,在早期乳腺癌中,腋窝淋巴结清扫应用明显减少,而前哨淋巴结活检的应用逐渐增加。在前哨淋巴结活检的背景下,如何进行区域淋巴结照射,是我们需要面对的问题。

一、腋窝清扫术后区域淋巴结的放疗

保乳术+腋窝淋巴结清扫术患者,如果腋窝淋巴结≥4 枚阳性,有区域淋巴结放疗指征;对于 1~3 枚淋巴结阳性者,NCCN 指南也强烈建议给予锁骨上下区和内乳区的放疗。前者不难理解,后者主要的循证医学依据有 MA.20 和 EORTC 22922 这两项Ⅲ期随机临床研究。MA.20 主要研究区域淋巴结照射是否改善局部控制和生存[48]。MA.20 研究中,保乳术后腋窝淋巴结阳性或腋窝淋巴结阴性但合并高危特征(原发肿瘤≥5cm,或原发肿瘤≥2cm 但腋窝淋巴结清扫数目<10 枚,并且合并至少一项以下因素:组织学Ⅲ级、ER 阴性或淋巴血管受侵)的患者随机分为全乳腺放疗组和全乳腺+区域淋巴结放疗组,区域淋巴结照射范围包括锁骨上下区+内乳区。该研究中约 85% 患者为 1~3 枚淋巴结阳性,接近 10% 患者为淋巴结阴性,3 枚以上约占 5.1%~5.5%。结果显示,区域淋巴结照射降低了区域复发和远处转移,改善了 10 年的无病生存(82.0% vs 77.0%,$P=0.001$),但总生存无明显差异。

EORTC22922 主要研究内乳和锁骨上区域的放疗能否改善生存和局控[37]。在该研究中,4004 例保乳或乳腺切除/腋窝淋巴结清扫或前哨活检的 I-Ⅲ期患者随机分为乳腺/胸壁放疗组和乳腺/胸壁放疗+锁骨上/内乳淋巴结放疗组。入组患者:一类是肿块位于内象限或中央,无论有无淋巴结转移,第二类是肿块位于外象限且伴淋巴结转移。其中,T1-2 期约占 95%,pN0 约占 44.5%,pN1 约占 43.3%,保乳术约占 76%,内侧肿瘤约占 66.5%。结果显示,10 年 DFS 有显著差异(区域放疗组 vs 无区域放疗组:72.1% vs 69.1%,$P=0.04$),无远处转移生存和乳腺癌专项死亡率在区域放疗组均有改善,总生

存虽然无统计学差异，但有改善的趋势。

以上两项研究表明，腋窝清扫术 1~3 枚淋巴结阳性患者行区域淋巴结放疗有获益。但是，是否可以根据该研究结果对此类患者均进行区域淋巴结放疗，仍需结合患者情况联合考虑。在上述两项研究中，毕竟行区域淋巴结放疗的患者无显著的生存获益，而且放射性肺炎和淋巴结水肿的发生率显著增加。

因此，对于保乳术后腋窝淋巴结转移 1~3 个的患者，趋势仍然是对高危患者进行区域淋巴结放疗。许多研究表明，年龄≤45 岁，腋窝淋巴结清扫数目≤10 枚，腋窝转移淋巴结个数为 2~3 枚，激素受体阴性，HER-2 过表达，脉管癌栓等，是区域复发的高危因素。对这些患者进行区域放疗，可能有更明显的获益。

二、前哨淋巴结活检对保乳术后放疗的影响

保乳术+前哨淋巴结活检后，不同的前哨淋巴结状态对放疗的影响不同。关于前哨淋巴结活检阳性（微转移或宏转移）后续局部区域的治疗的研究有 IBCSG 23-01、Z0011、AMAROS 等临床试验。

IBCSG 23-01 研究[49]是一项前瞻性、多中心、非劣效性的临床试验，对临床 cT1-2N0M0、前哨淋巴结有一个或多个微转移（淋巴结肿瘤浸润直径≤2mm）的患者进行随机分组，一组接受腋窝淋巴结清扫，另一组进行临床观察。中位随访 5 年，腋窝清扫组和观察组 5 年 DFS 分别为 84.4% 和 87.8%，无统计学差异（$P=0.16$）。腋窝清扫组 3~4 级手术相关的不良事件较观察组多。2017 年更新的 10 年随访的研究结果仍显示，对前哨淋巴结微转移的患者，行腋窝清扫与否，并不影响患者的无病生存（DFS）及总生存（OS）。与 5 年的随访结果一致。分析原因，该研究中 92% 原发病灶直径<3cm，ER 阳性者占 90%，95% 为 1 个前哨微转移，说明多数患者肿瘤负荷小，预后好。治疗上，91% 的患者接受了保乳手术，有高达 97% 以上的患者行保乳术后放疗，96% 的患者接受全身治疗。在腋窝清扫组，还有 13% 的患者有非前哨淋巴结受累。在治疗后 5 年，区域复发比率<1%。区域复发比率低，可能与以下因素有关：入组患者腋窝肿瘤负荷较小，预后好；全身治疗，尤其是内分泌治疗的贡献；以及全乳腺照射时对低位腋窝偶然照射的贡献。因此，对于有限个数的前哨淋巴结微转移的早期乳腺癌患者，应避免腋窝清扫，在不影响患者生存的情况下减少手术并发症。该临床试验显示，接受保乳手术+术后乳腺切线野照射的患者可以不做腋窝淋巴结清扫。

Z0011 也是一项Ⅲ期非劣效性随机对照的临床试验[50]，其目的是明确腋窝淋巴结清扫（ALND）对有前哨淋巴结（SLN）转移的乳腺癌患者生存的影响。Z0011 试验入组时间为 1999 年 5 月到 2004 年 12 月。在这项Ⅲ期非劣效性临床试验中，有 SLN 转移的患者随机化分配至 ALND 组或仅进行前哨淋巴结切除（SLND）组。目标人群是 1900 例，由于死亡率比预期要低，试验提前关闭。平均随访 6.3 年，5 年 OS 在 ALND 组为 91.8%，在 SLND 组为 92.5%；5 年 DFS 在 ALND 组为 82.2%，在 SLND 组为 83.9%。结论：在只有少数 SLN 转移的乳腺癌患者，接受保乳手术和辅助全身治疗，与 ALND 相比，SLND 并没有导致更差的生存，也就是说，前哨淋巴结切除并不劣于腋窝淋巴结清扫。

从 Z0011 研究的患者特征来看，80% 为受体阳性，80% 以上有 1~2 个阳性淋巴结，但

41%为微转移，入组患者的腋窝肿瘤负荷小，多数患者预后较好。ALND组清扫的淋巴结数目至少10枚，平均清扫淋巴结为17枚，除了前哨淋巴结外，还有27%患者有其他阳性淋巴结。也就是说，SLDN组也约有30%患者腋窝有亚临床病灶。全身治疗方案不限定具体的方案。治疗后5年出现区域复发的比例不超过2%。与IBCSG 23-01研究相比较，区域复发率低的原因包括：多数患者预后较好、腋窝肿瘤负荷较小，放疗对区域的控制以及全身治疗的贡献。

在Z0011研究中，放疗对区域控制有重要的贡献。在605例[51]具有完整病历资料的患者中，89%患者接受全乳放疗。在接受全乳放疗的患者中，89例（15%）被记录也接受锁骨上区域淋巴结的放疗。在228例具有详细放疗记录的患者中，185例（81.1%）仅接受乳腺切线野放疗。在142例有详细放疗记录且可评估切线野高度的病历中，高切线野放疗（切线野上界离肱骨头≤2cm）随机分配至腋窝淋巴结清扫组和前哨淋巴结活检组。在228例患者中，有43例患者（18.9%）接受≥3个野的针对区域淋巴结的放疗（均随机分配在两组）。区域淋巴结放疗的患者比未行区域淋巴结放疗的患者有更多的淋巴结转移。高切线野照射时，有更多腋窝Ⅰ/Ⅱ、部分腋窝Ⅲ区受到照射。由此可见，乳腺切线野、高切线野和区域淋巴结照射均在某种程度上增加了区域控制。对于区域复发风险较高的患者，增加锁骨上下区的照射是非常必要的；对于前哨淋巴结1~2枚阳性者，可在全身治疗的基础上给予乳腺切线或高切线野照射，是否区域照射，有必要结合患者的临床病理特征来联合考虑。

AMAROS研究也是一项Ⅲ期非劣效性临床试验[52]，其研究目的是评估T1-2有1~3枚前哨淋巴结转移的腋窝放疗能否取得和腋窝清扫术相似的局控，并减少上肢淋巴水肿等不良反应。将cT1-2N0前哨淋巴结阳性的患者随机分为腋窝清扫组和腋窝放疗组。中位随访6.1年，在ALND组，33%患者腋窝还有其他阳性淋巴结。在局控方面，ALND组有4例出现腋窝复发，而腋窝放疗组有7例出现腋窝复发，5年的复发率分别为0.43%和1.19%。ALND和腋窝放疗组：5年的DFS分别为86.9%和82.7%（$P=0.18$），OS分别为93.3%和92.5%（$P=0.34$），无统计学差异。

在AMAROS研究中，约95%患者为1~2枚前哨淋巴结转移，75%~78%是1枚前哨淋巴结转移，17%~20%是2枚前哨淋巴结转移，约5%是3~4枚前哨淋巴结转移。在前哨淋巴结转移中，其中约60%是宏转移，29%为微转移。AMAROS研究中患者腋窝肿瘤负荷较小，与ALND相比，腋窝放疗降低了患侧上肢水肿的发生率。所以，对前哨淋巴结1~2枚的患者，针对腋窝的放疗可以代替腋窝清扫术。

从以上临床研究来看，针对1~2个前哨淋巴结阳性的T1-2患者，如果患者预后良好，无论是微转移还是宏转移，可能并不需要区域淋巴结照射。Z0011和AMAROS研究均有对于高危患者进行区域淋巴结的照射，然而，该研究并未完全回答对于前哨淋巴结阳性患者是否行区域淋巴结照射的问题。因此，在临床实践中，当患者前哨淋巴结1~2枚阳性时，需要联合分析患者的临床病理特征，如年龄、原发肿瘤大小、有无脉管癌栓、前哨活检淋巴结的总数、阳性个数，推测区域复发的风险等，来判断是否需要行区域淋巴结照射。

三、内乳淋巴结放疗

内乳淋巴结是乳腺癌的重要淋巴结引流区，对于内乳淋巴结区的照射一直存在争议。早期的回顾性分析显示，手术及化疗后内乳淋巴结局部复发率低，一般不超 3%。然而，随着先进的影像学检查的应用，发现内乳复发并不少见，且多合并远处转移。MA.20 研究表明包含内乳的区域淋巴结照射降低区域复发和远处转移，改善 10 年 DFS，未改善总生存。EORTC22922 研究表明，内乳和锁骨上区域淋巴结照射改善 DFS，降低无远处转移生存和乳腺癌的专项死亡率，有改善总生存的趋势。

然而，内乳放疗会显著增加心脏和肺的受照剂量，如左侧乳癌内乳放疗会增加心脏和冠状动脉左前降支的剂量，右侧乳腺癌内乳放疗会增加右冠状动脉剂量，从而增加放疗引起的缺血性心脏病的死亡风险，从而抵消放疗的生存获益。Darby 报道[53]，乳腺癌放疗后缺血性心脏病与心脏受照的平均剂量有关，心脏的平均剂量每增加 1Gy，主要冠脉事件（心梗、冠脉再通和缺血性心脏病死亡）的发生相对风险增加 7.4%，且心脏平均剂量无明显阈值，冠脉事件在放疗后 5 年内即开始出现。乳腺癌放疗的远期肺癌的发生率与肺部受照剂量呈正相关，也需将肺的受照剂量控制在可耐受的范围。

MA.20 和 EORTC 22922 这两项Ⅲ期随机临床研究研究了包括内乳淋巴结的区域淋巴结放疗降低了局部区域复发，然而，这两项研究均不是专门针对内乳区放疗的研究。2016 年发表的丹麦的 DBCG-IMN 研究，是一项关于专门研究内乳淋巴结放疗的大型队列研究[54]，入组患者均为淋巴结阳性的保乳和乳腺切除术患者，放疗的靶区为乳腺/胸壁，锁骨上/下，腋下Ⅱ/Ⅲ站淋巴结引流区，为了避免心脏毒性，右侧乳腺癌患者行内乳区放疗（IMN），左侧乳腺癌患者不行内乳区放疗。主要研究终点是 OS。共有 3377 例患者纳入研究，IMN 放疗组和对照组的 8 年的 OS 为 75.9% 和 72.2%（$P=0.005$），IMN 放疗降低了乳腺癌死亡率（IMN 放疗组和对照组分别是 20.9% 和 23.4%，$P=0.03$）。在亚组分析中，IMN 放疗对原发灶位于中央/内侧区和（或）腋下淋巴结阳性≥4 枚的患者 OS 有获益更明显，8 年 OS 分别为 64.8% 和 72.2%。

对于原发肿瘤位于中央区/内侧区和腋下淋巴结阳性患者或腋窝淋巴结转移≥4 枚的患者，基于以上大样本的随机临床试验，建议考虑内乳区放疗，但需充分权衡放疗带来的临床获益和可能导致的心肺风险，必须在不明显增加心肺剂量的前提下进行。

第五节　新辅助治疗后放疗

新辅助治疗（包括化疗、内分泌治疗，靶向治疗）的应用，尤其是化疗，降低了乳腺原发灶和腋窝淋巴结的分期，临床实践证实改善了乳腺癌患者的预后。由于新辅助化疗的降期作用，术后病理对于辅助放疗的指导作用下降。新辅助化疗后放疗的指征是根据化疗前的临床分期，还是化疗后的病理分期？这是临床医师面临的一个重要问题。

安德森癌症中心在 1974—1998 年进行了一项前瞻性临床试验[55]，共有 150 名乳腺癌患者行新辅助化疗和乳腺切除术，术后未行放疗。安德森癌症中心的研究发现，初诊时临床分期和新辅助化疗后的病理缓解程度是重要的 LRR 的预测因素。尤其是，更高的 T 分期、更高的临床分期、化疗后大肿块、化疗后的阳性淋巴结数目增加，都是 LRR 的预测因素。亚组分析发现初诊临床ⅡB 期或以上，新辅助化疗后病理阳性淋巴结，临床 T3 或 T4 而无病理阳性淋巴结都与局部区域复发风险足够高有关（>15%），这些可以成为考虑对胸壁和引流淋巴结进行乳腺切除术后放疗的依据。

MD Anderson 的 Huang[56] 回顾性分析了 542 例接受了新辅助化疗、乳腺切除术和术后放疗患者的资料，并与 134 例接受了新辅助化疗但未接受放疗的患者进行比较。结果发现，接受放疗患者的 10 年局部复发率（LRR）较低（11% vs 22%，$P=0.0001$）。术后放疗获益人群包括原发肿瘤 T3 或 T4、≥ⅡB 期、pT2 或 pN2。

经过新辅助化疗后达到 pCR 的患者，是否不需要术后辅助放疗呢？目前尚无随机临床试验专门进行研究。MD Anderson 的 McGuire 等[57] 分析了新辅助化疗后达到 pCR 的患者中辅助放疗的作用。回顾性分析了 226 例患者接受了新辅助化疗后病理证实达到 pCR。结果显示，术后辅助放疗不影响Ⅰ-Ⅱ患者的 10 年 LRR（放疗组和未放疗组的 10 年 LRR 均为 0，也就是说，这组患者无局部及区域复发）；Ⅲ期患者的 10 年 LRR 从 (33.3±15.7)% 降低至 (7.3±3.5)%（$P=0.040$）；此外，Ⅲ期患者的 DFS 和 OS 也因放疗而改善。因此，初诊时Ⅲ期患者在新辅助化疗后，即使达到 pCR，辅助放疗仍不可缺少。

对于中期乳腺癌行新辅助化疗后，如何做出放疗选择？研究者对 NSABP B-18 和 B-27 研究进行汇总分析[58]，这两项研究中，患者的临床分期为 T1-3N0-1M0，新辅助化疗后乳腺切除术后均未行术后放疗，或新辅助化疗后保乳术后仅行全乳放疗。1947 名新辅助化疗后行乳腺切除术的患者，累计 10 年 LRR 是 12.6%。这组患者中 LRR 的独立预测因素是肿瘤大小（>5cm vs <5cm），临床淋巴结转移情况，病理淋巴结状态/乳腺肿瘤应答情况。新辅助化疗后行保乳术的 1100 名患者的 10 年局部复发率是 10.3%。这组患者 LRR 的独立预测因素包括年龄<50 岁、临床阳性淋巴结状态、病理阳性淋巴结状态以及新辅助化疗后乳腺缺乏完全缓解。新辅助化疗前临床评估腋窝淋巴结阳性，新辅助化疗后仍腋窝淋巴结阳性患者的 10 年 LRR 风险高达 20%，对于保乳术后患者，尤其是年龄在 50 岁以下，全乳腺照射的基础上应另加区域淋巴结照射。对于乳腺切除术患者，尤其是新辅助化疗前原发肿瘤直径在 5cm 以上者，应考虑术后放疗。新辅助化疗前淋巴结阳性，新辅助化疗后淋巴结阴性患者的 10 年 LRR 风险中等，保乳术后是否行区域淋巴结照射或乳腺切除术后是否行放疗，目前仍存在争议，有待随机临床试验。

NSABP B51/RTOG 1304 研究试图评价临床腋窝淋巴结阳性的Ⅱ期患者，新辅助化疗后改良根治术后病理腋窝淋巴结阴性患者行放疗是否改善患者的 DFS，有助于明确新辅助化疗前分期为 cT1-3N1M0，化疗后达到 pN0 患者的 LRR 风险。该研究结果将会为这类患者的治疗决策提供依据。

总之，当乳腺癌患者行新辅助的化疗后，对于临床Ⅰ-Ⅱ期患者，新辅助治疗达到 pCR，通常不能从乳腺切除术后辅助放疗中获益。对于化疗前评价 cT1-3N1M0、化疗后腋窝淋巴结阳性患者，仍需行区域淋巴结照射。对于化疗前评价 cT1-3N1M0、化疗后腋窝淋巴结阴性患者，是否需要区域照射，尚有争议，有待临床试验解决。对于临床Ⅲ期患者，无论原发肿瘤或腋窝淋巴结对化疗反应如何，都要考虑辅助放疗。

第六节　局部区域复发乳腺癌的放射治疗

乳腺癌改良根治术后和保乳术后均有可能出现局部区域复发,对于局部区域复发患者,需多学科讨论和治疗,最大限度控制局部疾病,尽可能减少或延迟再次复发或远处转移的发生。

一、改良根治术后局部区域复发的放疗

局部区域复发患者应行全身检查,如胸部CT、肝脏增强CT、全身骨扫描、颅脑MRI增强扫描等,以排除远处转移。同时,尽量对复发肿瘤行活检,以重新检查激素受体、HER-2状态,以指导后续全身治疗。

改良根治术后孤立的局部和区域淋巴结复发率在3%~27%,其中半数患者胸壁为唯一的复发部位,其次为锁骨上淋巴结,腋窝和内乳淋巴结复发少见,为2%~7%。改良根治术后单独胸壁复发的5年生存率为20%~50%,锁骨上淋巴结复发的5年生存率为10%~24%。改良根治术后仅出现局部区域复发时,应给予以根治为目的的联合治疗,包括手术、放疗、全身治疗等。

改良根治术后常见的复发部位是胸壁,单纯胸壁复发,能手术切除应尽量手术切除,单纯手术切除后再次复发率高达60%~75%,术后放疗可以显著降低再次复发的概率。此外,胸壁复发患者也有较高的远处转移风险。因此,胸壁复发术后需补充放疗和全身治疗。对于不能行手术治疗的患者,需行放疗和全身治疗。既往未行术后辅助放疗的复发患者,要用大范围照射,包括全胸壁照射和区域淋巴结的照射。中国医科院肿瘤医院余子豪等报告,胸壁复发单纯局部小野照射,则二次胸壁复发率高达52.94%以上,而全胸壁放疗后胸壁二次复发率在27.27%。而胸壁复发不行区域淋巴结照射,其区域淋巴结复发率为16.6%。全胸壁及区域淋巴结(锁骨上下区)的预防剂量是50Gy/25F,然后缩野至原胸壁肿瘤区追加剂量。手术完全切除者,追加10Gy/5F;手术有残留的,根据术后残留肿瘤大小追加16~20Gy/8~10F[59]。

局域淋巴结复发主要指同侧锁骨上下区,腋窝和内乳淋巴结复发。如果单纯放疗区域淋巴结,胸壁未行预防性照射,胸壁复发率为44.1%,且放疗剂量与病灶大小有关。

锁骨上下区淋巴结复发,难以手术切除,建议先行穿刺活检获得组织学诊断,以及ER、PR和HER-2检测结果。根据病理结果,先给予患者全身治疗,如化疗、靶向治疗或内分泌治疗等,在全身治疗效果最佳时行放疗。当全身治疗效果不佳时,应尽快给予放疗,以免肿块迅速增大,增加治疗难度。既往未行术后辅助放疗的复发患者,需要照射患侧胸壁,锁骨上下区。复发病灶局部补量10~16Gy/5~10F。

腋窝清扫术后腋窝复发,如果病灶可手术切除,应先行手术切除,然后行放疗和全身治疗。既往未行辅助放疗的患者,照射范围为腋窝,锁骨上下区和全胸壁,预防剂量50Gy/25F,然后腋窝补量10-16Gy/5-10F。腋窝前哨淋巴结活检术后腋窝复发,应行腋窝清扫。如果腋窝清扫彻底,放疗照射锁骨上下区和全胸壁,无需照射腋窝。

内乳淋巴结复发,手术创伤大,通常采用放疗。全身治疗原则通锁骨上下区复发,既

往未行术后辅助放疗的复发患者，需要照射患侧内乳，胸壁，锁骨上下区。复发病灶局部补量 10~16Gy/5~10F。

既往接受过术后辅助放疗的局部区域复发的患者，是否可行再程放疗，要考虑首程放疗的部位、剂量、周围正常组织的耐受剂量、复发的间隔时间等因素，并且平衡再照射的风险和益处之后，可针对复发病灶局部再程放疗。再程放疗时，照射野设计要尽可能小，覆盖需要照射的区域，然后适当外放一定边界，以减少放疗的副反应。

二、保乳术后同侧乳腺复发的放疗

保乳术后同侧乳腺复发，需经病理学证实。保乳术同侧乳腺内单灶复发或可手术的复发患者，补救性乳腺切除术是最主要的局部治疗手段，可获得 60%~70% 的 5 年局部控制率和约 85% 的总生存率。保乳术后，同侧乳腺单灶复发，再次保乳手术可作为乳腺切除术的替代方法。既往未接受放疗的患者，可考虑保乳术+术后放疗；既往接受过放疗的患者，保乳术后可考虑加或不加部分乳腺照射，需结合既往放疗时心肺的照射剂量、放疗与复发的间隔，以及乳腺纤维化等多因素而定。要慎重选择[60]。

保乳术后复发范围广泛或累及皮肤，需行全身治疗后再考虑局部手术，既往未行放疗，术后可行放疗。无法手术的患者，既往未行放疗，全身治疗后可行放疗。

补救性乳腺切除术后一般不考虑胸壁放疗，但如腋窝淋巴结有转移而既往未行区域淋巴结照射的患者，需补充锁骨上下区淋巴结的放疗。

第七节 转移性乳腺癌的放疗

乳腺癌远处转移常见的转移部位是脑、骨、肺、肝或非区域淋巴结转移等。骨转移占的比率最高，肺转移较常见，肝转移少见。脑转移是比较常见的转移部位。对于转移性乳腺癌，需要多学科评估和治疗，以减轻患者痛苦，延长患者生存。转移性乳腺癌为晚期乳腺癌，治疗上首选全身治疗，在适当的时候需要局部治疗，如放疗。放疗对这些部位的转移灶均有较好的治疗效果。骨转移以放射治疗作为首选的治疗手段。对于脑转移患者，肿瘤发展快，占位效应特别明显，手术切除转移灶是缓解症状最快最有效的方法。除此之外，乳腺癌脑转移首选放疗。

乳腺癌骨转移引起的局部疼痛，放疗可以缓解疼痛，有效率为 70%~80%，并预防骨转移引起的骨相关不良事件。常规的放疗剂量为 30Gy/10 次，每日 1 次。如果照射面积大，如骨盆的放疗，可以 40Gy/20 次，每日 1 次。

乳腺癌骨转移往往多发，有少部分乳腺癌骨转移为单发或少发。对于脊柱的单发或少发转移，有的单位已开始采用立体定向放射手术（SRS，单次大剂量治疗）或立体定向放射治疗（SRT，分次大剂量治疗），单次剂量 12.5~25Gy，或 6~9Gy，3~5 次。肿瘤控制和疼痛缓解的有效率高，放疗时间缩短，方便患者。

乳腺癌脑转移引起的神经系统症状，如头晕恶心、癫痫、走路不稳等，脑部放疗可以有效地缓解症状，提高患者生活质量。放疗的方式应根据患者的一般情况、脑转移个数和部位、预期生存期、分子分型等选择不同的放疗方式。全脑放疗 30Gy，10 次，或 40Gy，

20次，每日1次，该放疗方式多用于多发脑转移，如超过5~6个转移，或者软脑膜转移，三阴乳腺癌，预期生存不长的患者。随着放疗技术的进步，如全脑预防照射肿瘤同步推量放疗，SRS或SRT，在临床上也越来越多地被使用。

脑转移瘤的SRS/SRT是适用于较小的肿瘤，通过数次放疗，较大的单次放疗剂量来到达对肿瘤病灶的消融或控制。放疗单次剂量4~20Gy，1~10次完成。SRS/SRT技术周围正常组织剂量跌落快，副作用小，对正常脑组织影响小，适合转移瘤少，小于5个转移瘤的患者。现有研究者尝试对更多个数的脑转移瘤行SRT。SRS/SRT对于HER-2阳性乳腺癌、ER阳性患者使用较多，因其预期生存期较长，有较多治疗手段，而SRS/SRT仅对肿瘤进行治疗，有对患者认知等功能影响小等优点。

此外，因乳腺癌转移引起的肿瘤溃烂、局部压迫等症状，可行局部放疗，控制肿瘤，改善患者生活质量。肝、肺转移引起的症状，可以通过放疗控制肿瘤，减轻患者痛苦，改善患者生活质量。单个或有限个数的肝或肺转移灶，也可采用SRS/SRT技术。

第八节 乳腺癌放射治疗技术

一、改良根治术后放疗

所有术后放疗靶区原则上给予50Gy（5周，25次）的剂量，对于影像学（包括功能性影像）上高度怀疑有残留或复发病灶的区域可局部加量至60~66Gy。

（一）常规照射技术

（1）锁骨上/下野：上界为环甲膜水平，下界位于锁骨头下1cm与胸壁野上界相接，内界为胸骨切迹中点沿胸锁乳突肌内缘向上，外界在肱骨头内缘，照射野需包括完整的锁骨。可采用X线和电子线混合照射，以减少肺尖的照射剂量。

（2）胸壁切线野或胸壁电子线野：上界与锁骨上野衔接，单纯胸壁照射上界可达锁骨头下缘，下界为对侧乳腺皮肤皱褶下1cm。内界为体中线，外界：腋中线或腋后线，参照对侧腺体附着位置。需要包括全部手术瘢痕。胸壁切线野多用于胸壁厚的患者，X线能量以6MV为宜。胸壁电子线野多用于胸壁平坦而薄（<3cm）的患者，各设野边界可参照高能X线切线野边界。

无论采用X线还是电子线照射，都需要给予胸壁组织等效填充物，以提高皮肤剂量至足量。

（3）腋窝照射：非常规改良根治术后的放疗野，如腋下清扫不彻底或存在腋下肿瘤累及/包膜外侵犯等腋下高危复发因素时考虑采用，需注意手术和放疗后腋下臂丛神经损伤及上肢淋巴水肿等长期并发症的可能。

①锁骨上和腋窝联合野，照射范围包括锁骨上/下和腋窝，与胸壁野衔接。腋锁联合野的上界和内界同锁骨上野，下界在第二肋间，外界包括肱骨颈，需保证射野的外下角开放。采用6MVX线，锁骨上/下区深度以皮下3~4cm计算，达到锁骨上区肿瘤量50Gy（5周，25次）的剂量后，腋窝深度根据实际测量结果计算，欠缺的剂量采用腋后野补量至DT 50Gy，同时，锁骨上区缩野至常规锁骨上野范围，采用电子线追加剂量至50Gy。

② 腋后野，作为腋锁联合野的补充，采用6MVX线，上界平锁骨下缘，内界位于肋缘内1.5cm，下界同腋窝-锁骨联合野的下界，外界与前野肱骨头铅挡相接，一般包括约1cm肱骨头。光栏转动，以使射野各界符合条件。

（4）内乳野：常规定位的内乳野需包括第一至第三肋间，上界与锁骨上野衔接，内界过体中线0.5~1.0cm，宽度一般为5cm，原则上2/3及以上剂量需采用电子线，以减少心脏的照射剂量。

（二）三维适形照射技术

和二维治疗相比，基于CT定位的三维治疗计划可以显著提高靶区剂量均匀性和减少正常组织不必要的照射，提高射野衔接处剂量的合理性，所以即使采用常规定位，也建议在三维治疗计划系统上进行靶区剂量评估和正常组织体积剂量的评估等，以更好地达到靶区剂量的完整覆盖和对心肺等器官的放射损伤的降低。胸壁和区域淋巴结靶区勾画，可以参照RTOG标准或其他勾画指南。如果采用逆向优化计划，一定要严格控制照射野的角度，避免对侧乳腺和其他不必要的正常组织照射。

二、保乳术后放疗

早期乳腺癌保乳术后放疗需要照射整个乳腺，完整的乳腺放疗时，应给予乳腺均匀的高剂量照射，而不引起心、肺的放射性损伤。下面介绍常用的保乳术后的放疗技术。

（一）常规照射技术

（1）切线野：上界应在锁骨头下缘，下界为对侧乳腺皮肤皱褶下2cm。内界一般视是否包同侧内乳淋巴结而定；外界：腋中线或腋后线，参照对侧腺体附着位置。各边界也需要参考原发肿瘤的部位进行调整，保证原肿瘤部位处于剂量充分的区域，同时需要包括手术瘢痕。射野内肺组织厚度（CLD）一般在2~3cm。瘤床加量的方法见后述。

（2）锁骨上/下野：同改良根治术后放疗的界定。当保乳术后需要照射锁骨上下区时，可设锁骨上下野，注意与乳腺切线野的衔接。全乳腺切线野和锁骨上下野可采用上下半野的照射技术，以避免衔接处的剂量重叠。

（二）三维适形放射治疗（3DCRT）

目前，全乳放疗已经很少做二维计划，一般采用CT定位，制订三维放疗计划。基于CT定位的三维适形放疗，可以增加靶区剂量，而减小正常组织受量，从而保证保乳治疗后有较好的美容效果及较少放疗并发症。处方剂量50Gy/25F，对瘤床追加电子线16Gy。

（三）调强放射治疗（IMRT）

三维适形放疗能增加靶区剂量，并减小正常组织受量，但当靶区形状复杂或瘤床与正常的敏感组织接近时，三维适形放疗优势有限。调强放射治疗作为三维适形的高级阶段，它不仅能够提高靶区剂量分布的均匀性，还可以有效地减少靶区周围正常组织及危及器官的受照剂量，从而减少其放射损伤。有研究表明，IMRT能降低乳腺的急性或晚期反应。而且，应用IMRT可同步瘤床加量，把瘤床所需的10~16Gy在全乳腺放疗时同步在瘤床区给予，瘤床区的单次剂量高于瘤床外的其他乳腺的单次剂量。然而，保乳术后瘤床血清肿较大的患者，瘤床在放疗过程中会发生动态变化，会导致正常乳腺的照射剂量增加，这部分患者不适合瘤床同步加量。

(四) 乳腺瘤床加量放疗

乳腺瘤床的加量方法有电子线外照射、X 外照射、术中放疗和组织间插植。其中，电子线外照射和 X 线外照射在我国使用较多。X 线外照射多用于瘤床同步加量。

电子线外照射时，根据手术疤痕、X 线或彩超显示的瘤床手术改变和周围的金标来确定照射的范围和深度，能量多选择 9~12MeV。放置金标的患者，在模拟透视下，包全手术疤痕和金属标记外放 1~1.5cm；未放置金标的患者，直接在疤痕外放 2~3cm。电子线的优势是技术简单，正常组织如心肺受量低。但如肿瘤位于胸廓变化比较大的位置，这时电子线难以兼顾包全瘤床和心肺受量不高。此外，当肿瘤位置深时，电子线也失去优势。此时，可采用 X 线瘤床加量，使用垂直野或切线野。随着 IMRT 的广泛使用，瘤床同步加量成为瘤床补量的一种重要方式。

第九节 乳腺癌放疗的不良反应

一、急性放疗反应

(一) 放射性皮炎

放射性皮炎在放疗的第 3~4 周出现，放疗区域的皮肤出现色素沉着、毛囊扩张、红斑、水肿等干性皮炎的表现，在放疗第 5 周或放疗结束后 1~2 周可出现水泡、破溃等湿性皮炎的表现，多发生在腋窝、锁骨上皮肤皱褶处。预防方法：治疗中穿宽松、柔软、透气的衣服，保持放疗野内皮肤清洁干燥，可酌情在放疗过程中使用皮肤保护剂。出现湿性皮炎，可给予消炎药水外敷。

(二) 放射性咽炎或放射性食管炎

放射性咽炎或放射性食管炎在放疗后期出现，表现为咽部不适或疼痛、进食梗阻等，多为轻中度，给予局部雾化吸入等对症处理即可。

(三) 放射性肺炎

放射性肺炎多出现在放疗结束后 1~6 个月内，有少部分患者出现在放疗中。行胸片或肺部 CT 可明确。乳腺癌术后放疗导致放射性肺炎比率低，多为 1~2 级。多数患者无症状，部分表现为干咳、气短或发热。放射性肺炎的发生与肺部受照射的体积过大、同步化疗有关。在制订放疗计划时，应尽量减低肺部受照体积和剂量。治疗方法：对轻症患者，可行止咳等对症处理，必要时加用激素；对重症患者，应给予大剂量激素、抗炎等对症处理，症状控制后激素逐渐减量。

二、晚期放疗反应

(一) 患侧上肢水肿

患侧上肢水肿由淋巴循环障碍导致，与腋窝淋巴结清扫术和放疗有关。早期表现为患侧上肢发紧、发沉、肿胀，患侧上肢周径增粗，后期出现胀痛、活动受限等。患侧上肢水肿以预防为主，目前尚无特效药物。如保乳术的前哨淋巴结活检、无放疗指证时，应尽量避免腋窝区的放疗，这些都有助于降低上肢水肿的发生率。出现水肿后，早期应积极处

第九章 乳腺癌的放射治疗

理,如保护患侧上肢皮肤,避免上肢过度锻炼,抬高上肢,专业人工按摩,淋巴水肿物理治疗,使用弹力袖带等,避免患肢静脉穿刺等操作。

(二) 臂丛神经损伤

臂丛神经由颈5-胸1的神经根前支组成,经颈根部(前斜角肌的后方)、锁骨下动脉上方、锁骨后进入腋窝。臂丛神经的TD5/5为60Gy,因此,常规锁骨上区放疗时,放疗剂量50Gy/25F,臂丛神经损伤的发生率低于1%。臂丛神经损伤多发生在进行高剂量锁骨上区或腋窝淋巴结区放疗后,臂丛神经损伤发生的中位时间为放疗后1~4年。表现为患侧上肢感觉缺失、疼痛、无力,严重者表现持续感觉异常、剧烈疼痛,肌肉萎缩,甚至上肢瘫痪。目前无特效方法,应尽量避免该并发症的发生。尽量减少对臂丛神经的受照剂量,避免高剂量区或高剂量点落在臂丛神经上。

(三) 缺血性心脏病

缺血性心脏病的发生与心脏和冠状动脉受到照射有关,蒽环类化疗药物、赫赛汀的使用,均对心脏有一定影响。现代的放疗技术可以降低放疗导致的心脏病的死亡风险。研究表明,乳腺癌放疗时心脏的平均剂量每增加1Gy,主要冠脉事件(心梗、冠脉再通和缺血性心脏病死亡)的发生相对风险增加7.4%,且心脏平均剂量无明显阈值,冠脉事件在放疗后5年内即开始出现,一直持续到放疗后30年[53]。放疗时,应尽量减少心脏特别是冠状动脉左前降支和右冠状动脉的剂量,限制心脏的平均剂量。对于估计心脏受照体积比较大的患者,如心脏紧贴胸壁,内乳区放疗时,可采用俯卧位、自由呼吸门控放疗(吸气末门控)或深吸气后屏气技术,以尽量减少心脏的受照射体积。

◎ 参考文献

[1] Kunkler I. Adjuvant chest wall radiotherapy for breast cancer: black, white and shades of grey [J]. Eur J Surg Oncol, 2010, 36 (4): 331-334.

[2] Buchholz T A. Radiotherapy and survival in breast cancer [J]. Lancet, 2011, 378 (9804): 1680-1682.

[3] Michael C. Joiner, Albert Van Der Kogel. Basic clinical radiobiology [M]. 4th edition. USA: Oxford University Press, 2009: 11-24.

[4] Jones B, Dale R G, Deehan C, et al. The role of biologically effective dose (BED) in clinical oncology [J]. Clinical Oncology, 2013, 13 (2): 71-81.

[5] Deore S M, Supe S J, Sharma V, et al. The predictive role of bioeffect dose models in radiation-induced late effects in glottic cancer [J]. Int J Radiat Oncol, 1992, 23 (2): 281-284.

[6] Yarnold J, Haviland J. Pushing the limits of hypofractionation for adjuvant whole breast radiotherapy [J]. Breast, 2010, 19 (3): 176-179.

[7] Correa C R, Litt H I, Hwang W T, et al. Coronary artery findings after left-sided compared with right sided radiation treatment for early stage breast cancer [J]. J Clin Oncol, 2007, 25 (21): 3031-3037.

[8] Hooning M J, Botma A, Aleman B M, et al. Long-term risk of cardiovascular disease in 10 year survivors of breast cancer [J]. J Natl Cancer Inst, 2007, 99 (5): 365-375.

[9] Harris E E, Correa C, Hwang W T, et al. Late cardiac mortality and morbidity in early-stage breast cancer patients after breast conservation treatment [J]. J Clin Oncol 2006, 24 (25): 4100-4106.

[10] Ludvig P M, Gjertrnd M, Rune H, et al. Cardiac and pulmonary doses and complication probabilities in standard and conformal tangential irradiation in conservative management of breast cancer [J]. Radiother Oncol, 2002, 62 (2): 173-183.

[11] Editha A, Krneger M D, et al. Potential gains for irradiation of chest wall and regional nodes with intensity modulated radiotherapy [J]. Int J Radiation Oncology Biol Phys, 2003, 56 (4): 1023-1037.

[12] Remouehamps V M, Vicini F A, et al. Significant reductions in heart and lung doses using deep inspiration breath hold with active breathing control and intensity modulated radiation therapy for patients treated with locoregional breast irradiation [J]. Int J Radiat Oncol Biol Phys, 2003, 55 (2): 392-406.

[13] O'Flynn E A, Morel J C, et al. Prediction of the presence of invasive disease from the measurement of extent of malignant microcalcification on mammography and ductal carcinoma in situ grade at core biopsy [J]. Clin Radiol, 2009, 64 (2): 178-183.

[14] Fisher B, Dignam J, Wolmark N, et al. Lumpectomy and radiation therapy for the treatment of intraductal breast cancer: findings from National Surgical Adjuvant Breast and Bowel Project B-17 [J]. J Clin Oncol, 1998, 16 (2): 441-452.

[15] Cutuli B, Lemanski C, Fourquet A, et al. Breast-conserving surgery with or without radiotherapy vs mastectomy for ductal carcinoma in situ: French Survey experience [J]. Br J Cancer, 2009, 100 (7): 1048-1054.

[16] Donker M, Litière S, Werutsky G, et al. Breast-conserving treatment with or without radiotherapy in ductal carcinoma In Situ: 15-year recurrence rates and outcome after a recurrence, from the EORTC 10853 randomized phase III trial [J]. J Clin Oncol, 2013, 31 (32): 4054-4059.

[17] Di Saverio S, Catena F, Santini D, et al. 259 Patients with DCIS of the breast applying USC/Van Nuys prognostic index: a retrospective review with long term follow up [J]. Breast Cancer Res Treat, 2008, 109 (3): 405-416.

[18] McCormick B, Winter K, Hudis C, et al. RTOG 9804: a prospective randomized trial for good-risk ductal carcinoma in situ comparing radiotherapy with observation [J]. J Clin Oncol, 2015, 33 (7): 709-715.

[19] Wickerham D L, Anderson S A, Fisher B, et al. NSABP Protocol B-06: A randomized clinical trial comparing total mastectomy with lumpectomy with or without irradiation in the treatment of breast cancer—Results after 15 years of follow-up [J]. European Journal of Cancer, 1998, 34 (34): S38.

[20] Veronesi U, Marubini E, Mariani L, et al. Radiotherapy after breast-conserving surgery in small breast carcinoma: long-term results of a randomized trial [J]. Ann Oncol, 2001, 12 (7): 997-1003.

[21] Litière S, Werutsky G, Fentiman I S, et al. Breast conserving therapy versus mastectomy for stage I-II breast cancer: 20 year follow-up of the EORTC 10801 phase 3 randomised trial [J]. Lancet Oncol, 2012, 13 (4): 412-419.

[22] Vrieling C, van Werkhoven E, Maingon P, et al. Prognostic factors for local control in breast cancer after long-term follow-up in the EORTC boost vs no boost trial: a randomized clinical trial [J]. JAMA Oncol, 2017, 3 (1): 42-48.

[23] Bellon J R, Come S E, Gelman R S. Sequencing of chemotherapy and radiation therapy in early-stage breast cancer: updated results of a prospective randomized trial [J]. J Clin Oncol, 2005, 23 (9): 1934-1940.

[24] Whelan T J, Pignol J P, Levine M N, et al. Long-term results of hypofractionated radiation therapy for breast cancer [J]. N Engl J Med, 2010, 362 (6): 513-20.

[25] Haviland J S, Owen J R, Dewar J A, et al. The UK standardisation of breast radiotherapy (START) trials of radiotherapy hypofractionation for treatment of early breast cancer: 10-year follow-up results of two randomised controlled trials [J]. Lancet Oncology, 2013, 14 (11): 1086-1095.

[26] Coles C E, Griffin C L, Kirby A M, et al. Partial-breast radiotherapy after breast conservation surgery for patients with early breast cancer (UK IMPORT LOW trial): 5-year results from a multicentre, randomised, controlled, phase 3, non-inferiority trial. [J]. Lancet, 2017, 390 (10099): 1048-1060.

[27] Smith B D, Bentzen S M, Correa C R, et al. Fractionation for whole breast irradiation: an american society for radiation oncology (ASTRO) evidence-based guideline [J]. International Journal of Radiation Oncology Biology Physics, 2011, 81 (1): 59-68.

[28] 邵志敏, 沈镇宙. 乳腺癌: 基础与临床的转化 [M]. 上海: 上海交通科技大学出版社, 2016: 606-608.

[29] 李晔雄. 肿瘤放射治疗学 [M]. 第五版. 北京: 中国协和医科大学出版社, 2018: 1064-1066.

[30] Fisher B, Bryant J, Dignam J J, et al. National surgical adjuvant breast and bowel project. tamoxifen, radiation therapy, or both for prevention of ipsilateral breast tumor recurrence after lumpectomy in women with invasive breast cancers of one centimeter or less [J]. J Clin Oncol, 2002, 20 (20): 4141-4149.

[31] Hughes K S, Schnaper L A, Bellon J R, et al. Lumpectomy plus tamoxifen with or without irradiation in women age 70 years or older with early breast cancer: long-term follow-up of CALGB 9343 [J]. J Clin Oncol, 2013, 31 (19): 2382-2387.

[32] Hughes K S, Schnaper L A, Berry D, et al. Cancer and Leukemia group B; radiation therapy oncology group; eastern cooperative oncology group. Lumpectomy plus tamoxifen

with or without irradiation in women 70 years of age or older with early breast cancer [J]. N Engl J Med, 2004, 351 (10): 971-977.

[33] Kunkler I H, Williams L J, Jack W J L, et al. Breast-conserving surgery with or without irradiation in women aged 65 years or older with early breast cancer (PRIME II): a randomised controlled trial [J]. Lancet Oncol, 2015, 16 (3): 266-273.

[34] Ragaz J, Olivotto I A, Spinelli J J, et al. Locoregional radiation therapy in patients with high-risk breast cancer receiving adjuvant chemotherapy: 20-year results of the British Columbia randomized trial [J]. J Natl Cancer Inst, 2005, 97 (2): 116-126.

[35] Overgaard M, Jensen M, Overgaard J, et al. Postoperative radiotherapy in high-risk post menopausal breast cancer patients given adjuvant tamoxifen: Danish Breast Cancer Cooperative Group DBCG 82c randomized trial [J]. Lancet, 1999, 353 (5): 1641-1648.

[36] EBCTCG (Early Breast Cancer Trialists' Collaborative Group), McGale P, Taylor C, et al. Effect of radiotherapy after mastectomy and axillary surgery on 10-year recurrence and 20-year breast cancer mortality: meta-analysis of individual patient data for 8135 women in 22 randomised trials [J]. Lancet, 2014, 83 (9935): 2127-2135.

[37] Recht A, Comen E A, Richard E, et al. Postmastectomy radiotherapy: an american society of clinical oncology, american society for radiation oncology, and society of surgical oncology focused guideline update [J]. J Clin Oncol, 2016, 34 (36): 4431-4442.

[38] P M Poortmans, S Collette, Wendy R Parulekar, et al. Internal mammary and medial supraclavicular irradiation in breast cancer [J]. N Engl J Med, 2015, 373 (4): 317-327.

[39] Truong P T, Berthelet E, Lee J, et al. The prognostic significance of the percentage of positive/dissected axillary lymph nodes in breast cancer recurrence and survival in patients with one to three positive axillary lymph nodes [J]. Cancer, 2005, 103 (10): 2006-2014.

[40] Yildirim E, Berberoglu U, et al. Local recurrence in breast carcinoma patients with T (1-2) and 1-3 positive nodes: indications for radiotherapy [J]. Eur J Surg Oncol, 2007, 33 (11): 28-32.

[41] Macdonald S M, Abi-Raad R F, Alm El-Din M A, et al. Chest wall radiotherapy: middle ground for treatment of patients with one to three positive lymph nodes after mastectomy [J]. Int J Radiat Oncol Biol Phys, 2009, 75 (5): 1297-1303.

[42] Hamamoto Y, Ohsumi S, Aogi K, et al. Are there high-risk subgroups for isolated locoregional failure in patients who had T1/2 breast cancer with one to three positive lymph nodes and received mastectomy without radiotherapy? [J]. Breast Cancer, 2014, 21 (2): 177-182.

[43] Huang C J, Hou M F, Chuang H Y, et al. Comparison of clinical outcome of breast cancer patients with T1-2 tumor and one to three positive nodes with or without postmastectomy

radiation therapy [J]. Jpn J Clin Oncol, 2012, 42 (8): 711-720.

[44] Kim S I, Park S, Park H S, et al. Comparison of treatment outcome between breast-conservation surgery with radiation and total mastectomy without radiation in patients with one to three positive axillary lymph nodes [J]. Int J Radiat Oncol Biol Phys, 2011, 80 (50): 1446-1452.

[45] Sartor C I, Peterson B L, Woolf S, et al. Effect of addition of adjuvant paclitaxel on radiotherapy delivery and locoregional control of node-positive breast cancer: cancer and Leukemia Group B 9344 [J]. J Clin Oncol, 2005, 23 (1): 30-40.

[46] Moo T A, McMillan R, Lee M, et al. Selection criteria for postmastectomy radiotherapy in t1-t2 tumors with 1 to 3 positive lymph nodes [J]. Ann Surg Oncol, 2013, 20 (10): 3169-3174.

[47] Tendulkar R D, Rehman S, Shukla M E, et al. Impact of postmastectomy radiation on locoregional recurrence in breast cancer patients with 1-3 positive lymph nodes treated with modern systemic therapy [J]. Int J Radiat Oncol Biol Phys, 2012, 83 (5): e577-581.

[48] McBride A, Allen P, Woodward W, et al. Locoregional recurrence risk for patients with T1, 2 breast cancer with 1-3 positive lymph nodes treated with mastectomy and systemic treatment [J]. Int J Radiat Oncol Biol Phys, 2014, 89 (2): 392-398.

[49] Whelan T J, Olivotto I A, Parulekar Wendy R, et al. Regional nodal irradiation in early-stage breast cancer [J]. N Engl J Med, 2015, 373 (4): 307-316.

[50] Galimberti V, Cole B F, Zurrida Stefano, et al. Axillary dissection versus no axillary dissection in patients with sentinel-node micrometastases (IBCSG 23-01): a phase 3 randomised controlled trial [J]. Lancet Oncol, 2013, 14 (4): 297-305.

[51] Giuliano A E, Hunt K K, Karla V, et al. Axillary dissection vs no axillary dissection in women with invasive breast cancer and sentinel node metastasis: a randomized clinical trial [J]. JAMA, 2011, 305 (6): 569-575.

[52] Jagsi R, Chadha M, Janaki, et al. Radiation field design in the ACOSOG Z0011 (Alliance) Trial [J]. J Clin Oncol, 2014, 32 (32): 3600-3606.

[53] Donker M, van Tienhoven G, Marieke EStraver M D, et al. Radiotherapy or surgery of the axilla after a positive sentinel node in breast cancer (EORTC 10981-22023 AMAROS): a randomised, multicentre, open-label, phase 3 non-inferiority trial [J]. Lancet Oncol, 2014, 15 (12): 1303-1310.

[54] Darby S C, Ewertz M, McGale P, et al. Risk of ischemic heart disease in women after radiotherapy for breast cancer [J]. N Engl J Med, 2013, 368 (11): 987-998.

[55] Thorsen L B, Offersen B V, Danø Hella, et al. DBCG-IMN: a population-based cohort study on the effect of internal mammary node irradiation in early node-positive breast cancer [J]. J Clin Oncol, 2016, 34 (4): 314-320.

[56] Buchholz T A, Katz A, Strom E A, et al. Pathologic tumor size and lymph node status predict for different rates of locoregional recurrence after mastectomy for breast cancer

patients treated with neoadjuvant versus adjuvant chemotherapy [J]. Int J Radiat Oncol Biol Phys, 2002, 53 (4): 880-888.

[57] Huang E H, Tucker S L, Strom Eric A, et al. Postmastectomy radiation improves local-regional control and survival for selected patients with locally advanced breast cancer treated with neoadjuvant chemotherapy and mastectomy [J]. J Clin Oncol, 2004, 22 (23): 4691-4699.

[58] McGuire S E, Gonzalez-Angulo A M, Huang E H, et al. Postmastectomy radiation improves the outcome of patients with locally advanced breast cancer who achieve a pathologic complete response to neoadjuvant chemotherapy [J]. Int J Radiat Oncol Biol Phys, 2007, 68 (4): 1004-1009.

[59] Mamounas E P, Anderson S J, Dignam J J, et al. Predictors of locoregional recurrence after neoadjuvant chemotherapy: results from combined analysis of national surgical adjuvant breast and bowel project B-18 and B-27 [J]. J Clin Oncol, 2012, 30 (32): 3960-3966.

[60] 李晔雄. 肿瘤放射治疗学 [M]. 第五版. 北京: 中国协和医科大学出版社, 2018: 1073-1074.

[61] 中国抗癌协会乳腺癌诊治指南与规范（2017版）[J]. 中国癌症杂志, 2017, 29 (9): 742-743.

第十章 乳腺癌的内分泌治疗

近年来,乳腺癌是威胁女性健康的恶性肿瘤之一,其发病率呈逐年上升的趋势,已跃居女性恶性肿瘤的首位。我国的发病率已高出世界平均水平的 1%～2%。作为一类激素依赖性肿瘤,乳腺癌细胞有其特殊的生物特性,在乳腺癌患者中,约 70% 的患者表现为性激素受体阳性,这就意味着,内分泌治疗在乳腺癌的治疗中处于举足轻重的地位。

乳腺癌的内分泌治疗历史悠久,从 1896 年英国 Beatson 报道对乳腺癌患者行双侧卵巢切除术开始,乳腺癌治疗即开启了内分泌治疗的时代。随后,Huggins 在 1952 年率先报道了双侧肾上腺切除用于治疗晚期绝经后乳腺癌的方法。1955 年,Luft 等又报道了脑垂体切除治疗晚期乳腺癌,均取得了较理想的疗效。20 世纪 60 年代以后,内分泌药物开始应用于乳腺癌的治疗。

在肿瘤内分泌治疗史上具有划时代意义的是 20 世纪 70 年代,曾有学者将他莫昔芬用于局部晚期、不宜化疗及手术的老年乳腺癌患者,取得了较好的效果。1983 年,NATO 试验首次证实他莫昔芬用于术后辅助治疗乳腺癌可以降低复发率,同时,其类似物托瑞米芬和雷洛昔芬也被用于乳腺癌的辅助治疗。20 世纪 90 年代,第三代芳香化酶抑制剂问世,随后多个临床试验均证实其对绝经后激素受体阳性乳腺癌具有一定疗效。对于绝经后激素受体阳性早期乳腺癌辅助内分泌治疗策略,最新的临床指南仍然推荐起始选择芳香化酶抑制剂 5 年或 2～3 年转换成他莫昔芬满 5 年,以及选择他莫昔芬 2～3 年后转换成芳香化酶抑制剂治疗满 5 年。

第一节 乳腺癌内分泌治疗方式

众所周知,乳腺癌可分为两类:一类是对雌激素素和孕激素等激素有反应,即激素依赖性乳腺癌;另一类是对激素刺激无反应,即非激素依赖性乳腺癌;约 2/3 的绝经后乳腺癌患者可能又对激素敏感。雌激素是乳腺癌发生发展的重要刺激因素,而作为乳腺癌治疗的重要组成部分,内分泌疗法的主要机制就是通过降低或消除体内的雌激素水平来阻止乳腺癌的生长和繁殖,最终达到控制肿瘤生长的目的。内分泌疗法主要有以下五类:内分泌腺手术疗法、激素药物治疗、选择性雌激素受体调节剂、芳香化酶抑制剂及卵巢药物去势。不管采用何种疗法,只要能够达到去除雌激素、产生过量的孕激素和雌激素、阻断雌激素与其受体结合的任何方法,其疗效都是相似的。

一、内分泌腺手术疗法

乳腺癌内分泌治疗有百余年的历史,已证实至少有 1/3 的乳腺癌患者是激素依赖性的，减少体内雌激素水平，有利于乳腺癌的治疗。1896 年，Beatson[1]首先报道卵巢切除可使乳腺癌缩小，之后相继有手术切除肾上腺、垂体的报道；20 世纪 40 年代，Higgins[2]应用睾丸切除或雌激素治疗前列腺取得成功，为肿瘤的内分泌治疗奠定了基础。

(一) 卵巢手术去势

苏格兰外科医师 Beatson[1]在 1896 年首次报道行双侧卵巢切除术用于治疗绝经前、转移性的晚期乳腺癌，患者术后获得 4 年的生存期，开启了卵巢切除术治疗晚期乳腺癌的时代。之后，陆续有卵巢切除术用于乳腺癌治疗的报道。随着外科技术的发展，卵巢手术去势可以快速且可靠地使循环雌激素下降到绝经后水平，而且可以减少患卵巢癌的风险，尤其对于卵巢癌高危人群。但是，卵巢手术去势可导致不可逆的过早绝经，由此引发一系列不良反应，如骨质疏松症、心血管疾病的发病风险增加，以及生育能力的永久丧失等，所以，对年轻患者进行卵巢手术去势时应慎重。

(二) 肾上腺切除术

1952 年，Huggins 和 Bergenstal[2]报道了 6 例晚期乳腺癌患者通过双侧肾上腺切除术获益，其客观缓解率为 30%~50%，更重要的是，这些患者通常是绝经前已接受双侧卵巢切除术的晚期乳腺癌患者。绝经后的女性体内雌激素的主要来源为肾上腺分泌的前体。切除双侧肾上腺治疗晚期乳腺癌的目的在于消除部分激素。通常，乳腺癌病人行双侧卵巢切除效果多不持久，一段时间后，血中的雌激素水平又开始升高；其中小部分是肾上腺分泌的雌二醇，大部分是肾上腺分泌的雄激素前体雄烯二酮，后者在周围组织中芳香化酶的作用下转变成雌激素。因此，对卵巢切除有效的病人此时若再行双侧肾上腺切除，可使病情第二次获得缓解，有效率可达 40%~50%。绝经前女性在做肾上腺切除术前，必须做双侧卵巢切除术。

(三) 垂体切除术

1953 年，Luft 和 Olivecrona[3]在 50 例晚期乳腺癌患者中行脑垂体切除术，可使 20 例患者有明显缓解，其疗效可持续 3~27 个月。乳腺癌垂体切除术疗效比较好的是有胸膜、肺、骨骼转移者，软组织转移者次之，而肝转移、中枢神经系统转移及肺内弥漫性淋巴管浸润的病人则效果不明显。垂体切除后，需要补充糖皮质激素、甲状腺素和垂体加压素。行垂体切除的病人可以不必再行肾上腺切除术，反之亦然。

在对雌激素受体尚未认知的时代，双侧肾上腺切除术、脑垂体摘除术为晚期乳腺癌患者提供了治疗的选择，但却付出了失去相关腺体带来的严重机体不良反应为代价。因此，随着他莫昔芬、孕激素及芳香化酶抑制剂等内分泌治疗药物的相继上市，显示出与双侧肾上腺切除术及脑垂体摘除术近似的临床疗效，导致后两种治疗方式的淘汰。

(四) 睾丸切除术

男性乳腺癌在全部乳腺癌中所占比例小于 1%，且在男性癌症中所占比例也不到 1%，每年发病率小于 1/10 万[4]。目前，由于男性乳腺癌病例临床数据有限，无法进行大规模的前瞻性随机对照研究，推荐的男性乳腺癌治疗指南多借鉴绝经后女性乳腺癌。治疗方案以手术治疗为主，再综合患者具体情况，辅助放化疗、内分泌治疗以及靶向治疗。男性乳腺癌的内分泌治疗手段曾经有睾丸切除术、肾上腺切除术和垂体切除术等，由于这些有创的治疗手段会引起严重的不良反应，其逐渐被创伤较小的他莫昔芬等药物治疗所取代。

二、激素药物治疗

激素药物治疗包括雌激素、雄激素和孕激素等的治疗，但目前临床上主要使用的是孕激素治疗。

（一）雌激素

不同浓度的雌激素对乳腺癌细胞的作用不同。试验发现，低剂量的雌激素可刺激人乳腺癌细胞株生长，但雌激素浓度达到一定高度时，癌细胞的生长则受抑制。生理剂量的雌激素可使细胞内的雌激素受体含量增加，而治疗剂量的雌激素则可使雌激素受体由细胞质内转向细胞核内，细胞质内的雌激素受体因得不到补充，导致细胞 DNA 的合成受抑制。研究证实：雌激素应用于绝经后（绝经 5 年后）晚期乳腺癌患者，有效率为 30%，比雄激素的疗效略高；对绝经前或围绝经期妇女疗效较差；激素受体阳性者有效率为 50%～60%，阴性者低于 10%；有效者的平均生存期为 12～15 个月[5]。目前，临床应用的雌激素主要为己烯雌酚，为人工合成的非甾体雌激素。主要作用方式为抑制垂体促性腺激素的分泌，使卵巢分泌的雌激素减少，从而改变体内的激素平衡，破坏肿瘤组织赖以生存的环境；也有人认为，高剂量的己烯雌酚（15mg/d）可能调节雌激素受体状况，从而降低雌激素的作用。

不良反应：雌激素类的副作用主要为恶心、呕吐、厌食、头晕、头痛、乳房胀痛，偶可致子宫内膜过度增生与子宫出血。雌激素还可以引起水钠潴留、高钙血症。长期高钙血症可导致永久性肾损伤，原因为肾实质内钙沉积。肝、肾功能不全的病人忌用。

（二）雄激素

作用机制不太清楚，其疗效可能与下列因素有关：通过与剂量有关的负反馈，调节丘脑-垂体-肾上腺轴，抑制 GnRH，抑制 FSH，从而减少卵巢雌激素分泌；下调雌激素受体的数量；降低肿瘤细胞对雌激素的敏感性；干扰肿瘤细胞分泌的生长因子及其受体[6]。雄激素对晚期乳腺癌的缓解率为 20%～39%，作为三线用药，有一定效果，主要副作用为女性男性化及肝脏损害。丙酸睾酮是现阶段临床应用最为广泛的人工合成的雄激素类药物。

（三）孕激素

孕激素主要通过负反馈调节作用，抑制下丘脑释放 GnRH，继而抑制卵巢雌激素的合成，孕激素也可通过抑制促肾上腺皮质激素的分泌来抑制肾上腺皮质雌激素的分泌。这种药物的治疗效果和 TAM 相当，可有效治疗绝经后乳腺癌患者[7]。给予晚期乳腺癌患者孕激素类药物进行治疗，治疗效果一般，治疗局部复发或者软组织转移的效果更好。该类药对绝经前及绝经后病人均有效，ER 阳性或 PR 阳性病人疗效更佳，TAM 治疗无效仍有效，对于骨转移其疗效及止痛均优于 TAM，且有改善食欲、保护骨髓的作用。孕激素治疗转移性乳腺癌总的缓解率为 28%～33%，常作为三线药物。对一线和二线治疗失败者，孕激素的效果也并不理想。但对晚期恶病质患者有明显的改善作用，可优先选用。对 ER 阴性的转移性乳腺癌也有一定的作用。副作用有肥胖、水钠潴留、高血压、高血糖等。常用药物为甲羟孕酮和醋酸甲地孕酮。

三、选择性雌激素受体调节剂

通过竞争性抑制雌激素受体（ER），形成药物-ER 复合物，抑制激素依赖性蛋白的合成，使肿瘤细胞停滞在 G1 早期，从而抑制细胞增殖和减少 S 期细胞的比例；此外，抗雌激素药物还可抑制体内循环雌激素的去硫酸化，以降低游离雌二醇；提高性激素结合蛋白的合成，进一步减少游离雌二醇。抗雌激素药物分为两类：一类为选择性 ER 抑制剂，也称部分激动抑制剂，对不同部位的 ER 有选择性抑制作用；另一类为纯雌激素抑制剂，对所有 ER 均有抑制作用而无选择性。

三苯氧胺（tamoxifen，TAM）是目前应用最广泛的药物。由于其副作用小，不受年龄和月经状态的影响，疗效确切，可减少复发、降低对侧乳腺癌的发生率，是 ER 阳性病人（尤其是绝经后病人）激素一线治疗的首选药物。它的主要副作用为短时间的恶心和潮热，短暂的白细胞减少，3% 的病人有诱发静脉血栓的危险。TAM 对子宫有雌激素样作用，长期服用，有诱发子宫内膜癌的危险。由 TAM 进行结构改造的还有妥瑞咪芬（toremifene），已被批准为转移性乳腺癌的一线药物；雷洛昔芬（raloxifene）对乳腺和子宫是抗雌激素作用，而对骨及血脂代谢是雌激素样作用，已被批准用于绝经后妇女防止骨质疏松替代雌激素补充疗法，雷洛昔芬的应用，使绝经后妇女乳腺癌的发生率明显减少。屈洛昔芬（Droloxifene）对大鼠子宫内膜也有抗雌激素作用，可防止骨质松，对乳腺癌的疗效与 TAM 相似。纯雌激素抑制剂法洛德西（faslodex）和 ICI164384 属甾体类。法洛德西不通过血脑屏障，没有月经样副作用，临床试验正在进行，显示对 TAM 耐药的转移性乳腺癌仍有效果。

四、芳香化酶抑制剂

芳香化酶是雄激素转化为雌激素的催化酶。绝经前妇女雌激素主要来源于卵巢，而绝经后妇女则主要由肾上腺、脂肪、肌肉、肝脏产生的雄性物质经芳香化酶转化而来。抑制该酶使绝经后妇女体内的雌激素来源明显减少，从而达到治疗作用。芳香化酶抑制剂可分为两类：一类为甾体类不可逆性芳香化酶抑制剂，通过与酶的结合位点紧密结合，使酶永久性失活，因此又称为致死性抑制剂；另一类为非甾体类可逆性芳香化酶抑制剂。

应用芳香化酶抑制剂治疗绝经后乳腺癌，其治疗效果已经获得多数研究工作者的认可。绝经前患者不单独使用，但可在去势后或与去势药物合用。福美司坦（formestane）治疗晚期乳腺癌的客观缓解率为 23%~26%，平均缓解持续时间为 19 个月。对老年病人总的缓解率可达 35%~67%。依美司坦（exemestane）对一线治疗失败的绝经后乳腺癌有效率为 25%~29%，中位缓解期为 11 个月。来曲唑（letrozole）作为绝经后转移性乳腺癌的二线用药有效率为 24%，中位缓解期为 28 个月。瑞宁得（arimidex）的二线用药效果与孕激素相似，但生存期延长，且副作用小，因其耐受性和疗效较好，有可能成为一线激素药物。芳香化酶抑制剂的副作用常为恶心、头痛，均可耐受。临床研究资料表明，第三代芳香酶抑制剂对进展期乳腺癌患者的疗效较 Tamoxifen 有明显的优势。

五、卵巢药物去势

药物去势的机制为应用促性腺激素释放激素（GnRH）类似物，通过竞争性抑制垂体的 LH-RH 受体，切断 LH 和 FSH 的分泌，理论上达到药物去势。促黄体生成素释放激素类似物：垂体会产生黄体生成素以及卵泡刺激素，促黄体激素释放激素会对这两种激素进行调控，而这两种激素又会影响性激素的生成。促黄体生成素释放激素类似物能够对患者的垂体进行抑制，进而抑制黄体生成素以及卵泡刺激素的活性，还可以结合黄体生成素受体，发挥抑制作用，使患者雌激素水平显著降低。绝经前的乳腺癌患者较为适用，治疗效果相当于卵巢切除。有研究显示，给予绝经前雌激素受体阳性的乳腺癌患者促黄体生成素释放激素类似物，其有效率为 53.8%，满足了患者保留乳房的愿望。促黄体生成素释放激素类似物包括诺雷得、戈合瑞林、抑那通等，该种药物的不良反应为面色潮红、偶有头痛、阴道干燥、情绪波动较大、性欲降低等。去势疗法适应于绝经前 ER 阳性的转移性乳腺癌，ER 阴性者不主张采用。高危病人的辅助治疗也可根据情况选择。

第二节 激素受体检测及其临床意义

一、雌激素受体及孕激素受体

激素受体主要包括雌激素受体（estrogen receptor, ER）和孕激素受体（progesterone receptor, PR），迄今为止，它们是与乳腺癌的发生、发展及预后最为密切的分子生物学标志物，也是目前唯一被广泛接受的作为判断乳腺癌预后的标志物。虽然 1896 年 Bentson 发现乳腺细胞的增生及癌变与激素密切相关，但直到 1959 年，才发现与雌激素结合而发挥作用的成分，并将其命名为 ER。Jenson 于 1967 年首次建立了放射免疫生化方法测定 ER 的技术，检测乳腺癌胞浆中的 ER[8]。这一成就使乳腺癌内分泌治疗出现了广阔的前景。现在认为，肿瘤细胞癌变时，有些细胞可以部分或全部地保留正常的受体系统。肿瘤细胞含有的激素受体功能与正常细胞相似，原来所依赖的激素仍然调节着肿瘤细胞的生长，此类肿瘤被称为激素依赖性肿瘤。相反，有些肿瘤在癌变过程中完全丧失或仅少量保留了受体系统，不能作为靶细胞而使激素发挥作用，其生长不再受激素的控制与调节，此类肿瘤被称为非激素依赖性肿瘤。ER 的组织分布除雌激素的靶器官，如乳腺、子宫丰富外，在胃、肠、肝、肺等器官也有 ER 表达，说明 ER 并非组织特异性标志物。PR 是另一种与乳腺癌相关的激素受体，但对 PR 的研究远不及 ER，一般认为，PR 是与 ER 功能相似的蛋白质，ER（+）者约 2/3PR 亦呈阳性，所以常将 ER 与 PR 结合起来研究。

二、ER/PR 检测及其意义

（一）ER 表达情况与乳腺癌内分泌治疗的疗效有直接关系

ER 阳性率一般为 50%~60%，对乳腺癌患者施行内分泌治疗，有效率为 30%；ER 或 PR 阳性者，有效率为 30%~40%；两者均阳性者，有效率可达 60%~70%；ER 阴性者，仅约10%有效。ER水平越高，内分泌治疗效果越明显。国外资料表明，在 ER 不明患者中应用内分泌治疗也有较好疗效，是因为西方国家乳腺癌患者中绝经后所占比例高（70%~80%），ER 阳性率也较高（70%），同时 ER 阳性率随年龄增高而增高，故 ER 不明患者中阳性的可能性较大。临床上除了 ER 阴性病例内分泌治疗的疗效不佳外，对于发展快的肿瘤、炎性乳腺癌及肝转移癌等，均不适合内分泌治疗[9-12]。

（二）帮助评估乳腺癌预后

ER 和 PR 为具有特定功能的蛋白质，与组织的分化程度有关。高分化乳腺癌96.6% ER 阳性，而低分化者仅17.7%阳性；腋窝淋巴结无转移者66.7%ER 阳性，有转移者44.6%ER 阳性；ER 阴性者复发率高，且倾向于内脏转移；而 ER 阳性者复发率低，且倾向于皮肤、软组织或骨转移，后者对内分泌治疗反应较好。在同等条件下，ER 阴性患者的复发率比阳性者高1倍；ER 阳性患者的生存期比阴性者长1倍。受体阴性的肿瘤50%分化差，同时细胞核的面积明显地较受体阳性的细胞为大，这也可反映出受体阴性的患者其术后易复发。

（三）根据 ER/PR 表达情况指导临床治疗

目前，临床内分泌治疗主要依据肿瘤的 ER 和 PR 情况来决定，ER 阳性病例不论绝经与否，均应采用内分泌治疗；对于绝经后 ER 阴性病例，若因种种原因不能耐受化疗者，亦可试用内分泌治疗。ER 阴性乳腺癌辅助内分泌治疗优于或等于单用化疗。内分泌治疗对乳腺癌复发、转移癌也有较好疗效，ER 阴性病例内分泌治疗可收到较好的效果，ER、PR 双阳性者效果更明显。无病生存期越长，患者对内分泌治疗的反应越好。骨及软组织转移癌对内分泌治疗有较好的疗效。首次内分泌治疗有效病例，复发后用另一种内分泌治疗往往也有效[13,14]。

三、ER/PR 染色结果的分析与解读

（一）ER、PR 阳性的临界值

目前的循证医学证据显示，ER、PR 免疫组织化学染色肿瘤细胞阳性率达到1%时，就与临床内分泌治疗的疗效显著相关，结合内分泌治疗相对低毒性的特点，该指南建议将 ER、PR 免疫组织化学检测的阳性阈值定为≥1%。

（二）有关原位癌的 ER、PR 检测

建议对原位癌进行 ER、PR 检测。对于原位癌标本，报告原位癌的 ER、PR 状态，而对于伴有原位癌成分的浸润性癌，应报告浸润性癌的 ER、PR 状态，可在备注中说明原位癌的 ER、PR 状态。

（三）对照染色的判读

在判读时，应首先检查各对照的染色情况，包括外部对照和内对照。如果不符合预期结果，此病例的 ER、PR 结果应报告为无法判读。应该进行问题分析，并重新进行免疫组织化学检测，直到所有对照结果正常。

（四）需要重复检测的情况

（1）ER-/PR+的病例需要对 ER 和 PR 进行重复检测，以排除 ER 假阴性或 PR 假阳

第十章 乳腺癌的内分泌治疗

性的情况;(2) I级的浸润性导管癌、经典型浸润性小叶癌、小管癌、黏液癌、实性乳头状癌等通常为ER阳性,如检测结果为阴性,则视为检测结果与组织病理学特征不符合,需要核实诊断或重新检测;(3) 对于各种原因导致的无法判读的病例,应重新检测;(4) 建议对结果为1%临界值附近的病例进行重新检测;(5) 建议对弥漫弱阳性的病例进行重新检测。

四、报告规范

(一) 检测结论

检测结论分为阳性、阴性、无法判读。

(1) 阳性:需评估整张切片中阳性染色的肿瘤细胞占所有肿瘤细胞的比例,当≥1%的肿瘤细胞核呈现不同程度的着色时,即为阳性。

(2) 阴性:指整张切片中<1%的肿瘤细胞核呈现不同程度的着色或完全无着色。阴性结果的判定必须建立在内、外对照染色良好的基础上。缺少内对照(如正常乳腺导管上皮细胞)情况下获得的ER、PR阴性染色结果都需要更换蜡块或组织块重新进行染色判定,并且报告中不应该是"阴性",而应该报告为"无法判读"。

(3) 无法判读:通常是指检测前处理或检测步骤不符合指南规定,或染色定位于细胞质而非细胞核,或对照未出现预期结果,或阴性染色但标本中缺乏内对照组织。对该结论应该指出导致无法判读的原因,建议重新进行检测。对于没有条件另选蜡块或组织的病例(如会诊病例、穿刺组织),若外对照符合预期结果,但缺乏内对照组织,在报告结果供临床参考的同时应备注说明"缺乏内对照组织"。

(二) 阳性肿瘤细胞的百分比

需对整张切片进行观察,并分析阳性染色细胞占所有肿瘤细胞的百分比。可以大致估计,也可以通过人工计数或图像分析的方法进行定量。虽然图像分析技术目前还缺乏公认的标准,但该技术有望提高判读的准确性和可重复性。在肿瘤细胞含量有限的细胞学样本中,必须计数至少100个肿瘤细胞。为提高可重复性,建议10%~100%阳性着色时以每10%为一个等级,即约10%、20%、30%……

(三) 阳性染色强度

阳性染色强度包括弱、中、强。应该对整张切片中阳性肿瘤细胞的染色强度做出评估,如果同一张切片中肿瘤细胞的染色强度存在差异,则可采用弱-中等,或中等-强的报告方式。

(四) 报告格式

建议在ER、PR的免疫组织化学报告中包括如下内容:患者身份信息(包括姓名、性别、年龄、门诊/住院号);送检医师姓名;送检日期;取样部位及标本类型;标本信息(病理号、蜡块号);抗体信息(克隆号/生产商);检测方法;是否采用图像分析、对照设置、样本量是否适合评估、检测结论(阳性、阴性、无法判读),阳性应报告染色强度和阳性肿瘤细胞的百分比。

第三节 目前常用内分泌治疗药物

一、抗雌激素药物

(一) 他莫昔芬（TAM）

TAM 是最常用的非甾体抗雌激素类药。除了通过竞争癌细胞的 ER 抗癌外，TAM 还能抑制作为细胞内增殖因子信息传导通路中重要组成部分的蛋白激酶。TAM 的治疗效果与激素受体状况有一定的关系。有研究显示，TAM 应用于雌激素受体阳性患者中的效果最佳，治疗总有效率为 55%~60%，可对乳腺癌进行有效预防。TAM 是乳腺癌内分泌治疗的基石，通过长期的临床实践证明该药疗效稳定，是目前 NCCN 指南推荐并肯定，唯一用于绝经前乳腺癌患者内分泌治疗药物，也是目前 ER+乳腺癌患者内分泌治疗最常用的药物之一[15]。

ER+乳腺癌患者术后 5 年，TAM 治疗可以减少复发率和病死率，因此该方案被一直沿用。而著名的 ATLAS 试验选择 12894 例 5 年 TAM 治疗后的乳腺癌患者，随机分为 2 组：继续 5 年 TAM 治疗组及对照组。研究结果显示：继续 5 年 TAM 治疗组复发率显著低于对照组（18.0%比 20.8%，$P=0.002$），2 组的病死率也有显著差异（331 例比 397 例，$P=0.01$）；随访 15 年时，2 组的复发风险分别是 21.4%和 25.1%，死亡率分别是 12.2%和 15.0%。这项研究结果的发布改变了多年来 5 年 TAM "金标准"的传统观点，特别是 HR+乳腺癌的复发高峰可能相对推迟，尤其是第 2 个复发高峰将在术后第 7~8 年出现。基于这种情况，对于有高危复发风险的 HR+乳腺癌患者，接受 10 年的内分泌治疗是很有必要的。经历了几十年临床实践考验，TAM 如今在乳腺癌的内分泌治疗中仍然是最经典的药物，特别是在绝经前 HR+患者的治疗中甚至是不可替代的。但是，TAM 延长至 10 年，也许会使更多的患者受益[16]。

TAM 不仅具有抗雌激素作用，还具有雌激素样作用，可对子宫内膜的增生进行促进，但是，对于绝经患者使用 TAM，则会增加其患子宫内膜癌的概率，当前尚未确切证据证明子宫内膜癌和 TAM 的用药时间以及药物剂量有关。TAM 的治疗效果和患者的年龄没有太大关系，且该种药物的最佳服药时间为 5 年。雌激素受体阳性患者经过化疗后，再加用 TAM 进行治疗，其疗效明显优于单纯应用 TAM 治疗、单纯化疗。TAM 的用法为每次 10mg，每天 2 次，或者每次 20mg，每天 1 次。

(二) 托瑞米芬（TOR）

临床实践发现，应用高剂量托瑞米芬治疗乳腺癌患者，可诱导具有肿瘤抑制作用生长因子 TGF-B 的分化和增殖，有效调节患者肿瘤病灶特殊基因表达水平，增加具有诱导癌细胞基因凋亡作用的细胞因子 TRPM-2 的表达量，加快患者肿瘤细胞的凋亡，具有良好的临床治疗应用价值。托瑞米芬在肝代谢，分布在肺，其肝毒性低于三苯氧胺（TAM），因此可高剂量使用。对于内分泌治疗无效及复发的患者可采用高剂量（120~240 mg/d）托瑞米芬二线治疗。托瑞米芬的药效主要作用于患者的肺组织，药物在患者肺组织的浓度明显高于其他组织，因此，在肺转移方面具有良好的疗效。此外，临床实践还发现，托瑞米芬可有效改善患者血脂状况，增加患者高密度脂蛋白胆固醇含量，同时在预防骨质疏松方面也具有较好的应用价值，适用于老年乳腺癌患者和具有脂肪肝倾向的肥胖乳腺癌患者。

（三）氟维司群

氟维司群用于抗雌激素疗法治疗无效，ER阳性绝经后晚期乳腺癌的治疗[17]。EFECT试验表明，氟维司群组（288例）和依西美坦组（299例）在至疾病进展时间及总反应率，以及临床获益率和不良反应方面均无显著性差异。氟维司群对ER的亲和力较TAM强100倍，与阿那曲唑治疗效果相当，是阿那曲唑治疗失败晚期乳腺癌患者的又一内分泌治疗选择。在2010年美国圣安东尼奥乳腺癌大会上，英国研究者Roberson报告了FIRST试验，氟维司群500mg治疗晚期乳腺癌疗效优于阿那曲唑。SWOG临床研究提示，绝经后TAM辅助治疗后复发转移ER（+）/HER-2（-）患者，AI联合氟维司群优于单用AI。所以，2013年NCCN指南推荐对绝经后非甾体类AI辅助治疗失败的复发转移ER（+）/HER-2（-）患者，优先选择氟维司群治疗[18-22]。

二、芳香化酶抑制剂

卵巢外组织分泌的雄烯二酮和睾酮在芳香化酶作用下可转化为雌激素。该种转化方式获得的雌激素是绝经后卵巢功能退化患者分泌雌激素的唯一途径。而芳香化酶抑制剂可对芳香化酶的活性产生抑制作用，继而阻碍患者雌激素的生物合成，抑制癌细胞的生长，达到抑癌目的，因此，AI适用于绝经后的乳腺癌患者。已有研究和指南指出第三代AI可逐渐取代TAM成为乳腺癌内分泌治疗的金标准。

（一）阿那曲唑

阿那曲唑是临床研制出的第一个可以取代三苯氧胺成绝经后雌激素阳性乳腺癌患者的理想治疗药物。ATAC试验是迄今为止乳腺癌方面进行的最大试验，曾经有临床研究选取21个国家共381个中心的9366例绝经后乳腺癌患者作为研究对象，并将研究对象分成三组，对仅采用阿那曲唑和仅采用三苯氧胺以及两种药物联合应用治疗乳腺癌的疗效进行了对比研究。研究结果显示，单用阿那曲唑较其他两组更为有效。与TAM组相比，阿那曲唑治疗组的患者复发转移危险性降低17%，对侧乳腺癌发生风险降低58%，在预防乳腺癌复发和转移方面有显著优势，可有效降低乳腺癌患者对侧乳腺癌的发生率，并延缓肿瘤病灶的转移时间。

（二）来曲唑

来曲唑是现阶段临床应用最为广泛的第三代芳香化酶抑制剂类药物，疗效显著。有实践对三苯氧胺和来曲唑治疗乳腺癌疾病患者的临床疗效进行了对比研究。研究数据显示，来曲唑治疗乳腺癌患者的临床治疗总有效率可达85%，明显高于三苯氧胺，且在疾病复发风险率和肿瘤远处转移率上比较也存在明显差异，来曲唑更占优势。此外，还有临床实践对乳腺癌患者三苯氧胺服用5年后的情况进行了研究，发现患者的乳腺癌复发风险仍然存在，患者术后5年在服用三苯氧胺的同时，依然需要接受辅助治疗，而辅助治疗后继续使用来曲唑，将会得到更好的疗效和收益。

（三）依西美坦

目前，依西美坦是临床上应用最广泛的甾体类芳香化酶抑制剂药物，属于芳香化酶失活剂,在临床应用中可与芳香化酶底物发生结合,致使芳香化酶失去原有的活性,从而降低体内雌激素的水平。依西美坦主要用于绝经后、ER 和(或)PR 阳性妇女或其他 AI 治疗失败的晚期乳腺癌。有临床实践对 5 年内序贯应用三苯氧胺和依西美坦治疗乳腺癌患者的疗效进行了研究,结果显示,5 年内序贯应用三苯氧胺和依西美坦比单独应用三苯氧胺无瘤生存率显著增加 4.7%;依西美坦降低 32% 的复发风险,延长了远处转移时间,降低了对侧乳腺癌的发生风险。

三、卵巢药物去势

卵巢雌激素的产生受下丘脑-垂体-卵巢轴的控制,LHRH 类似物或激动药作用于下丘脑-垂体-卵巢轴,通过与垂体的 LHRH 受体结合,有很强的亲和力及较长的降解时间,持续作用 2~3 周后,循环雌激素可以下降到绝经后水平,停药后有可能恢复生育力,故称为卵巢抑制。使用 LHRH 类似物引起卵巢抑制最大的优势在于其停药后潜在的可逆性,这样可以避免不可逆的过早绝经而引起的并发症,尤其是对于希望将来恢复生育力的年轻乳腺癌患者而言,更为重要。使用 LHRH 类似物主要的缺点是,一旦停止治疗,可能失去其对乳腺癌的治疗作用。药物去势治疗适用于绝经前或围绝经期的乳腺癌患者,即 45~50 岁者,尤其对 ER+疗效更好,而绝经 1 年以上或年龄少于 35 岁者则疗效较差。药物去势的副作用主要是卵巢功能减退的各种症状表现。LHRHa 应用初期,EH 可有一过性升高,可有发热、面部潮红、多汗及性欲降低等不良反应,但均不会影响患者继续服药。

(一) 戈舍瑞林

戈舍瑞林(goserelin,诺雷德)为人工合成的促黄体生成素释放激素类似物,是目前应用最广、研究较多的 LHRH 类似物(LHRHa)。能与所有垂体 LHRH 受体形成强而持久的结合,抑制卵巢产生雌激素,2~4 周内可达到化学性睾丸切除的目的,使绝经前妇女体内雌激素达到绝经后水平。ZEBRA 实验为比较戈舍瑞林 2 年和 CMF6 个周期的多中心临床研究,结论为对于 ER 阴性患者戈舍瑞林不应作为标准治疗,而对于 ER 阳性患者,戈舍瑞林效果与化疗相当。想要保留生育功能,ER 阳性患者可首选卵巢抑制治疗。Taylor 等对 136 例晚期乳腺癌患者的研究证明,戈舍瑞林组的 5 年无瘤生存率和总生存率(OS)与卵巢去势(手术或放疗去势)组无显著差异。孙强、黄汉源等对 28 例绝经前复发乳腺癌患者进行 LHRHa 治疗有效率 42.9%,治疗 8 周后血浆 EH 降至绝经后水平,其中骨转移 12 例,有效率为 50%,结果显示,LHRHa 对骨转移患者效果更佳。大量临床试验显示,对于绝经前激素敏感型的乳腺癌患者中高危复发患者,卵巢抑制联合 TAM 可代替标准辅助化疗加 TAM 的治疗,尤其是没有发生化疗相关性闭经的患者可以获得更好的 DFS。

戈舍瑞林是一种可在体内逐渐进行降解的多聚缓释植入剂,适用于绝经前期及围绝经期妇女的乳腺癌,每 4 周深部肌肉注射 3.6mg。

(二) 亮丙瑞林

亮丙瑞林(leuprorelin)的作用机制与戈舍瑞林相同。Harvey 等报道应用亮丙瑞林 10 周以上治疗 26 例绝经前转移性乳腺癌,其中 25 例有可评价的指标,44% 获 PR,20% 获得 SD,获得 PR 者中位缓解时间为 39 周,6 例表现为早期肿瘤进展。不良反应包括轻度面部潮红、恶心呕吐及头痛。王志东、刘顺安对 24 例绝经前复发乳腺癌患者进行抑那通

（醋酸亮丙瑞林）治疗有效率45.8%。治疗8周后血浆EH降至绝经后水平，其中骨转移10例，有效率为50%（5/10）。

亮丙瑞林（抑那通注射液）：每4周深部肌肉注射，一般连续注4~6次为1个疗程。

第四节 内分泌治疗基本原则

（一）评估贯穿晚期乳腺癌治疗整个过程

1. 病理学评估

（1）原发乳腺病灶的组织学病理资料完整，包括病理类型及免疫组化雌激素受体（ER）、孕激素受体（PR）及人类表皮生长因子受体2（HER-2）状态，必要时加做FSH（荧光原位杂交技术）检测。

（2）目前各个指南都建议进行转移病灶的组织学病理检查，特别是首次诊断复发转移的患者。建议在复发转移阶段，至少进行1次生物标志物的再次评价，特别是激素受体和HER2状态。若再次检测结果与原发乳腺病灶不符，或者转移灶多部位之间穿刺病理结果不符，或者晚期发展不同阶段病灶病理激素受体结果不符，需要结合患者疾病本身特点治疗。总体激素受体状态不符的概率较高，为20%~30%，HER-2状态不一致小于10%。病理科质控是前提。

2. 病情评估

首次诊断复发转移时，基线检查需要评估病变侵犯的范围和程度，需要熟悉乳腺癌常见的复发转移部位，包括骨、肺、肝脏、胸膜胸壁、对侧乳腺、区域及远处淋巴结等，了解肿瘤负荷及范围，结合器官功能检查判断是否合并内脏危象存在。同时评估一般状态、心电图、血液生化指标及肿瘤标记物等。

3. 绝经状态评估

根据患者年龄、是否连续停经1年及以上、是否正在用他莫昔芬或LHRa药物病史，结合血清雌二醇、卵泡刺激素水平，按照绝经定义，判断患者处于绝经前围绝经期或者绝经后状态，以指导内分泌具体用药。

4. 疗效评估

晚期乳腺癌姑息治疗过程中，需要定期按照国际公认的疗效评价标准进行疗效评价，以及时了解病情进展或更改治疗策略。对于姑息内分泌治疗的患者，建议每2~4个月进行1次疗效评价[23]。

5. 内分泌治疗敏感性评估

激素受体阳性晚期乳腺癌有内分泌治疗的机会，但并不能全部称为激素敏感性乳腺癌，后者需要根据内分泌用药后的具体情况判断。近几年，关于如何判断内分泌治疗是敏感的还是已经耐药的标准存在争议，相对来说，按照晚期乳腺癌（ABC2及ABC3）国际共识指南目前是大部分专家能接受的标准。对于判断内分泌治疗敏感或相对敏感的晚期乳腺癌，建议后续可以接受更多线的内分泌治疗。

6. 不良反应评估

单独内分泌药物不良反应相对较小，联合其他药物时仍需评估。

（二）内分泌治疗相关重要概念

1. 绝经后状态

NCCN 指南符合下列标准前面 4 条之一可判定为绝经后状态：

（1）双侧卵巢切除术后；

（2）年龄≥60 岁；

（3）年龄<60 岁，停经≥12 个月，没有接受化疗、他莫昔芬、托瑞米芬或抑制卵巢功能的治疗，且卵泡刺激素及雌二醇水平在绝经后的范围内；

（4）年龄<60 岁，停经≥12 个月，正在服他莫昔芬或托瑞米芬，卵泡刺激素及雌二醇水平应在绝经后范围内。

注：正在接受 LHRH 拮抗剂/激动剂的患者月经状况无法判断。化疗前未绝经者，即使化疗后绝经，也不能判断其为绝经后状态，化疗或内分泌或去势治疗后绝经的患者需反复测定 FSH 和雌二醇水平，确认其为绝经后状态时方能应用芳香化酶抑制剂。

2. 内脏危象[24]

根据 ABC4 国际共识指南，内脏危象定义为根据症状和体征、实验室检查评估出的严重器官功能障碍，并且疾病进展迅速。内脏危象不只是内脏转移的存在，而是意味着一个指征，即需要一种更快速有效的治疗，以缓解内脏转移的疾病，尤其是疾病一旦继续进展，可能会导致另一种治疗选择变得不可能。

3. 原发及继发性内分泌耐药

根据 ABC4 国际共识指南，定义如下：

（1）原发性内分泌耐药定义：①开始辅助内分泌治疗最初 2 年内出现复发转移；或②晚期一线内分泌治疗 6 个月内出现疾病进展；

（2）继发性（获得性）内分泌耐药定义：辅助内分泌治疗 2 年后的辅助内分泌治疗期间出现的复发转移，或辅助内分泌治疗完成后的 1 年内出现复发转移，或复发转移性乳腺癌一线内分泌治疗 6 个月后出现疾病进展，即一线内分泌治疗无进展生存（PFS）≥6 个月。

（三）内分泌治疗的基本原则：

（1）激素受体阳性/ER-2 阴性复发转移性乳腺癌患者推荐优选内分泌治疗，包括存在内脏转移者，除非潜在危及生命的内脏危象、症状严重或者明确内分泌已经耐药者。晚期乳腺癌不可治愈，其治疗的目的是延长患者的总生存期（OS）、提高生活质量而非治愈，激素受体阳性晚期乳腺癌往往生存期长，预后相对好，这类患者大部分对内分泌治疗敏感，获益大，毒性小，最易耐受，因此若无内分泌耐药证据或快速减轻肿瘤负荷的需要，推荐首选内分泌治疗。但是如果存在内脏危象，症状严重，或明确存在内分泌耐药的患者，则应考虑首选化疗，以便尽快控制肿瘤发展，减轻或缓解临床症状。如果患者年龄>35 岁、无病生存期>2 年、骨和软组织转移或无症状的内脏转移、激素受体阳性，则可首选内分泌治疗。

（2）既往对于内分泌治疗敏感的患者，在疾病进展时继续选择后续内分泌治疗。推荐 3 次内分泌治疗的机会，但二线内分泌治疗后，没有高水平的证据来帮助选择内分泌治疗的最佳用药。

(3) 对于合并内脏危象或者连续 3 次内分泌治疗失败的患者，建议化疗。

(4) 对于绝经后激素受体阳性、HER-2 阳性的转移性乳腺癌，有限的证据显示 AI 联合曲妥珠单抗或拉帕替尼有 PFS 延长的优势，但 OS 无差异。

(5) NCCN 指南指出，由于 ER/PR 检测存在假阴性可能，原发灶和转移灶 ER/PR 有可能存在不一致，因此非内脏转移或无症状内脏转移的患者即使激素受体阴性，仍可考虑采用内分泌治疗，特别是临床特征提示激素受体阳性可能的患者（如长无病生存期、局限的复发灶、进展缓慢的病灶、高龄等）。

第五节 乳腺癌内分泌治疗的应用

一、新辅助内分泌治疗

（一）新辅助内分泌治疗的适用人群

在 2003 年发表的乳腺癌新辅助治疗专家共识中，没有推荐新辅助内分泌治疗作为标准治疗，但可以作为没有条件接受化疗的体弱乳腺癌患者的新辅助治疗的备选方案；2006 年共识修订后，认为对于因体弱不能接受化疗的 HR 阳性乳腺癌患者，内分泌治疗是适当的新辅助治疗选择。而 2010 年最新修订的共识（发表于 2012 年）认为，对于 HR 阳性的绝经后乳腺癌，可以采用 AIs 的内分泌治疗作为新辅助治疗的选择。2009 年 St. Gallen 早期乳腺癌辅助治疗共识认为，当需要新辅助治疗时，对于绝经后 HR 强阳性乳腺癌，新辅助内分泌治疗是合理的选择。2011 年更新的共识中，支持新辅助内分泌治疗作为内分泌治疗敏感型绝经后乳腺癌的新辅助治疗选择；最新的共识中指出，St. Gallen 专家组强烈支持单纯内分泌治疗作为激素受体强阳性且低增殖状态的绝经后乳腺癌的新辅助治疗，并且多数专家认为新辅助内分泌治疗时间应该以持续用到治疗反应最大化为准。我国的临床指南中推荐，绝经后激素受体强阳性的患者可考虑单用内分泌治疗，推荐使用芳香化酶抑制剂。

（二）内分泌治疗的药物选择与持续时间

第三代 AIs 是必然的选择，尚无足够证据认为三种药物之间存在有临床价值的差别。目前推荐新辅助内分泌治疗应持续 5~8 个月，治疗可以持续至病灶停止缩小的最大疗效。

（三）治疗监控

治疗过程中需要连续观测病灶的变化，避免延续无效治疗。发现病灶明显生长时，应视为内分泌治疗无效，需要重新规划治疗方案。超声测量未见病灶明显缩小时，不宜作为治疗无效处理。需要注意的是，当应用超声评价疗效时，应考虑到不规则三维实体径线测量的可重复性问题。与化疗相比，内分泌治疗安全性方面的问题要简单得多。由于在手术后还要延续内分泌治疗，所以应该重视第三代 AI 安全性与耐受性的监控，骨密度的基线检查、不良反应对治疗耐受性的影响均应作为常规的监控项目。

（四）作为新辅助化疗的补救手段

临床上会遇到 HR 阳性的局部进展乳腺癌，依照治疗原则实施新辅助化疗仍然无效，肿瘤也无法安全切除的情况。此时，换用内分泌治疗，经常可以获得满意的"降期"。这时应用第三代 AI，应参照患者治疗前的月经状态。

二、可手术乳腺癌术后辅助内分泌治疗

内分泌治疗是乳腺癌的重要治疗手段。ER 或 PR 阳性的浸润性乳腺癌患者，无论其年龄、淋巴结状态或是否应用辅助化疗，都应考虑辅助内分泌治疗。

（1）适应证：激素受体 ER 和（或）PR 阳性的乳腺癌患者。

（2）治疗前谈话：

①辅助内分泌治疗的目的是降低肿瘤复发率，提高总生存率。

②内分泌治疗的不良反应。

（3）内分泌治疗与其他辅助治疗的次序：辅助内分泌治疗（LHRHa 除外）与化疗同时应用，可能会降低疗效。一般在化疗之后使用，但可以和放疗及曲妥珠单抗治疗同时应用。

中国抗癌协会乳腺癌诊治指南与规范（2017 版）

① 辅助内分泌治疗有 3 种选择：他莫昔芬，卵巢功能抑制加他莫昔芬，卵巢功能抑制加第三代芳香化酶抑制剂。选择需要考虑两方面的因素：肿瘤复发风险高或需要使用辅助化疗；患者相对年轻（如小于 35 岁）、在完成辅助化疗后仍未绝经的病例。

②使用他莫昔芬的患者，治疗期间注意避孕，并每 6~12 个月行 1 次妇科检查，通过 B 超检查了解子宫内膜厚度。服用他莫昔芬 5 年后，患者仍处于绝经前状态，部分患者（如高危复发）可考虑延长服用至 10 年。目前尚无证据显示，服用他莫昔芬 5 年后的绝经前患者，后续应用卵巢抑制联合第三代芳香化酶抑制剂会进一步受益。托瑞米芬在绝经前乳腺癌中的价值尚待大型临床研究确认，在我国日常临床实践中，常见托瑞米芬代替他莫昔芬。

③卵巢功能抑制推荐用于下列绝经前患者：一是高风险患者，可与他莫昔芬或第三代芳香化酶抑制剂联合应用（TEXT 与 SOFT 试验联合分析提示卵巢功能抑制联合第三代芳香化酶抑制剂优于卵巢功能抑制联合他莫昔芬）；二是接受辅助化疗的中度风险患者伴有高危因素时，如相对年轻（如小于 35 岁）、组织学高级别（Ⅲ级）等；三是对他莫昔芬有禁忌者。

④卵巢去势有手术切除卵巢、卵巢放射及药物去势。若采用药物性卵巢去势，目前推荐的治疗时间是 2~5 年。根据 SOFT 和 TEXT 试验等循证医学数据，药物性卵巢去势对高危患者使用 5 年。对中危者，应用卵巢功能抑制替代化疗时，使用时间是 2~3 年。

⑤高危患者应用他莫昔芬 5 年后，处于绝经后状态可继续服用芳香化酶抑制剂 5 年，未绝经可继续使用他莫昔芬满 10 年。

中国抗癌协会乳腺癌诊治指南与规范（2017 版）

① 第三代芳香化酶抑制剂可以向所有绝经后的 ER 和（或）PR 阳性患者推荐，尤其是具备以下因素的患者：高复发风险患者；对他莫昔芬有禁忌的患者或使用他莫昔芬出现中、重度不良反应的患者；使用他莫昔芬 20mg/d×5 年后的高风险患者。

②芳香化酶抑制剂可以从一开始就应用 5 年（来曲唑、阿那曲唑或依西美坦），高危复发患者可考虑继续使用芳香化酶抑制剂 3~5 年或改用他莫昔芬 3~5 年；在他莫昔芬治

疗 2~3 年后再转用芳香化酶抑制剂满 5 年的高危患者，可继续芳香化酶抑制剂共 5 年或重新使用芳香化酶抑制剂 5 年；也可以在他莫昔芬用满 5 年之后再继续应用 5 年芳香化酶抑制剂。不同种类的芳香化酶抑制剂都可选择，药物耐受性和安全性是保障长期内分泌治疗疗效的关键。

③选用他莫昔芬 20mg/d×5 年，是有效而经济的治疗方案。治疗期间应每 6~12 个月行 1 次妇科检查，通过 B 超检查了解子宫内膜厚度。

④可选用他莫昔芬以外的其他雌激素受体调节剂，如托瑞米芬。

⑤绝经前患者内分泌治疗过程中，因月经状态改变可能引起治疗调整。

⑥ 芳香化酶抑制剂和黄体激素释放激素类似物（luteinizing hormone-releasing hormone analogue，LHRH-a）可导致骨密度（bone mineral density，BMD）下降或骨质疏松，因此，在使用这些药物前，常规推荐 BMD 检测，以后在药物使用过程中，每 6 个月监测 1 次 BMD，并进行 BMD 评分（T-score）。T-score<-2.5，为骨质疏松，可开始使用双膦酸盐治疗；T-score 为-2.5~1.0，为骨量减低，给予维生素 D 和钙片治疗，并考虑使用双膦酸盐；T-score>-1.0，为骨量正常，不推荐使用双膦酸盐。

三、复发转移乳腺癌的内分泌治疗

晚期乳腺癌包括复发和转移性乳腺癌，是不可治愈的疾病。治疗的主要目的是缓解症状、提高生活质量和延长患者生存期。应尽可能在决定治疗方案前，对复发或转移部位进行活检，尤其是孤立性病灶，以明确诊断和重新评估肿瘤的 ER、PR 和 HER-2 状态。局部治疗，如手术和放疗在初治为Ⅳ期乳腺癌中的价值还不明确。只有当全身药物治疗取得较好的疗效时，才可考虑姑息性的局部治疗，以巩固全身治疗的效果。局部及区域复发而没有远处转移的患者，对于经过全面评估后认为适合根治性局部治疗的局部区域复发的乳腺癌，应当给予根治性治疗。例如，保乳术后复发的患者可行全乳切除，胸壁或区域淋巴结复发的可行受累部位及淋巴结切除，之前未经放疗的，可加用局部放疗，再次辅助化疗、靶向治疗和内分泌治疗具有一定的价值。

（一）适应证

（1）ER 和（或）PR 阳性的复发或转移性乳腺癌。

（2）无症状的内脏转移和（或）骨软组织转移。内脏危象定义为由症状、体征、实验室检查及疾病快速进展确认的数个脏器功能异常。内脏危象并非单纯指存在内脏转移，而指危重的内脏情况需快速、有效治疗而控制疾病进展，尤其指进展后就失去化疗机会的情况。

（3）复发距手术时间较长（一般大于 2 年）。

（4）原则上，内分泌治疗适合于激素受体阳性的患者，但是如果是受体不明或受体为阴性的患者，如临床病程发展缓慢，也可以试用内分泌治疗。

（二）治疗前谈话

（1）复发或Ⅳ期乳腺癌的全身治疗主要以延长无进展生存期（progress free survival，PFS）及总生存期（overall survival，OS）、提高生活质量为目的，而非治愈性。因此，应优先选择毒性较小的治疗方案。只要情况允许，毒性较小的内分泌治疗优于细胞毒药物治疗。

(2) 内分泌治疗的不良反应。

(三) 内分泌药物

(1) 绝经后患者的内分泌治疗包括：芳香化酶抑制剂包括非甾体类（阿那曲唑和来曲唑）、甾体类（依西美坦）、ER 调变剂（他莫昔芬和托瑞米芬）、ER 下调剂（氟维司群）、孕酮类药物（甲地孕酮）、雄激素（氟甲睾酮）及大剂量雌激素（乙炔基雌二醇）。

(2) 绝经前患者的内分泌治疗包括：他莫昔芬、LHRH 类似物（戈舍瑞林和亮丙瑞林）、外科手术去势、孕酮类药物（甲地孕酮）、雄激素（氟甲睾酮）及大剂量雌激素（乙炔基雌二醇）。

(四) 内分泌一线治疗的选择和注意事项

(1) 一般认为，真正意义上施行一线内分泌治疗的对应人群为：初治Ⅳ期或未经内分泌治疗的复发转移患者，若曾接受辅助内分泌治疗，需结束一定时间后（如 1 年以上）出现复发转移。

(2) 没有接受过抗雌激素治疗或无复发时间较长（如辅助内分泌治疗结束后 1 年以上）的绝经后复发患者，氟维司群（500 mg）或芳香化酶抑制剂都是合理选择，他莫昔芬也是可选治疗。

(3) 既往接受过抗雌激素治疗且抗雌激素治疗结束后 1 年内复发转移的绝经后患者，氟维司群（500 mg）或芳香化酶抑制剂都是合理选择。

(4) 芳香化酶抑制剂辅助治疗失败的绝经后患者，ER 下调剂（氟维司群 500 mg）或 ER 调节剂（他莫昔芬和托瑞米芬）都是合理的选择；若前一类芳香化酶抑制剂停药后无复发间期较长，另一类芳香化酶抑制剂也是可选的。

(5) 未接受抗雌激素治疗或无复发时间较长的绝经前患者，可选择应用他莫昔芬、卵巢去势加他莫昔芬或芳香化酶抑制剂或氟维司群（500 mg）。

(6) 对于 CDK4/6 的抑制剂，Palbociclib 和 Ribociclib 已获美国食品药品监督管理局（Food and Drug Administration，FDA）一线联合非甾体芳香化酶抑制剂的适应证，但国内尚在临床试验中。

(五) 内分泌解救治疗（二线及以上）的选择及注意事项

首先要明确原发性内分泌耐药和继发性内分泌耐药的定义，前者指术后辅助内分泌治疗 2 年内出现复发转移，或转移性乳腺癌内分泌治疗 6 个月内出现疾病进展。后者指术后辅助内分泌治疗 2 年后出现复发转移，或在完成辅助内分泌治疗 12 个月内出现复发转移，或针对转移的一线内分泌治疗大于等于 6 个月出现疾病进展。

(1) 尽量不重复使用辅助治疗或一线治疗用过的药物。

(2) 他莫昔芬治疗失败的绝经后患者，可选氟维司群（500 mg）或芳香化酶抑制剂。

(3) 一类芳香化酶抑制剂治疗失败患者，可选另外一类芳香化酶抑制剂（加或不加依维莫司）或氟维司群（500 mg）；若未证实有他莫昔芬抵抗，也可选用他莫昔芬。

(4) ER 阳性的绝经前患者，可采取卵巢手术切除或其他有效的卵巢功能抑制治疗，随后遵循绝经后妇女内分泌治疗指南。

(5) 二线内分泌治疗之后的内分泌治疗，应选择既往内分泌治疗获益的药物。

四、晚期乳腺癌内分泌治疗进展

晚期乳腺癌内分泌治疗策略的研究热点主要集中在内分泌治疗的耐药方面。由于最近的研究发现，经过一线内分泌治疗（特别是 AI）的晚期乳腺癌患者逐渐出现了内分泌治疗耐药，并出现肿瘤细胞雌激素受体基因（ESR1）突变，这类患者往往对常规内分泌治疗药物（如 AI）治疗无效，因此，新型调节内分泌治疗敏感性的药物和策略以及 ESR1 突变检测成为关注的热点。新型的药物有各类 CDK4/6 抑制剂、PI3K-AKT-mTOR 通路抑制剂等。

2016 年美国 ASCO 会议上，制药巨头礼来公布了 CDK4/CDK6 抑制剂 Abemaciclib 单药治疗 HR+/HER2-转移性乳腺癌 Ⅱ 期临床试验结果，临床研究名称为 MONARCH 1，由纪念斯隆凯特琳癌症中心的 Maura Dickler 作口头汇报。该试验旨在评估 Abemaciclib 单药治疗经内分泌治疗和化疗进展的 ER+/HER2-MBC 患者有效性与安全性。有可评价的病灶、ECOG PS 0-1、无中枢神经系统转移、至少经过 1 次（但不超过 2 线）化疗患者，Abemaciclib（200mg，q12h）口服直到疾病进展。主要研究终点是研究者评估的客观缓解率（ORR）。研究共入组 132 例患者，患者既往平均接受了三线治疗，包括针对转移灶的二线化疗。中位年龄 58（36~89）岁，44.7%的患者 PS1，90.2%患者存在内脏转移，85.6%有 2 个及以上的转移灶。在 8 个月中期分析时，35.6%患者接受了至少 8 个疗程治疗，RECIST v1.1 评估后的 ORR 为 17.4%，临床获益率（CR+PR+SD≥6 个月）为 42.4%，中位 PFS 为 5.7 个月。最常见的 5 个毒副反应是腹泻、疲劳、恶心、食欲下降和腹痛，由于 AEs 而中止治疗者少见（6.8%）。该试验认为，Abemaciclib 单药对难治性 HR+/HER2-MBC 有效，且治疗耐受性良好。

晚期乳腺癌内分泌治疗另一篇口头报告是 PALOMA-2 Ⅲ 期临床研究最终结果，Palbociclib 是最早被 FDA 批准上市的细胞周期蛋白依赖性激酶 4/6 抑制剂，而 PALOMA-1 是 Ⅱ 期、非盲、随机临床试验，Palbociclib 联合来曲唑（Letrozol）相比来曲唑单药一线治疗 ER+/HER2-绝经后晚期乳腺癌疗效与安全性，结果已经证实"P+L"联合治疗较单药来曲唑显著性改善中位 PFS（20.2 个月 vs10.2 个月），且安全良好。

PALOMA-2 则是一个随机、双盲、3 期临床试验，旨在证实 PALOM-1 的结果。PALOMA-2 共有 666 例既往未经治疗（一线）的绝经后晚期乳腺癌按 2：1 随机给予 P（125mg/d，口服，3 周休 1 周）联合来曲唑（2.5mg/d，连续口服）和来曲唑单药（剂量同前），主要终点为 PFS，次要终点为总生存期（OS）、客观缓解率（ORR）、临床获益率（CBR=CR+PR+SD≥24 周内）以及患者报告结果和安全性。

截至 2016 年 2 月 26 日，共 331 个 PFS 事件发生。联合组中位 PFS 24.8 个月，来曲唑单药 14.5 个月，HR = 0.58（95% CI：0.46-0.72，$P<0.001$）；客观有效率分别为 42.1%和 34.7%（$P=0.031$）；可测量病灶评估疗效分别为 55.3%和 44.4%（$P=0.013$）；CBR 分别为 84.9%和 70.3%（$P<0.0001$）。常见的不良反应（总体 AEs）分别为中性粒细胞减少（79.5% vs6.3%）、疲劳（37.4% vs27.5%）、恶心（35.1% vs26.1%）、关节痛（33.3% vs33.8%）和脱发（32.9% vs15.8%）。最常见的 AEs 是 3 级中性白细胞减少症（56.1%），其他 AEs 均为 1 级。发热性中性白细胞减少症被认为与"P+L"治疗有关

（2.5%）。由于 AEs 而永久停止治疗分别为（P+L）9.7% 和 5.9%。OS 数据尚未成熟。PALOMA-2 研究结果进一步证实了 P+L 在绝经后 ER+/HER2-晚期乳腺癌一线治疗的疗效和安全性。

在晚期乳腺癌内分泌治疗逆转耐药策略中，mTOR 抑制剂联合 AI 是标准的二线内分泌治疗选择，但是依维莫司（EVE）有常见的口腔炎、皮疹、乏力、感染等不良反应，要求临床重视患者管理。Rugo 教授的 SWIH 研究是关于绝经后 ER 阳性乳腺癌 EVE 联合依西美坦（EXE）治疗所致口腔炎采取含地塞米松液漱口（MW）的预防性研究。口炎是一个与 mTOR 抑制治疗有关的重要并发症，在 BOLERO-2 研究中，接受 EVE/EXE 患者发生各类口炎达 67%，其中 33% 的患者 ≥2 度，发生 3 度的达到 8%。患者服药至出现 ≥2 度的平均时间是 15.5 天，≥2 度的新发口炎一般在服药至 6 周达到平台期。在一个 Meta 分析中发现，89% 的患者第一次发生口腔炎是在服药 8 周以内。局部类固醇用于预防和治疗口腔溃疡已有报道。本研究在治疗同步给予 0.5mg/5ml 地塞米松口服溶液，每天 4 次漱口，连续 8 周，并坚持每日记录包括口腔疼痛分级（0~10）以及日常进食情况。主要研究终点是 8 周内发生 ≥2 级的口腔炎发生率（与 BOLERO-2 结果相比较），次要研究终点是平均每天漱口次数、EVE/EXE 剂量强度、各级口炎发生率和恢复到 1 级的时间。92 例患者入组，86 例可评价，剂量强度平均为 EVE 10（3~14）mg 和 EXE 25（8~25）mg，95% 患者漱口每天 3~4 次，中位 3.95（1.9~4）次/d，8 周时 ≥2 级口腔炎发生率为 2.4%（2 例），1 级发生率为 17.4%，无 3 级及以上口腔炎发生。而 BOLERO-2 研究中分别为 25% 和 34%，并出现 8% 的 3 级反应，总的口炎发生率达 67%，而本组总的发生率仅 19.8%（仅 1~2 级）。因此，接受 EVE/EXE 治疗 MBC 患者预防性使用 0.5mg/5ml 地塞米松口服溶液显著性降低了口炎的发生率和严重程度，应该将其作为一种预防性措施推广。

第六节　延长内分泌治疗的实施

大量循证证据已证实，延长内分泌治疗，确实可以给 HR 阳性患者带来良好的生存获益。但当下医学治疗的维度主要从宏观角度关注患者总人群的获益，未来我们应更关注单个患者的精准治疗策略，寻找针对个体特异有效的治疗方式或评估特定的治疗获益程度。这不仅需要循证医学证据支持特定治疗方式的有效性，同时也需要有精准判定单个患者对于特定治疗方式的敏感性。就 HR 阳性患者延长内分泌治疗而言，其必要性在于患者具有较高的远期（5~10 年）复发风险，具有进一步医疗干预的需求；其有效性在于患者对于内分泌治疗具有较高的敏感性。并非所有 HR 阳性患者都需要延长内分泌治疗，评价治疗的必要性和有效性，对制定决策至关重要。

一、远期复发风险评估

（一）经典临床病理指标评估

经典的临床病理指标在评估 HR 阳性患者远期复发风险中有一定的作用。2013 年，Ivana 等分析了 ATAC 临床试验中 940 例 ER 阳性患者的资料，寻找与远期复发转移相关的临床病理指标；多因素分析中，只有淋巴结状态（阳性 vs 阴性）和肿瘤直径（≤2cm vs >2cm）与 5~10 年的远处复发事件相关；淋巴结阳性并且肿瘤直径>2cm 的患者人群在术后 5 年后年复发风险进一步升高，直至在约 7 年时达到平台后开始下降。其他一些研究也都进一步验证或提出了一些可预测 ER 阳性患者远期复发的临床病理指标，如肿瘤大小、淋巴结状态、PgR 状态、肿瘤分级等。这些研究均证实，使用单个临床病例指标可以对 ER 阳性患者远期复发风险进行简单的预判。

但是总体上，单个临床病理指标不够准确，需要整合多个指标形成多元评价体系。AdjuvantOnline 是其中应用较广的评价体系之一。它基于全美 SEER 数据库 1988—1992 年间 34252 例乳腺癌患者数据，通过整合患者年龄、月经状态、并发症、肿瘤大小、阳性淋巴结个数以及 ER 状态 6 个指标建立基础预后预测模型，可以准确地预测患者的预后，他莫昔芬治疗及化疗疗效等。之后 AdjuvantOnline 在北美洲、亚洲以及欧洲等其他人群中进一步验证了其预测效用。临床医生或患者通过 AdjuvantOnline 网站提交上述 6 个基本信息后，可以获得相应的预后预测信息。

另一个可用的预测工具是 PREDICT，它同时可以对患者的预后及特定治疗（内分泌治疗、化疗、曲妥珠单抗靶向治疗）的获益进行预测。该模型最初是基于英国 ECRIO（eastern cancer registration and information centre）数据库中 1999—2000 年间 5694 例患者临床随访数据而获得，并在 WMCIU（west midlands Cancer intelligence unit）数据库中 5468 例乳腺癌患者中得到了验证。之后研究者在 3140 例英国与加拿大乳腺癌人群中进一步对比了 PREDICT 模型与 Adjuvant Online 在预测乳腺癌患者预后的效用，结果显示其对于乳腺癌总生存率及特异性生存率的预测准确性并不低于 AdjuvantOnline；这进一步巩固了 PREDICT 对于早期乳腺癌患者术后生存转归的预测价值。随后的研究中，研究者在原有模型因子的基础上，加入了 HER-2 状态和 Ki67 指数，将模型的适用性及准确性进一步提高。通过 PREDICT 官方网站，临床医生将乳腺癌患者的年龄、肿瘤大小、肿瘤分级、阳性淋巴结个数、ER 状态、HER-2 状态、Ki67 状态及肿块发现方式输入提交后，可以获得该患者术后 5、10 年的生存率（无辅助治疗）及辅助治疗的获益程度。就 ER 阳性患者而言，通过该网站可对比患者 5 年和 10 年的生存率差异，从而判断其 5~10 年间是否存有较高的复发风险。

（二）多基因模型预测工具

基于常规临床病理指标的评价系统，确实可以为临床乳腺癌患者生存预测提供一定的参考，然而其预测的准确性及精确性依旧存在较大的提升空间。尤其在现今高通量检测技术日趋完善，成本效益不断提升的背景下，新的多基因预测工具可行性愈发成熟。

乳腺癌指数（breast cancer index，BCI）预测模型包含分子级指数（molecular grade index，MGI）和 HI（HOXB13/L17BR，H/I）指数，共纳入 7 个基因，其既可预测早期乳腺癌 5~10 年远期复发风险，也可预判 ER 阳性乳腺癌患者从延长内分泌治疗中获益。2004 年，Sgroi 团队通过对 60 例 ER 阳性早期乳腺癌表达谱分析发现，H/I 比值与他莫昔芬治疗耐药相关；进而在 852 例早期乳腺癌组中，研究者确认了 H/I 为 ER 阳性患者无复发生存的独立预测因素，尤其在淋巴结阴性患者中，其预测价值更大，2013 年 Goss 团队基于 MA.17 临床试验人群，设计了巢式病例对照研究，将 83 例复发患者与 166 例无复发患者 1：2 匹配后发现高 H/I 比值患者接受 5 年他莫昔芬治疗后具有较高的远期复发风险；

同时高 H/I 比值也可用于预测患者对于延长来曲唑治疗的获益，即延长 5 年来曲唑治疗能够显著降低该人群的远期复发风险，由此确立了 H/I 指数在预测内分泌治疗获益中的作用。2008 年，Sgroi 团队在前期研究纳入的肿瘤分级及肿瘤分期相关的基因集中进一步筛选出 5 个与细胞周期相关的基因（BUBIB、CENPANEK2、RACGAP1 和 RRM2），构建了 MGI 模型；并与 H/I 结合形成 BCI 多基因预后预测模型；结果显示，BCI 模型可以很好地预测 ER 阳性早期乳腺癌患者复发风险，且效能优于 MGI 和 H/I 指数。在随后的研究中，BCI 在早期 ER 阳性乳腺癌中的预后预测价值得到不断的验证；尤其在 ER 阳性患者远期复发风险的评估上，BCI 有着更好的预测价值。2013 年，Erlander 团队在包含 317 例早期绝经后乳腺癌患者的 Stockholm TAM 试验队列和 358 例乳腺癌多中心队列中，验证 BCI 模型可以将患者划分为危险度不同的三个人群；且其可以对患者 10 年的远期复发风险进行很好的预测。Sgroi 团队于 2013 年对比了 BCI、Oncotype DX、IHC4 在预测 ER 阳性乳腺癌患者远期复发的效用；在 665 例来自 ATAC 临床试验早期 ER 阳性、淋巴结阴性乳腺癌人群中，BCI 可以更好地预测 0~10 年的远处复发事件；而 Oncotype DX 和 IHC4 的预测效用相对较弱；同时，在预测晚期复发事件的多因素分析中，只有 BCI 达到了统计学差异[25,26]。

另一个可用于预测 HR 阳性乳腺癌患者远期复发风险的分子工具是 PAM50。PAM50 是基于乳腺癌固有分子分型系统进一步简化而得到的 50 个基因集合。利用 PAM50 中的 50 个基因信息对乳腺癌进行分子分型，可以取得与原有全集因分型基本一致的结果；同时，通过 PAM50 所建立的特定公式，可以计算得出 ROR 值，并根据该值将患者划分为高、中、低分组后，可以很好地预测患者的预后转归。基于 ATAC 临床试验 940 名早期 ER 阳性乳腺癌人群数据，Cuzick 团队对比了 PAM50、Oncotype DX、IHC4 在预测内分泌治疗后远处转移事件的差异，结果显示，在 ER 阳性淋巴结阴性患者接受内分泌治疗后，ROR 值可以提供更多的预测信息，并更好地区分中高危患者；在预测 ER 阳性患者接受内分泌治疗晚期复发事件中（5~10 年），PAM50 ROR 值预测的准确性优于 Oncotype DX RS 值和 IHC4，提示其可用于筛选可能从延长内分泌治疗受益的患者。

对于广大中国患者，基因工具目前尚未广泛应用。基因工具的应用需要重视以下几个问题：①继续西方人群开发的国外产品对中国人群预测的一致性和准确性是否过关？②国内有些机构选择检测相关基因来模仿原研产品，不管是检测技术还是结果分数转化，都缺乏与原研产品的一致性质控。③最新研究显示，多种基因工具检测的结果之间的吻合度仍然较差，到底那一款基因是最优的，不得而知。

二、循环系统监测指导内分泌治疗精准选择

2016 年美国的 ASCO 会议上，来自法国的 Augusto 教授会议报告"芳香化酶抑制剂（AI）治疗进展的转移性乳腺癌患者（mBC）中检测循环 ESR1 突变的预后和预测价值"。作为单中心回顾性研究，患者为 2008 年 1 月至 2010 年 12 月之间以 AI 作为一线治疗的 ER 阳性 MBC 患者，共有 144 例患者进行随访分析，从起始 AI 治疗起平均随访 40（4~94）个月。在患者出现进展时进行外周血 ESR1 突变检测，其中 44 例（30.6%）检测到至少一个 ESR1 突变，常见位点发生突变的频率分别为 D538G 54%、Y537S 45%、Y537N 54% 和 Y537C 4%。分析发现，突变者进展后的中位 OS 明显短于未突变者，分别为 15

（2~44）个月和 24（2~70）个月，HR = 1.9，P = 0.006。多因素分析还发现，PS > 1（HR = 3.0，P < 0.0001）、循环 ESR1 突变（HR = 1.9，P = 0.002）和高水平 cfDNA（HR = 1.8，P = 0.006）是患者 OS 短独立的预后因素。ESR1 突变也是患者 PFS 短独立的预后因素（HR = 1.7，P = 0.008）。患者进展后，56 例选择化疗，55 例接受 Fulvestrant/他莫西芬，14 例选择"AI+Everolimus"，19 例没有任何其他治疗。在接受化疗组中，发现循环 ESR1 突变也是患者 OS 和 PFS 短独立的预后因素（均为 HR = 2.0，分别为 P = 0.04 和 P = 0.03）。选择 Fulvestrant/三苯氧胺者，同样提示 OS 更差（P = 0.09）。特别值得关注的是，突变患者后续选择任何治疗，其 PFS 和 OS 没有大的差别。研究结果提示，对于接受 AI 治疗进展的晚期 ER 阳性 MBC 患者，检测循环 ESR1 突变是一个独立预后因子，ESR1 突变似乎也预示患者任何后续治疗效果较差。

英国学者 Turner 报告了 PALOMA-3 的转化性研究结果。Palbociclib 是一种 CDK4/6 抑制剂，与单药内分泌治疗相比，其可以显著性改善内分泌治疗的疗效。PALOMA-3 是第一个氟维司群（500mg）联合 Palbociclib（F+P）治疗既往内分泌治疗失败的晚期 ER 阳性乳腺癌大型注册临床研究，研究包含了绝经前和绝经后人群，因为 PFS 改善非常明显被提前终止，Palbo+F 和 PLB+F 分别为 9.2 个月和 3.8 个月（HR = 0.422，P < 0.001）。该研究分析循环肿瘤 DNA（ctDNA）中 ESR1 突变与 Palbociclib 和/或联合 Fulvestrant（P+F）治疗转移性乳腺癌患者疗效相关性。521 例患者中，在 396 例基线收集了血浆样本中共发现 12 个 ESR1 配体结合域突变，分布在外显子 5、7 和 8 区域。其中，106 例（26.8%）发现了 ESR1 突变，以 D538G 最多见（14.1%），其次是 E538Q（8.1%）、Y537S（7.3%）和 Y537N（4.5%）。10.1% 的患者存在多个位点突变。所有 106 例 ESR1 突变患者均在此前接受了芳香化酶抑制剂治疗；而 ESR1 没有突变患者以前均仅采用他莫昔芬内分泌治疗。总体上，ESR1 突变患者的中位无进展生存（PFS）为 5.7 个月（95%CI：3.7~9.4），较 ESR1 无突变患者（9.2 个月，95%CI：7.5~10.9）短，双侧 P = 0.0572。在没有检测到 ESR1 突变的患者中，与氟维司群 500mg 单药相比，F+P 组中位 PFS 明显更长，分别为 9.5 个月和 3.8 个月（HR = 0.44，95%CI：0.31-0.62，单侧 P < 0.0001），在 ESR1 突变患者中，同样发现联合组 PFS 更长，分别为 9.4 个月和 4.1 个月（HR = 0.52，95%CI：0.3-0.87，单侧 P = 0.0052）。该研究结论提示，在激素受体阳性转移性乳腺癌中，通过血浆 ctDNA 可以在大部分患者中检测到 ESR1 突变，这也是证实存在内分泌治疗耐药的重要依据。但是，"P+F" 治疗激素受体阳性转移性乳腺癌，不管是否存在 ESR1 突变，均有获益。

来自美国宾夕法尼亚一小样本研究，Palbociclib 联合来曲唑（P+L）治疗转移性乳腺癌中，初探雌激素受体突变对疗效的影响，以循环游离 DNA（cfDNA）检测和监测 ESR1-mut 突变发生率，对 17 例接受"P+L"治疗的 MBC 患者开始和进展后采集血浆样本，检测 ESR1-mut（D538G、Y537C、Y537N 和 Y537S）状态，发现 ESR1-mut 患者 29%（5/17），其中 3 例初始突变，2 例 P+L 治疗后产生。最常见的 D538G 类型 3 例，Y537N 和 Y537S 各 2 例，Y537C 为 1 例，可见 Palbociclib 的疗效似乎与 ESR1-mut 无关，循环 cfDNA 检测的 ESR1-mut 发生率与先前的报道一致。

纪念斯隆凯特林癌症中心 Moynahan 教授的壁报交流报告了 BOLERO-2 研究中检测 ER

阳性乳腺癌循环游离DNA（cfDNA）中PIK3CA基因突变片段与加用Everolimus治疗疗效相关性研究。724例中，550例患者的基因型检测结果可评价，其中43.3%（238例）患者被检测到PIK3CA基因突变类型为H1047R、E545K和E542K，突变频率分别为25.3%、11.3%和7.5%。247例患者中，其PIK3CA突变基因型源自肿瘤，即其突变位点与匹配的存档肿瘤组织一致性为66%。但是，从BOLERO-2回顾性分析结果提示，患者接受"EXE+EVE"的PFS获益与患者循环cfDNA检测的PIK3CA基因型并无相关性。

Innocenti教授壁报报告了一项多中心、非盲、随机Ⅲ期临床试验CALGB40503的转化研究结果，贝伐单抗（B）添加到来曲唑（L）作为一线治疗激素受体阳性MBC是否延长PFS的全基因组关联研究（GWAS），旨在确定种系变异与临床结果的相关性。343例绝经后女性ER+MBC按1∶1随机分配到接受来曲唑（2.5mg/d，口服）或联合贝伐单抗（15mg/kg，iv，3周1次）。研究主要终点为PFS。加入贝伐单抗，使患者的进展风险显著性减少（HR=0.75，95%CI：0.59~0.96；P=0.016），PFS得到延长，分别为15.6个月和20.2个月。210例患者做了单核苷酸多态性和PFS之间相关性分析，并经Cox风险比例模型检验分析。基因变异型患者的中位PFS为17.9个月。其中SNPrs9916211排名最高（HR=2.15，95%CI：1.58~2.92）。rs9916211（C→T）是一种常见的种系变异，频率为16%，rs9916211不同基因型的中位PFS显著不同，CC、CT或TT分别为20.70（17.7~24.4）、12.71（10.9~18.2）和10.9（2.2~4.6）个月。该报告是第一次在接受来曲唑治疗的ER阳性MBC患者中报告全基因组关联研究（GWAS），常见的变体TMEM132E与患者PFS差有关，提示乳腺癌风险相关基因变异可能用于判定临床结果。

三、内分泌治疗的敏感性

HR状态对于内分泌治疗的选择十分重要，然而，目前对于受体阳性状态的界定依旧存有争议。2010年美国临床肿瘤协会（ASCO）和美国病理医师协会联合推荐以免疫组化（immunohistochemistry，IHC）1%细胞核阳性细胞作为ER阳性的判断标准；而在这之前，公认ER阳性的判定标准为IHC≥10%以上的细胞核阳性。对于ER细胞核阳性率在1%~9%的肿瘤而言，其基因表达与阳性率>10%的肿瘤是否存有内分泌获益差别？研究显示，有些号称HR阳性的乳腺癌可能更接近于HR阴性的肿瘤特征，不值得延长内分泌治疗。

Pusztai等对比了465例早期乳腺癌患者ESRl基因及ER相关基因集的表达情况，其中IHC检测ER细胞核阳性率1%~9%、10%和10%以上人群中ESR基因表达阳性率分别为24%、67%和92%；ER相关基因集评分在ER阴性和1%~9%阳性肿瘤人群中相类似；在25例ER1%~9%阳性患者人群中，有16%为PAM50分型中的Luminal型，42%为Basal-like型；生存分析提示，1%~9%阳性人群其总体预后介于≥10%阳性和阴性患者人群。同样，对于ER阴性/PgR阳性/HER-2阴性患者而言，其是否对于内分泌治疗敏感，也有待证实。笔者对比了复旦大学附属肿瘤医院及其他公共数据库中ER阴性/PgR阳性人群与其他状态人群，发现ER阴性/PgR阳性患者人群的临床病理特征及预后均介于ER阳性/PgR阳性和ER阴性/PgR阴性患者人群之间；在53例ER阴性/PgR阳性/HER-2阴性患者中，PAM50分型为Luminal的占30%，Basal-like的占59%。

另外，ER基因表达量的高低也可能与患者的预后相关。2015年，Cuzick团队研究了 ATAC 临床试验中 1125 例早期绝经后 ER 阳性乳腺癌患者术后早期（0~5 年）与晚期（5~10 年）复发率的差别。结果显示，以 ER 中位表达量为界将 ER 表达情况分为高低表达后，ER 高表达人群早期复发率维持在较低水平（1.5%），而晚期复发率明显升高（>3%）；而在 ER 低表达人群中，年复发率基本保持稳定状态。这些均提示我们，在选择内分泌治疗，尤其是延长内分泌治疗时，需要对 HR 状态有更多的考量。

综上所述，对于 HR 阳性/HER-2 阴性患者人群的辅助内分泌治疗的策略选择，2015 年 St. Gallen 共识达成以下原则（见下表）：对于低复发风险患者，无论其初始状态为绝经前后，均可以使用 5 年的他莫昔芬治疗；对于初始为绝经前但非低危患者，可使用 5~10 年他莫昔芬治疗或他莫昔芬联合卵巢功能抑制或芳香化酶抑制剂联合卵巢功能抑制，且考虑延长他莫昔芬或芳香化酶抑制剂（内分泌治疗 5 年后绝经患者）内分泌治疗至术后 10 年；对于初始状态为绝经后且非低危患者，首选治疗为 5 年芳香化酶抑制剂；对于使用芳香化酶抑制剂的患者，目前没有确切的证据支持其使用超过 5 年，相关临床试验正在进行中。而具体的延长内分泌治疗人群选择，临床医生需要预估患者延长内分泌治疗的获益和风险。评估患者从延长内分泌治疗中获益及其程度，一方面需要确保患者确实存有继续内分泌治疗的必要，即其远期（5~10 年）复发转移风险较高；同时需预计患者对内分泌治疗敏感。只有在患者预期疗效获益远高于不良反应的风险时，延长内分泌治疗方为合适的治疗策略。

2015 St. Gallen 共识：现行激素受体阳性患者延长内分泌治疗策略选择

状　　态	治疗方案
经前低危	5 年他莫昔芬
绝经前非低危	5~10 年他莫昔芬
	他莫昔芬联合卵巢功能抑制
	芳香化酶抑制剂联合卵巢功能抑制
绝经后低危	5 年他莫昔芬
绝经后非低危	5 年芳香化酶抑制剂
	5 年他莫昔芬序贯 5 年芳香化酶抑制剂

第七节　乳腺癌内分泌治疗的副作用及对策

（一）他莫昔芬与子宫内膜增厚、子宫内膜癌

1985 年，Killacke 首先报道了 3 例乳腺癌患者使用他莫昔芬治疗后发生了子宫内膜癌，此后出现不少陆续报道称，他莫昔芬治疗的乳腺癌患者中，子宫内膜癌的发生率增加，为正常人的 4~6 倍。因为乳腺癌本身就是恶性肿瘤，也许有一定的肿瘤易感性，也有学者认为，他莫昔芬只是子宫内膜癌的促进剂，并非为始动因素。所以，这一观察结果

一直有争议。在他莫昔芬用于健康的乳腺癌高危人群作为预防用药时所提供的数据，也许将会克服这一片面性。尽管他莫昔芬对子宫内膜的作用还未完全明了，但 1996 年，IARC（WHO）已经把他莫昔芬定为致癌物。子宫内膜癌的发生发展是一个长时间渐进过程，它可以由子宫内膜增生发展而来。子宫内膜非典型增生是癌前病变，如果没有适当的治疗，其中部分可以最终发展为子宫内膜癌。子宫内膜癌通常与持续的内源或外源性雌激素的刺激有关。所以，推测凡具有激动子宫内膜雌激素受体的化合物，都有导致子宫内膜癌的可能。因此许多研究认为，他莫昔芬导致子宫内膜癌的原理是它的雌激素样作用。然而，更多的研究表明，他莫昔芬导致子宫内膜癌的机制是复杂的。他莫昔芬所导致的子宫内膜增生和肥大的分子机制不同于雌激素，且只有一部分他莫昔芬对子宫内膜的刺激作用能被孕激素拮抗[27]。

（二）芳香化酶抑制剂的副作用及对策

AI 可以降低患者的激素水平，但同日时也增加了骨质丢失和骨折的发生率。这些内分泌治疗引起的骨质丢失是临床不容忽视的问题。许多临床试验证实，双膦酸盐可以预防治疗相关性骨质丢失[28,29]。ABCSG-12 临床试验骨研究亚组中，404 例绝经前 HR 阳性的早期乳腺癌患者，随机分组为接受内分泌治疗联合或者不联合唑来膦酸（总治疗时间为 3 年），3 年随访结果发现：辅助内分泌治疗可以导致明显的骨质丢失，平均骨密度（BMD）减少 11.3%（$P<0.01$）；唑来膦酸治疗组，BMD 增加 0.4%（$P=0.7$），而且这种保护作用具有持续性。5 年的随访研究结果显示：唑来膦酸停药 2 年后仍可以提高 BMD（相对于基线提高了 4%，$P=0.02$）；中位生存期 94.4 个月的最终报告发现：在联合唑来膦酸组，疾病进展和死亡的相对风险均显著下降（疾病进展 HR = 0.77；95%CI 0.60～0.99；$P=0.042$；死亡 HR = 0.66；95%CI 0.43～1.02；$P=0.064$）。总体上，共有 251 例患者复发，86 例死亡。唑来膦酸使得乳腺癌复发的绝对风险降低了 3.4%，死亡的绝对风险降低了 2.2%。该试验的最终结果表明，每年 2 次的唑来膦酸，可以增强辅助内分泌的治疗疗效，且该促进作用是远期存在的。

唑来膦酸—弗隆辅助协同试验（zometa-femara adjuvant synergy trial，ZO-FAST）主要是研究唑来膦酸对于内分泌治疗带来的骨丢失和骨折风险的防护作用，试验最初设计的首要研究终点是观察在第 12 个月时腰椎骨密度改变情况。1065 例患者随机分为来曲唑唑来膦酸同时治疗组（来曲唑同时使用唑来膦酸，每半年一次，共治疗 5 年）和延迟治疗组（出现骨质疏松或骨折等不良事件时使用唑来膦酸）。随访 12 个月时结果显示，同时给药组患者的骨折发生率明显低于延迟给药组，提示在接受来曲唑辅助治疗的同时立即给予唑来膦酸，可以有效地防止骨丢失。但随访到 36 个月时，发现同时给药组较延迟给药组除了能预防骨相关事件外，在减少肿瘤复发方面同样发挥作用，无论是在局部复发（2 例比 10 例）还是在远处复发（20 例比 30 例）方面，两组差异均有统计学意义，骨转移更是比较明显（9 例比 17 例）。统计学结果证实，来曲唑同时使用唑来膦酸较延迟使用治疗组可将无瘤生存时间（disease free survival，DFS）相对危险度降低 41%（OR = 0.588，95% CI 0.361%～0.959%，$P=0.03314$）。这一结果可以看出唑来膦酸和内分泌治疗药物具有协同作用，内分泌治疗同田时使用唑来膦酸不仅有效防止骨丢失，而且还能降低肿瘤复发风险。

◎ 参考文献

[1] Beatson G T. On the treatment of inoperable cases of carcinoma of the mamma: suggestions for a new method of treatment, with illustrative cases [J]. Trans Med Chir Soc Edinb, 1896; 15: 153-179.

[2] Huggins C, Bergenstal D M. Effect of bilateral adrenalectomy on certain human tumors [J]. Proc Natl Acad Sci U S A, 1952, 38 (1): 73-76.

[3] Luft R, Olivecrona H. Experiences with hypophysectomy in man [J]. J Neurosurg, 1953, 10 (3): 301-316.

[4] Ferzoco R M, Ruddy K J. The epidemiology of male breast cancer [J]. Curr Oncol Rep, 2016, 18 (1): 1.

[5] Burstein H J, Prestrud A A, Seidenfeld J, et al. American society of clinical oncology clinical practice guideline: update on adjuvant endocrine therapy for women with hormone receptor-positive breast cancer. American Society of Clinical Oncology [J]. J Clin Oncol, 2010, 28 (23): 3784-3796.

[6] Burstein H J, Griggs J J, Prestrud A A, et al. American society of clinical oncology clinical practice guideline update on adjuvant endocrine therapy for women with hormone receptor-positive breast cancer [J]. J Oncol Pract, 2010, 6 (5): 243-246.

[7] Burstein H J, Temin S, Anderson H, et al. Adjuvant endocrine therapy for women with hormone receptor-positive breast cancer: american society of clinical oncology clinical practice guideline focused update [J]. J Clin Oncol, 2014, 32 (21): 2255-2269.

[8] Rabin E R, Jenson A B. Electron microscopic studies of animal viruses with emphasis on in vivo infections [J]. Prog Med Virol, 1967, 9: 392-450.

[9] Zhao C, Gustafsson J A, Dahlman-Wright K. Functional characterization of a novel variant of estrogen receptor beta identified in screening of DNA derived from African Americans [J]. Pharmacogenet Genomics, 2006, 16 (5): 379-383.

[10] Umetani M, Domoto H, Gormley A K, et al. 27-Hydroxycholesterol is an endogenous SERM that inhibits the cardiovascular effects of estrogen. Nat Med [J]. 2007, 13 (10): 1185-1192.

[11] Liu F, Day M, Muñiz L C, et al. Activation of estrogen receptor-beta regulates hippocampal synaptic plasticity and improves memory [J]. Nat Neurosci, 2008, 11 (3): 334-343.

[12] Mosselman S, Polman J, Dijkema R. ER beta: identification and characterization of a novel human estrogen receptor. FEBS Lett [J]. 1996, 392 (1): 49-53.

[13] Banerjee S, Chambliss K L, Mineo C, et al. Recent insights into non-nuclear actions of estrogen receptor alpha [J]. Steroids, 2014, 81: 64-69.

[14] Hammond M E, Hayes D F, Wolff A C, et al. American society of clinical oncology/

college of american pathologists guideline recommendations for immunohistochemical testing of estrogen and progesterone receptors in breast cancer [J]. J Oncol Pract, 2010, 6 (4): 195-197.

[15] Early Breast Cancer Trialists' Collaborative Group (EBCTCG), Davies C, Godwin J, et al. Relevance of breast cancer hormone receptors and other factors to the efficacy of adjuvant tamoxifen: patient-level meta-analysis of randomised trials [J]. Lancet, 2011, 378 (9793): 771-784.

[16] Davies C, Pan H, Godwin J, et al. Long-term effects of continuing adjuvant tamoxifen to 10 years versus stopping at 5 years after diagnosis of oestrogen receptor-positive breast cancer: ATLAS, a randomised trial [J]. Lancet, 2013, 381 (9869): 805-816.

[17] Howell A, Robertson J F, Quaresma Albano J, et al. Fulvestrant, formerly ICI 182, 780, is as effective as anastrozole in postmenopausal women with advanced breast cancer progressing after prior endocrine treatment [J]. J Clin Oncol, 2002, 20 (16): 3396-3403.

[18] Osborne C K, Pippen J, Jones S E, et al. Double-blind, randomized trial comparing the efficacy and tolerability of fulvestrant versus anastrozole in postmenopausal women with advanced breast cancer progressing on prior endocrine therapy: results of a North American trial [J]. J Clin Oncol, 2002, 20 (16): 3386-3395.

[19] Jones S E, Pippen J. Effectiveness and tolerability of fulvestrant in postmenopausal women with hormone receptor-positive breast cancer [J]. Clin Breast Cancer, 2005, 1: S9-14.

[20] Robertson J F, Llombart-Cussac A, Rolski J, et al. Activity of fulvestrant 500 mg versus anastrozole 1 mg as first-line treatment for advanced breast cancer: results from the FIRST study [J]. J Clin Oncol, 2009, 27 (27): 4530-4535.

[21] Robertson J F R, Bondarenko I M, Trishkina E, et al. Fulvestrant 500mg versus anastrozole 1mg for hormone receptor-positive advanced breast cancer (FALCON): an international, randomised, double-blind, phase 3 trial [J]. Lancet, 2016, 88 (10063): 2997-3005.

[22] Cronin-Fenton D, Lash T L, Ahern T P, et al. Concurrent new drug prescriptions and prognosis of early breast cancer: studies using the Danish Breast Cancer Group clinical database [J]. Acta Oncol, 2017, 5: 1-9.

[23] Yoshinami T, Yagi T, Ishitobi M. Endocrine therapy for advanced breast cancer [J]. Nihon Rinsho, 2012, 7: 641-644.

[24] 中国抗癌协会乳腺癌专业委员会. 中国抗癌协会乳腺癌诊治指南与规范（2017年版）[S]. 中国癌症杂志, 2017, 27 (9).

[25] Fontein D B, Seynaeve C, Hadji P, et al. Specific adverse events predict survival benefit in patients treated with tamoxifen or aromatase inhibitors: an international tamoxifen exemestane adjuvant multinational trial analysis [J]. J Clin Oncol, 2013, 31 (18): 2257-2264.

[26] Van Hezewijk M, Bastiaannet E, Putter H, et al. Effect of local therapy on locoregional recurrence in postmenopausal women with breast cancer in the Tamoxifen Exemestane Adjuvant Multinational (TEAM) trial [J]. Radiother Oncol, 2013, 108 (2): 190-196.

[27] Women with early breast cancer: highlights of the St. Gallen International Expert Consensus on the Primary Therapy of Early Breast Cancer 2013 [C]. Ann Oncol. 2013, 24 (9): 2206-2223.

[28] Gnant M, Mlineritsch B, Stoeger H, et al. Zoledronic acid combined with adjuvant endocrine therapy of tamoxifen versus anastrozol plus ovarian function suppression in premenopausal early breast cancer: final analysis of the Austrian Breast and Colorectal Cancer Study Group Trial 12 [J]. Ann Oncol, 2015, 26 (2): 313-320.

[29] Coleman R, de Boer R, Eidtmann H, et al. Zoledronic acid (zoledronate) for postmenopausal women with early breast cancer receiving adjuvant letrozole (ZO-FAST study): final 60-month results [J]. Ann Oncol, 2013, 24 (2): 398-405.

第十一章 乳腺癌的分子靶向治疗

第一节 概 述

传统的化疗药物大多属于细胞毒药物，主要针对机体内代谢活跃的细胞，在杀死肿瘤细胞的同时，也会损伤正常细胞的功能。由于传统的化疗缺乏靶向选择性，因此，肿瘤分子靶向治疗近年来逐渐成为研究热点。肿瘤分子靶向治疗是针对某种癌细胞及细胞内特殊靶点、信号通路、蛋白和分子进行的一种肿瘤精确治疗，是将肿瘤细胞表达而正常细胞较少表达或不表达的特定基因或基因的表达产物作为治疗靶点，具有靶向性强、作用位点明确等特点。近年来，分子靶向治疗已成为乳腺癌的有效治疗手段之一，并取得了令人瞩目的进展。曲妥珠单抗自问世以来，明显改善了HER-2阳性乳腺癌患者的预后，并且随着大型临床试验结果的不断涌现，诊疗模式亦发生了相应的改变。随着基因技术的发展，新一代靶向药物帕妥珠单抗、拉帕替尼、贝伐单抗、曲妥珠单克隆抗体-DMI等不断地涌现，为乳腺癌的治疗提供了新选择，开启了乳腺癌治疗的新篇章。

HER-2受体，即人表皮生长因子受体2（human epidermal growth factor receptor 2），又称酪氨酸蛋白激酶受体erbB-2、CD340（cluster of differentiation 340）。原癌基因Neu（proto-oncogene Neu），是由erbB-2基因（chr. 17q12）编码的一种185kDa的蛋白质，归属于表皮生长因子受体（epidermal growth factor receptors，EGFR）家族。HER-2是表皮生长因子家族中表达最多的受体，该家族还包括Her-1、Her-3和Her-4三个受体成员，它们由胞外区、跨膜区和胞内区构成，HER-2基因的过表达与乳腺癌的预后有密切关系。1986年，Slamon即通过HER-2-DNA探针，发现在部分乳腺癌标本中存在HER-2基因高度扩增，并发现HER-2扩增的乳腺癌往往表现出侵袭性更强，更容易转移，临床预后差的特征。在乳腺癌的分子分型中，HER-2过表达型占20%~30%。HER-2阳性乳腺癌易致免疫缺陷，从而促进癌症复发。目前，在乳腺癌的分子靶向治疗中，针对HER-2靶点的抗体药物是最重要的分子靶向药物，并在国内外临床上广泛运用，成为乳腺癌治疗的必要武器。

在临床实际运用过程中，HER-2过表达主要是根据ASCO/CAP指南及2017年中国抗癌协会乳腺癌诊治指南与规范来确定：① HER-2阳性是指免疫组织化学检测为3+，或FISH或CISH显示HER-2基因扩增；②免疫组织化学检测HER-2为2+的患者，应该进一步行FISH或CISH检测，明确是否有基因扩增。对于原发灶为HER-2阴性的复发患者，若临床考虑有HER-2阳性的表现，可对原发病灶重新检测（但更建议对复发病灶活检），以明确HER-2状况，争取靶向治疗机会。

第二节 常用的乳腺癌分子靶向治疗药物

一、曲妥珠单抗

曲妥珠单抗（trastuzumab，T；商品名：Herceptin，赫赛汀）是针对HER-2的单克隆抗体，可特异性的结合HER-2受体细胞外片段的Ⅳ区域，阻断HER-2信号通路下游信号的表达，从而抑制肿瘤细胞的生长，并在人体内诱导针对肿瘤细胞的抗体介导的细胞毒效应。曲妥珠单抗靶向治疗是乳腺癌治疗领域的一项重大突破性进展。自1992年，Slamon教授开始曲妥珠单抗临床试验，到1998年美国食品与药物管理局（FDA）批准针对HER-2基因过表达乳腺癌的单克隆抗体曲妥珠单抗上市，历经6年，开创了乳腺癌分子靶向治疗的新时代，亦开创了分子靶向药物治疗实体肿瘤的新时代。最开始赫赛汀主要用于转移性乳腺癌的治疗，后经过多年临床实践及临床研究的证实，早期乳腺癌患者亦可获益。

（一）中晚期乳腺癌患者曲妥珠单抗的应用

曲妥珠单抗最开始主要是运用于晚期转移性乳腺癌，其中最为关键的是H0648g试验，469例MBC患者随机分配到曲妥珠单抗联合化疗（多柔比星联合环磷酰胺或紫杉醇）组或单用化疗组。结果显示，联合治疗组的疗效显著优于单独化疗组。总缓解率由32%提高到50%，中位生存期由20.3个月延长至25.1个月[1]，此研究奠定了赫赛汀运用于乳腺癌的证据基础。随后多项研究结果均表明，对于中高复发风险的早期HER-2阳性的乳腺癌患者，不论与化疗药物联合或序贯使用，曲妥珠单抗均能显著延长DFS及OS。2012年，Cochrane团队纳入多项RCT行荟萃分析亦得出该结论，该分析纳入了NCCTGN9831、NSABP B-31、BCIRG006、HERA、PACS-04、Buzdar及NOAH等研究，共涉及11991份病例，平均随访时间为18~65个月。结果显示，应用曲妥珠单抗治疗能显著改善DFS（HR=0.60；95%CI 0.50~0.71；$P<0.00001$）及OS（HR=0.66；95%CI 0.57~0.77；$P<0.00001$）[2]。从HER-2阳性晚期乳腺癌的解救治疗到可手术乳腺癌的辅助治疗，再到新辅助治疗，曲妥珠单抗与多种药物联合均显示可改变HER-2阳性乳腺癌患者的预后，从而奠定了其在HER-2阳性乳腺癌治疗中"金标准"的地位。

（二）早期乳腺癌患者曲妥珠单抗的应用

目前，关于T1a，bN0M0的HER2阳性乳腺癌患者是否使用曲妥珠单抗的问题，仍有争议。HER-2阳性早期乳腺癌，即使接受含有曲妥珠单抗方案辅助治疗，仍有部分患者会发生复发转移。BCIRG 006（Breast cancer international research group 006）试验比较了HER-2阳性早期乳腺癌的患者，主要是比较4周期AC（阿霉素+环磷酰胺）+4周期T（多西紫杉醇）、4周期AC+4周期T+1年曲妥珠单抗（H）与TCH（多西紫杉醇+卡铂+1年曲妥珠单抗）的疗效，该研究主要研究终点为无病生存率（DFS），研究显示，曲妥珠单抗辅助治疗乳腺癌能够显著提高HER2阳性乳腺癌患者的DFS和OS，但存在增加心脏毒性的风险，不过，曲妥珠单抗联合非蒽环类药的心脏毒性相对较低[3]。2011年的St. Gallen指南推荐将曲妥珠单抗应用于T1bN0的HER-2阳性乳腺癌患者。O'Sullivan等对HER2的T1乳腺癌（≤2cm）的辅助治疗是否使用曲妥珠单抗及其疗效进行了荟萃分析，研究结果显示，T1乳腺癌患者使用曲妥珠单抗DFS和OS均可显著获益，其中T1c期乳腺癌和腋淋巴结阳性患者获益更明显，并且激素状态并没有影响曲妥珠单抗的疗效。虽然，目前有部分研究结果显示早期乳腺癌患者可获益，但现阶段关于曲妥珠单抗在肿瘤直径<1cm、淋巴结阴性的HER2阳性乳腺癌中的应用尚无定论，尚无法回答如HER-2阳性的原位乳腺癌是否需要使用曲妥珠单抗等问题，有待进一步的研究证实。

(三) 复发、转移性乳腺癌患者曲妥珠单抗的应用

对于进展后的复发转移性HER-2阳性乳腺癌，曲妥珠单抗无论作为单药治疗还是联合治疗，效果均较明显。其中GBG的BIG03-05研究和H0659g的扩展研究，证实了曲妥珠单抗在复发转移性乳腺癌中的安全性和有效性。单药治疗适用于老年或一般情况差的患者，其有效率为20%。后BCIRG 007研究表明，曲妥珠单抗联合多西紫杉醇是治疗HER2阳性晚期乳腺癌的有效方案。曲妥珠单克隆抗体联合紫杉醇类化疗的临床研究证实，与单药化疗相比，能明显改善晚期HER-2阳性患者的OS[4]。Hermine等观察既往接受过曲妥珠单抗治疗进展的晚期乳腺癌患者继续使用曲妥珠单抗的疗效，该研究入组177例患者，分为继续使用曲妥珠单抗治疗组和不再使用组，结果继续使用组在中位生存时间（>27.8个月比10.2个月）和无病进展时间（16.8个月比7.1个月）均有明显优势。上述研究结果奠定了曲妥珠单克隆抗体在晚期乳腺癌标准治疗的地位。对HER-2阳性的晚期乳腺癌患者，抗HER-2的靶向治疗联合紫杉类药物是一线治疗的首选方案。

(四) 激素受体的表达与曲妥珠单抗的疗效

虽然O'Sullivan荟萃分析显示激素状态并没有影响曲妥珠单抗的疗效，但近年，来有专家认为激素受体阳性通常被视为有利于乳腺癌预后的因素之一，ER与HER-2信号通路可能存在交叉，在ER自然配体缺乏的情况下，HER-2也能激活ER的表达，通过活化ER通路的下游信号，促进肿瘤的生长，从而影响了此类患者对化疗、内分泌治疗的反应及预后[5]。但是，目前关于激素受体状态对曲妥珠单抗的疗效的影响尚缺乏大规模的循证研究结论。

(五) 曲妥珠单抗的疗程

现阶段，曲妥珠单抗治疗HER-2过表达乳腺癌的标准疗程为1年，此疗程下的标准化治疗能使患者的DFS和OS显著获益。HERA试验是乳腺癌国际组（Breast International Group，BIG）的一项国际多中心III期随机临床试验。该试验对HER-2阳性的早期乳腺癌患者，在完成局部治疗和最低4个周期化疗后，随机分为3组：第一组接受曲妥珠单抗治疗2年（1694例），第二组接受曲妥珠单抗治疗1年（1694例），第3组为观察组（1693例）。近期结果显示，与对照组相比，早期乳腺癌患者使用赫赛汀1年可明显改善患者的DFS，但使用2年患者并没有增加获益，并且可能有增加心脏毒性的风险[6]。法国PHARE研究及英国的PERSEPHONE研究对6个月及12个月疗程的曲妥珠单抗疗效进行了非劣效性分析，结果未能证明6个月的非劣于12个月组（HR=1.28；95%CI 1.05~1.56；$P=0.29$，非劣效HR=1.15）。因此，目前仍推荐以12个月作为曲妥珠单抗的标准疗程[7]。

(六) 曲妥珠单抗的安全性

曲妥珠单抗的不良反应发生概率较低，其中心脏毒性是曲妥珠单抗最常见的不良反

第十一章 乳腺癌的分子靶向治疗

应,充血性心衰在所有心脏毒性中最为常见,也可表现为心律失常、血栓栓塞及其他心脏毒性。其心脏毒性主要是通过曲妥珠单抗抑制了保护心脏相关信号通路介导,其不仅可抑制 HER-2 受体的表达,同时也可抑制内皮型一氧化氮合酶(endothelial nitric oxide synthase,eNOS)的表达,从而导致一氧化氮(nitric oxide,NO)的生物活性下降、血管紧张素 II 生成增多,进而引起活性氧簇(reactive oxygen species,ROS)的增多,而 ROS 的增多,可引起心功能的下降,导致充血性心衰的发生。

(七) 曲妥珠单抗与化疗药物的联合应用

自 2005 年后,NASBP-31、NCCTGN9831、BCIRG 和 HERA 等大型国际多中心临床研究相继公布了研究结果,证实了术后曲妥珠单抗辅助治疗 1 年,能使 HER-2 阳性乳腺癌患者复发风险下降 39%~52%,这些研究结果奠定了曲妥珠单抗在 HER-2 过表达乳腺癌辅助治疗的地位。此后,又进行了曲妥珠单抗新辅助治疗的一系列探索,NOAH 研究即是研究曲妥珠单抗在乳腺癌新辅助运用中的 III 期临床研究,该研究中,35 例 HER-2 阳性局部晚期乳腺癌和炎性乳腺癌患者随机分入曲妥珠单抗联合化疗或单纯化疗组,结果显示,化疗联合曲妥珠单抗能显著提高病理完全缓解率(pathologic complete response,pCR)(38.5% vs 19.5%)和 3 年无事件生存率(event-free survival,EFS)(71% vs 56%)[8]。NCCTG 的 N9831 研究比较了 AC 序贯 T 方案中曲妥珠单抗同时或序贯使用的有效性。结果显示,曲妥珠单抗与 T 联合使用较序贯使用可改善 DFS(HR=0.77,999%CI0.53~1.11,P=0.02),建议曲妥珠单抗与 T 同时使用。2017 年,中国临床肿瘤学会乳腺癌诊疗指南 2017V1 版中指出,ECH 序贯 TH 亦可成为 HER-2 过表达的一种新辅助化疗方案。

(八) 曲妥珠单抗治疗耐药分析

虽然多项研究显示曲妥珠单抗能显著降低 HER-2 阳性乳腺癌患者的复发转移风险,但部分 HER-2 阳性腺癌患者对曲妥珠单抗治疗后出现耐药。此耐药机制可能是由于 HER-2 胞外结构域的剪切,使 HER-2 丧失与曲妥珠单抗的结合能力;磷脂酰肌醇 3 激酶/蛋白激酶 B(PI3K/AKT)信号通路的增强可改变胞内 HER-2 信号网络;p27 在细胞内的缺失,可抑制由曲妥珠单抗引起的细胞周期阻滞;上皮生长因子受体(EGFR)信号通路可代偿 HER-2 信号通路的阻断[9]。由于部分患者存在耐药,使得临床上迫切需要其他的靶向药物进一步解决曲妥珠单抗耐药及其他晚期乳腺癌患者的治疗。

综上所述,1 年疗程的曲妥珠单抗静脉注射仍是目前 HER-2 阳性乳腺癌的辅助靶向治疗的金标准,此方案可显著改善患者预后,明显延长 DFS 及 OS,部分晚期乳腺癌患者可尝试延长曲妥珠单抗使用时间。因此,目前仍推荐曲妥珠单抗作为 HER-2+乳腺癌的首选靶向治疗药物。

二、拉帕替尼

乳腺癌肿瘤对曲妥珠单克隆抗体耐药情况的出现,对乳腺癌的靶向治疗提出了新的挑战,目前,针对曲妥珠单克隆抗体耐药的较热门的研究是针对 HER 家族其他靶点,抑制其信号传导通路。其中,拉帕替尼就是一种针对 HER 家族的小分子酪氨酸激酶抑制剂。其抑制功能主要表现为,通过结合 HER2 和 EGFR 的胞内三磷酸腺苷结构域来抑制它们的自身磷酸化,进一步阻止 MAPK 和 PI3K/AKT 信号通路的激活,最终影响细胞增殖,导致细胞凋亡[10]。有研究发现[11]，拉帕替尼联合卡培他滨较单独应用卡培他滨可使中位疾病进展时间（TTP）和 PFS 明显延长。除与化疗药物联合外，两种靶向治疗药物的联合也显示出优势。美国 FDA 于 2007 年批准拉帕替尼联合卡培他滨治疗曲妥珠单抗耐药的晚期 HER-2 阳性的乳腺癌患者。Giordano 等研究结果显示[12]，曲妥珠单抗+紫杉醇一线治疗优于拉帕替尼+紫杉醇，PFS 分别为 11.4 个月和 8.8 个月（$P=0.003$）。同时，对 Her-2 阳性乳腺癌脑转移患者，既往患者使用过曲妥珠单抗，后口服拉帕替尼有明显抗肿瘤作用[13]。但拉帕替尼在晚期乳腺癌一线治疗和辅助治疗与曲妥珠单抗头对头，比较的临床试验中，均未取得阳性结果。因此，1 年曲妥珠单抗辅助治疗是 HER-2 阳性乳腺癌的标准治疗。目前，多项关于拉帕替尼联合内分泌治疗或化疗的临床研究仍在进行中，随着研究的深入，其在乳腺癌中的作用将进一步明确。

第三节　新型乳腺癌靶向治疗药物

一、帕妥珠单抗

帕妥珠单抗（pertuzumab，P）是一种针对 HER-2 胞外结构域人工合成的单克隆抗体，与 HER-2 受体胞外结构域 II 区结合，在空间上阻断 HER-2 与其他 HER 家族成员间（包括 EGFR、HER-3 及 HER-4）的异二聚体形成，从而影响下游如 PI3K/Akt/mTOR 等关键信号通路，进而影响细胞增殖、凋亡等生物学过程。帕妥珠单克隆抗体通过作用于 HER-2 的胞外结构域 II 区，进而有效控制肿瘤的生长。帕妥珠单克隆抗体与曲妥珠单克隆抗体与 HER-2 结合位点不同，二者联合使用对 HER-2 阳性乳腺癌可以取得更好的效果。Baselga[14]等开展了一项研究帕妥珠单抗、曲妥珠单抗与多西他赛联合化疗治疗 HER-2 阳性 MBC 的关键临床试验，结果显示，曲妥珠单抗+多西他赛（TH）组和曲妥珠单抗+多西他赛+帕妥珠单抗（THP）组患者的 PFS 分别为 12.4 个月与 18.7 个月（$HR=0.69$，$P<0.0001$），TH 组 mOS 为 37.6 个月，THP 组 mOS 尚未到达（$HR=0.66$，$P=-0.0008$）。帕妥珠单抗联合组主要的不良事件（>30%）为粒细胞减少、恶心、疲劳、皮疹和外周神经病变，最常见的 3~4 级不良反应（>2%）为粒细胞减少、发热性粒细胞减少、贫血、乏力和疲劳，但不增加症状性左室功能衰竭和左心室射血分数下降的发生。因此，2012 年 6 月，FDA 批准多西他赛联合曲妥珠单抗和帕妥珠单抗方案用于既往未接受过抗 HER-2 治疗的 HER-2 阳性晚期乳腺癌患者。目前，仍有多项关于帕妥珠单抗在乳腺癌中运用的研究，其具体疗效及适应反应将进一步明确。

二、曲妥珠单克隆抗体-DM1

抗体药物偶联物是另一种新型的抗肿瘤药物，主要是由单克隆抗体、细胞毒药物及连接结构组成。曲妥珠单克隆抗体-DM1（T-DM1）即是这样一种代表性药物，其主要由曲妥珠单抗、SMMC 连接以及化疗药物美坦新（maytansine）派生物（DM1）组成。T-DM1 的作用机制主要是通过曲妥珠单抗靶向介导，将具有抑制微管形成的细胞毒性药物 DM1 靶向传递到 HER-2 阳性的癌细胞上，从而形成更好的介导靶向杀伤肿瘤细胞。EMILIA 试验[15]是 T-DM1 关键性的Ⅲ期临床研究，其主要目的在于评价 T-DM1 对比拉帕替尼联合卡培他滨治疗既往接受紫杉醇和曲妥珠单抗治疗失败的 HER-2 阳性晚期乳腺癌患者的安全性和有效性，该研究结果显示，与拉帕替尼联合组相比，T-DM1 组可显著延缓疾病进展，降低死亡风险。T-DM1 组与拉帕替尼联合组的 mPFS 分别为 9.6 个月与 6.4 个月（$P<0.001$），mOS 分别为 30.9 个月和 25.1 个月（$P<0.001$），客观有效率分别为 43.6% 和 30.8%（$P<0.001$）。通过对两组并发症进行分析，该研究发现，T-DM1 组患者总体 3~4 级不良反应发生率较拉帕替尼组低（41% vs. 57%）。在所有不良反应中，血小板减少和血清转氨酶升高发生率在 T-DM1 组要高；腹泻、恶心、呕吐、皮疹的发生率则在拉帕替尼联合组高。研究者认为，T-DM1 是一种有效且能够耐受的 HER-2 阳性晚期乳腺癌的治疗药物。基于该项研究，2013 年，美国 FDA 批准该药上市，主要用于既往接受过曲妥珠单抗及紫杉醇治疗失败的 HER-2 阳性晚期乳腺癌患者二线治疗。在 2015 年 ASCO 会议上，报告了 MARIANNE Ⅲ期临床研究[16]结果，该研究将 1095 例患者被随机分为曲妥珠单抗联合紫杉类（HT）、T-DM1 或 T-DM1 联合帕妥珠单抗（TDM1+P）3 组治疗。该三组中均有 31% 的患者在（新）辅助治疗时接受过抗 HER-2 靶向治疗。该研究结果显示，T-DM1+P 组的 PFS 并不优于 HT 组和 T-DM1 组（15.2 个月 vs 13.7 个月 vs 14.1 个月），各组间的总生存率差异不显著。该研究表明，T-DM1 尚不能成为 HER-2 阳性晚期乳腺癌一线治疗标准药物。

三、酪氨酸激酶抑制剂

与拉帕替尼作用机制类似，阿法替尼（afatinib，BBW2992）和来那替尼（neratinib）均为新型的酪氨酸激酶小分子抑制剂，二者主要通过共价结合 EGFR 和 HER-2 受体的半胱氨酸侧链而发挥强效、不可逆的抑制作用。阿法替尼最开始主要是用于治疗转移性非小细胞肺癌的一线治疗，后有学者尝试运用于乳腺癌患者，Schuler 等[17]的一项研究结果显示：41 例患者中有 4 例患者部分缓解，13 例患者稳定，中位无进展时间为 15.1 周。当然，目前对阿法替尼在乳腺癌的作用仍在研究中，其中由中国等数个国家参与的一项关于阿发替尼联合长春瑞滨与曲妥珠单抗联合长春瑞滨治疗曲妥珠单抗治疗晚期乳腺癌的Ⅲ期临床试验 [lux-breastlNCT011255661] 正在进行中。关于来那替尼的前期研究，同样显示了其对既往使用过曲妥珠单抗治疗耐药的 HER-2 阳性乳腺癌仍有很好的抗瘤活性，目前尚没有大型Ⅲ随机临床试验证实来那替尼在乳腺癌患者中的作用，关于紫杉醇联合来那替尼或曲妥珠单抗一线治疗 HER-2 阳性的晚期乳腺癌的Ⅲ期临床研究正在进行中，相信以后更多的Ⅲ期临床研究的结果能够使人们更进一步了解上述两种药物在晚期乳腺癌治疗中的作用和地位。

四、抑制血管生成的靶向治疗药物贝伐单抗

血管新生是许多实体瘤生长的前提条件，而血管内皮生长因子（vascular endothelial growth factor，VEGF）是血管新生的关键因素，VEGF 与乳腺癌的发生发展密切相关。目前，运用于临床的主要血管生成抑制剂为贝伐单抗隆抗体，该药通过抑制血管内皮生长因子-A（VEGF-A），从而影响肿瘤血管的生成，达到抗肿瘤的作用。该药在 2008 年被 FDA

批准的首个抑制血管生成的靶向治疗药物，用于一线联合紫杉醇治疗晚期乳腺癌。多个Ⅲ期临床试验证实，贝伐单抗联合化疗可以显著提高晚期乳腺癌的无疾病进展时间，但是在总生存时间上无明显优势。

前期 E2100、AVADO 等研究结果显示，该药可改善晚期乳腺癌的预后。2011 年，Ranpura 等进行一项针对贝伐单抗治疗晚期实体瘤的 Meta 分析，该研究共纳入 10217 例乳腺癌患者，结果显示：贝伐单抗联合化疗组患者在致命性不良事件的发生率要明显高于单纯化疗组（2.9%比 2.2%，$P=0.04$），其致命性不良事件的发生率随着贝伐单抗联合的化疗药物的不同而有所不同，当贝伐单抗联合紫杉类或铂类时，其发生风险明显增高，出血性事件（23.5%）是最常见的致命性不良事件，其次是白细胞减少（12.2%）和消化道穿孔（7.1%）。2012 年另一项关于贝伐单抗联合治疗的不良事件的 Meta 分析[18]，共纳入 5 个临床试验，结果显示，贝伐单抗联合组使患者蛋白尿、高血压、左心室功能衰竭、出血性事件的发生有所提高，其中除了高血压，有不到5%的患者出现 3~4 度的贝伐单抗相关不良事件。因此，2010 年 6 月，美国 FDA 投票取消了将贝伐单抗联合化疗作为晚期乳腺癌治疗的适应证，理由是含贝伐单抗治疗方案有效率并不如意（至今未获得总生存上的优势），且联合化疗后严重不良反应增加，费用较高。但目前欧盟和美国国家联合癌症网络（national comprehensive cancer network，NCCN）以及中国版《NCCN 乳腺癌临床实践指南》仍保留了贝伐单抗联合紫杉醇治疗晚期乳腺癌的适应证，所以，贝伐单抗在晚期乳腺癌治疗中作用，还需要更多的临床研究来证实。

五、多靶点酪氨酸激酶抑制剂

吉非替尼和索拉非尼是多靶点酪氨酸激酶抑制剂的两种代表性药物，其作用靶点主要包括：血管内皮生长因子受体（VEGFR）、血小板源性生长因子（PDGFR）Raf 激酶和 cKit 等。另外，索拉非尼还可通过介导自噬来抑制肿瘤细胞的生长，索拉非尼在乳腺癌的应用结果较好[19]，但目前尚没有质量较高的Ⅲ期临床试验来证实该结果。与索拉非尼相比，舒尼替尼在乳腺癌治疗上的作用并不乐观，有两项舒尼替尼用于乳腺癌的Ⅲ期临床研究[20,21]显示，舒尼替尼并没有使患者明显获益，并且还增加了手足联合征及胃部不适等一些并发症。由于二者的作用靶点比较广泛，其副作用也相对较多，其在乳腺癌的作用还需进一步研究证实。

六、雷帕霉素靶蛋白信号通路靶向抑制剂

磷脂酰肌醇 3 激酶/蛋白激酶 B/雷帕霉素靶蛋白（PI3K/AKT/mTOR）作为细胞内重要的信号通路参与细胞增殖生长的调控，与肿瘤的形成发展密切相关。mTOR 是 PI3K/AKT 信号通路下游的重要靶分子，是一种重要的丝氨酸/苏氨酸蛋白激酶，可以磷酸化并激活真核转录起始因子结合蛋白（4E-BP1），此外，该激酶还可以通过正反馈磷酸化 AKT，进一步增强 PI3K/AKT/mTOR 通路的活性。mTOR 通路的激活与肿瘤侵袭性、肿瘤耐药及病情进展有密切关系[22]。依维莫司是细胞内雷帕霉素受体（mTOR）抑制剂，在早期联合来曲唑的新辅助治疗中显示出疗效。2012 年，被 FDA 批准与依西美坦联合应用于绝经后激素受体阳性、HER-2 阳性的进展期乳腺癌患者的治疗，前期研究显示其有较

好的效果。关于该药物的国际多中心研究正在进行，如若取得阳性结果，其针对曲妥珠单克隆抗体乳腺癌耐药问题将提供一个新思路。BOLERO-3 研究[23]是一项Ⅲ期、随机、双盲、安慰剂对照的多中心临床研究，该研究结果显示：依维莫司组较不含依维莫司组显著降低了晚期乳腺癌进展风险（PFS，HR = 0.78，P = 0.0067），但因为随诊时间较短，两组 OS 尚未显示出明的统计学意义，但 OS 曲线表现出明显的分离趋势。另外，通过亚组分析得知：任何年龄组、种族、患者一般状况及受体状态的亚组，含依维莫司组的患者都是获益的。不过，对于没有内脏转移的患者和曾经使用过曲妥珠单抗的患者，依维莫司组患者获益更明显。因此，研究在推荐在晚期乳腺癌的临床治疗中，依维莫司联合每周给药的曲妥珠单抗+长春瑞滨方案是合理的治疗选择。2012 年，Bachelot[24]等对依维莫司联合他莫昔芬治疗芳香化酶抑制剂耐药的晚期激素受体阳性、HER-2 阳性的晚期乳腺癌的随机Ⅱ期临床研究显示：与单用他莫昔芬组相比，联合组在疾病进展时间、临床获益率及总生存期上均有明显优势。此外，关于依维莫司的给药方法（每天给药或每周给药）值得进一步研究。

总之，乳腺癌治疗的目标是控制疾病、降低复发、延长生存时间、提高生活质量。目前，以曲妥珠单抗为代表的靶向治疗是 HER-2 阳性型乳腺癌标准的治疗方案，但其耐药问题亦成为临床医师面临的问题，而不断涌现的新的靶向药物，也为乳腺癌的治疗提供了不少新的选择。相信随着乳腺癌基础及临床研究进一步的发展，将会有越来越多的分子靶向药物运用于临床，将使更多的乳腺癌患者获益。

◎ 参考文献

[1] Slamon D J, Leyland-Jones B, Shak S, et al. Use of chemotherapy plus a monoclonal antibody against HER-2 for metastatic breast cancer that overexpresses HER-2 [J]. N Engl J Med, 2001, 344 (11): 783-92.

[2] 徐兵河. 乳腺癌的分子靶向治疗进展 [J]. 中国医科大学学报, 2013, 42 (12): 1057-1060+1064.

[3] Loi S, Dafni U, Karlis D, et al. Effects of estrogen receptor and human epidermal growth factor receptor-2 levels on the efficacy of trastuzumab: a secondary analysis of the HERA trial [J]. JAMA Oncol, 2016, 2 (8): 1040-1047.

[4] Marty M, Cognetti F, Maraninchi D, et al. Randomized phase II trial of the efficacy and safety of trastuzumab combined with docetaxel in patients with human epidermal growth factor receptor 2-positive metastatic breast cancer administered as first-line treatment: the M77001 study group [J]. J Clin Oncol, 2005, 23 (19): 4265-4274.

[5] 王雅杰. ER、PR 和 HER-2 与乳腺癌个体化治疗 [J]. 临床肿瘤学杂志, 2010, 15 (02): 97-100.

[6] Cameron D, Piccart-Gebhart M J, Gelber R D, et al. 11 years' follow-up of trastuzumab after adjuvant chemotherapy in HER2-positive early breast cancer: final analysis of the HERceptin Adjuvant (HERA) trial [J]. Lancet, 2017, 389 (10075): 1195-1205.

[7] 中国抗癌协会乳腺癌专业委员会. 中国抗癌协会乳腺癌诊治指南与规范（2017年版）. 中国癌症杂志, 2017（09）: 695-759.

[8] Semiglazov V, Eiermann W, Zambetti M, et al. Surgery following neoadjuvant therapy in patients with HER2-positive locally advanced or inflammatory breast cancer participating in the NeOAdjuvant Herceptin（NOAH）study [J]. Eur J Surg Oncol, 2011, 37（10）: 856-63.

[9] 刘丹, 刘彦君, 施明. 曲妥珠单抗的耐药机制及其逆转策略 [J]. 中国肿瘤生物治疗杂志, 2016, 23（4）: 453-467.

[10] Xin Y, Guo W W, Huang Q, et al. Effects of lapatinib or trastuzumab, alone and in combination, in human epidermal growth factor receptor 2-positive breast cancer: a meta-analysis of randomized controlled trials [J]. Cancer Med, 2016, 5（12）: 3454-3463.

[11] Cameron D, Casey M, Press M, et al. A phase III randomized comparison of lapatinib plus capecitabine versus capecitabine alone in women with advanced breast cancer that has progressed on trastuzumab: updated efficacy and biomarker analyses [J]. Breast Cancer Res Treat, 2008, 112（3）: 533-543.

[12] S B Giordano, V Kaklamani. Lapatinib in combination with paclitaxel for the treatment of patients with metastatic breast cancer whose tumors overexpress HER-2 [J]. Breast Cancer Management, 2013, 2（6）: 529-535.

[13] Lin NU, Eierman W, Greil R, et al. Randomized phase II study of lapatinib plus capecitabine or lapatinib plus topotecan for patients with HER2-positive breast cancer brain metastases [J]. J Neurooncol, 2011, 105（3）: 613-620.

[14] Baselga J, Cortés J, Kim S B, et al., Pertuzumab plus trastuzumab plus docetaxel for metastatic breast cancer [J]. N Engl J Med, 2012, 366（2）: 109-119.

[15] Miles D. et al. Primary results from EMILIA, a phase III study of trastuzumab emtansine（T-DM1）versus capecitabine（X）and lapatinib（L）in HER2-positive locally advanced or metastatic breast cancer（MBC）previously treated with trastuzumab（T）and a taxane [J]. Journal of Clinical Oncology, 2012, 30（18）: LBA1.

[16] Ellis P. A. et al. Phase III, randomized study of trastuzumab emtansine（T-DM1）{+/-} pertuzumab（P）vs trastuzumab + taxane（HT）for first-line treatment of HER2-positive MBC: Primary results from the MARIANNE study [Z]. 2015.

[17] Schuler M., et al. A phase II trial to assess efficacy and safety of afatinib in extensively pretreated patients with HER2-negative metastatic breast cancer [J]. Breast Cancer Research & Treatment, 2012, 134（3）: 1149-1159.

[18] Cortes J, Calvo V, Ramírez-Merino N, et al. Adverse events risk associated with bevacizumab addition to breast cancer chemotherapy: a meta-analysis [J]. Annals of Oncology Official Journal of the European Society for Medical Oncology, 2012, 23（5）: 1130.

[19] Gauthier A, Ho M. Role of sorafenib in the treatment of advanced hepatocellular

carcinoma: an update [J]. Hepatology research, 2013, 43 (2): 147-154.
[20] Barrios C H, Liu M C, Lee S C, et al. Phase III randomized trial of sunitinib versus capecitabine in patients with previously treated HER2-negative advanced breast cancer [J]. Breast Cancer Research and Treatment, 2010, 121 (1): 121.
[21] Bergh J, Bondarenko I M, Lichinitser M R, et al. First-line treatment of advanced breast cancer with sunitinib in combination with docetaxel versus docetaxel alone: results of a prospective, randomized phase III study [J]. Journal of Clinical Oncology, 2012, 30 (9): 921-929.
[22] Sheppard K, Kinross KM, Solomon B, et al., Targeting PI3 kinase/AKT/mTOR signaling in cancer [J]. Critical Reviews in Oncogenesis, 2012, 17 (1): 69-95.
[23] André F, O'Regan R, Ozguroglu M, et al. Phase III, randomized, double-blind, placebo-controlled multicenter trial of daily everolimus plus weekly trastuzumab and vinorelbine in trastuzumab-resistant, advanced breast cancer (BOLERO-3) [J]. Journal of Clinical Oncology, 2013, 31 (15): 580-591.
[24] Bachelot T, Bourgier C, Cropet C, et al. Randomized phase II trial of everolimus in combination with tamoxifen in patients with hormone receptor-positive, human epidermal growth factor receptor 2-negative metastatic breast cancer with prior exposure to aromatase inhibitors: a GINECO study [J]. Journal of Clinical Oncology, 2012, 30 (22): 2718-2724.

第十二章 晚期乳腺癌的治疗

晚期乳腺癌包括复发和转移性乳腺癌,为不可治愈的疾病。治疗的主要目的是改善生活质量、缓解症状、延长患者的生存期。研究表明,在原发性乳腺癌进展为转移性乳腺癌的过程中,HR 及 HER2 的表达状态均会有所变化。ER、PR、HER2 的不一致率分别高达 20%(95% CI 16%~35%),33%(95% CI 29%~38%),8%(95% CI 6%~10%)。因而,在制定治疗方案前应尽可能地对复发或转移病灶行活检,以明确诊断及重新评估肿瘤的受体状态,为治疗方案的制定提供参考。手术、放疗等局部治疗在晚期乳腺癌中的价值尚不明确。在一些特殊情况下,如难以止住的出血时,可考虑先进行手术切除;否则,只有当全身药物治疗取得良好的疗效时,才考虑姑息性的局部治疗。

第一节 辅助检查及诊断

对疑有肿瘤转移的乳腺癌患者应予以仔细检查,以确定其症状和病变确实为肿瘤转移所致。虽然乳腺癌可以转移到任何器官和组织,但常见的转移部位分别是骨(49%~60%)、肺(15%~20%)、胸膜(10%~18%)、软组织(7%~15%)和肝(5%~15%)。多数学者认为,诊断转移性乳腺癌最经济、最有效的方法是密切随访。Sconlon 等报道,91.8%的转移性乳腺癌患者可通过密切随访,详细收集病史和全面体格检查而检出。如胸部摄片只能检出 86%的乳腺癌肺转移患者,而高达 81%的乳腺癌肺转移患者可有相应的临床表现[1]。如前所述,骨是乳腺癌最常见的转移部位,但多项前瞻性研究的结果表明,在无症状的患者中行骨扫描,只有 6%的阳性率。因此,骨扫描仅适用于那些有明显症状或高度怀疑骨转移的患者。CT、MRI 及超声等影像学检查对于明确病变部位、监测疗效有一定的作用,但如果在无转移症状的患者中使用这些检测手段去寻找转移灶,则是对医疗资源的一种浪费。新近兴起的 PET 检查对溶骨性病变有较高的敏感性,但对成骨性病变则欠敏感,其价值尚待进一步研究。在乳腺癌肝转移时,58%~85%的患者可有生化检测异常,如 AP、y-GT 和 GPT 升高。这些变化虽无助于提高早期肝转移患者的检出率,也无助于改善患者的长期生存率,但对患者能否耐受某些全身治疗有指导意义。多数肿瘤标志物,如 CEA 等,既不够敏感,也不很特异。它们虽不用作常规筛查,但和临床相结合,有时可以在病程演变的监测中发挥一定的作用。对可疑病灶进行病理活检,是明确诊断的基本要求,这样才能排除良性病变和第二原发肿瘤的可能,为患者接受相应的治疗提供依据。此外,病理活检有助于了解病灶的激素受体状况等肿瘤学特征,为治疗方案的选择提供帮助。

第二节 预 后

75%的转移性乳腺癌发生在原发性乳腺癌诊断后的5年之内，但也有在25~30年后发病的报道。虽然转移性乳腺癌的整体疗效不佳，但值得庆幸的是，尚有部分临床和生物学指标对了解转移性乳腺癌的预后有指导意义。如：①年龄和绝经与否；②无瘤生存期的长短；③雌、孕激素受体（ER、PR）的状态；④既往的治疗和治疗的反应；⑤转移灶的数量和部位。多数研究显示：无瘤生存期达2年以上、肿瘤激素受体阳性、仅有软组织或骨转移、受累部位少于3处的患者，预后相对较好；反之，无瘤生存期少于2年、肿瘤激素受体阴性、内脏受累的患者，预后相对较差。据报道，骨转移的患者，其中位生存时间为2年，部分患者的生存期甚至达48个月。而内脏转移的患者，其中位生存时间仅有6个月[2]。因此，只有针对不同的患者选择不同的治疗措施，才可能达到缓解症状、提高生活质量、延长生命的目的。

第三节 治疗目的及方法

就现有的治疗手段而言，转移性乳腺癌几乎不可能彻底治愈。虽然曾有转移乳腺癌患者存活超过10年的报道，但多数患者将会在治疗开始后的18~24个月内死亡。因此，转移性乳腺癌的治疗目的在于：①缓解肿瘤引起的相关症状；②在确保患者生活质量的前提下尽量延长其生命。常用的治疗手段有内分泌治疗、化疗、靶向治疗、放疗和手术治疗等。针对不同的患者选择不同的治疗方式，是实现治疗目的的前提条件。病变的范围、病情的急缓、绝经与否和肿瘤受体的状况是治疗方式选择的重要依据。此外，在开始治疗前，还应考虑以下问题：患者的一般情况，如年龄、营养状态、行动状况、并发症、心理状态等，治疗的副作用对患者生活质量和体能状况有何影响，抑制肿瘤生长是否一定会改善患者的生活质量。

一、内分泌治疗

在HR阳性的转移性晚期乳腺癌，内分泌治疗仍是重要的治疗方式。ER阳性/HER2阴性的乳腺癌患者，只有在疾病进展严重威胁患者生命的情况下应首先考虑化疗，如果没有这样的迹象，则内分泌治疗应该是首选。

HR+的晚期乳腺癌内分泌治疗选择有多种，选择性ER调节剂（SERM）他莫昔芬是最早用于HR+内分泌治疗的药物，大量研究奠定了他莫昔芬在绝经前和绝经后乳腺癌中的治疗地位。绝经前女性，可使用卵巢切除或黄体生成素释放激素类似物（如戈舍瑞林和亮丙瑞林）抑制卵巢功能；对于绝经后女性，非甾体类芳香化酶抑制剂（AIs）阿那曲唑和来曲唑，甾体类芳香化酶抑制剂依西美坦和选择性ER下调剂氟维司琼均是有效的治疗选择。

他莫昔芬和托瑞米芬是雌激素受体竞争性抑制剂，它们直接与乳腺癌细胞内的雌激素受体结合，从而阻断雌激素的作用。1970年即已证明，他莫昔芬治疗晚期乳腺癌的有效率达 16%～56%，且较以往的标准治疗（大剂量的雌激素）具有更低的毒副作用。虽然，使用他莫昔芬的中位进展生存期仅 6 个月，但多数患者的有效率达 12～18 个月，少部分病例甚至可达数年[3]。因此，他莫昔芬仍然是转移性乳腺癌内分泌治疗中的有效选择。除了阻断乳腺组织中的雌激素作用外，SERMs 在乳腺外组织中也表现出部分雌激素激活作用，在某些部位表现出有益的影响（有骨骼），在某些组织中则表现为不良反应（如子宫）。SERMs 的副作用与更年期症状相似，如潮热、盗汗、阴道干涩、出血等。长期使用，相关的严重不良反应包括增加子宫内膜癌的和深静脉血栓形成的风险。但是，近些年，绝经后患者的一线内分泌治疗被芳香化酶抑制剂替代。芳香化酶抑制剂的有效率及无进展时间均优于他莫昔芬，但两者的毒副作用相当。

芳香化酶抑制剂包括阿那曲唑、来曲唑和依西美坦，通过抑制外周组织中的芳香化酶，阻止雄激素转化为雌激素，从而降低绝经后妇女体内雌激素水平。阿那曲唑和来曲唑为非甾体类芳香化酶抑制剂，可逆地结合芳香化酶，从而抑制该酶活性。依西美坦为甾体类芳香化酶抑制剂，为内源性芳香酶底物雄烯二酮类似物，其代谢物不可逆地结合芳香化酶，造成酶活性的缺失。

在 palbociclib 的被批准之前，单药内分泌治疗是转移性 HR+乳腺癌的主要治疗方式。AI 耐药性良好，是绝经后 HR+晚期乳腺癌一线治疗重要的选择。AIs 单药治疗主要副作用有肌肉骨骼症状、潮热、阴道干涩、骨折风险增加等。虽然研究显示 3 种 AI 具有相似的疗效及耐受性，但尚无研究在晚期乳腺癌一线治疗直接比较 3 种 AI。目前 NCCN 指南推荐绝经前 HR+的晚期乳腺癌患者使用卵巢功能抑制剂联合内分泌治疗，包括 AI。

转移性乳腺癌的内分泌治疗的另一种选择是选择性 ER 受体下调剂氟维司群。氟维司群是一种 SERD，竞争性结合雌激素受体，与他莫昔芬相比，具有更高的结合亲和力。他莫昔芬具有部分激动剂活性不同，氟维司群可抑制 ER 二聚体，并可被转运至细胞核，有效阻断雌激素敏感基因的转录，并消除所有已知的激动剂活性。氟维司群也可加速 ER 降解，从而完全抑制雌激素在乳房组织中的作用。氟维司群已被 FDA 批准用于绝经后抗雌激素治疗进展后的 HR+晚期乳腺癌。

HR+阳性晚期乳腺癌内分泌治疗耐药很常见，其大部分患者出现疾病进展。疾病进展及内分泌治疗耐药的机制极其复杂，目前尚未完全了解，但研究显示，AIs 与 SERMs／SERDs 的耐药机制不同。研究表明，HR+转移性病变一线内分泌治疗期间出现进展的，用不同类型的内分泌药物治疗仍可能有效。近些年，随着对内分泌治疗耐药机制的深入研究，内分泌治疗靶向药物的联合应用，如哺乳动物的靶标雷帕霉素（mTOR）抑制剂依维莫司和细胞周期蛋白依赖激酶（CDK）抑制剂 palbociclib，为内分泌耐药患者提供了新的治疗选择。持续且耐受性良好的内分泌治疗，可有效延缓疾病进展，并推迟对化疗的需求，事实上，这也是临床实践指南所推荐的。然而，如何选择最佳的内分泌药物尚不清楚，可参考因素包括月经状态及既往治疗、既往的内分泌用药及无进展生存期，作用机制及潜在的交叉耐药、转移部位、患者症状等。

二、转移性乳腺癌的化疗

转移性乳腺癌患者化疗的主要目的是提高生活质量。因此，仅在某些情况下建议使用

第十二章 晚期乳腺癌的治疗

化疗，使用化疗的指针如下：HR 阳性/HER-2 阴性转移性乳腺癌内分泌治疗耐药，或者肿瘤进展迅速威胁生命需要尽快地缓解疾病进展；因为无相关的治疗靶点，转移性三阴乳腺癌需要化疗；化疗作为抗 HER-2 靶向治疗的一部分，HER-2 阳性转移性乳腺癌需要行化疗；

（一）单药化疗 VS 联合化疗

需要化疗的患者，经常使用单药化疗。联合化疗较单药化疗能增加缓解率，延长 PFS；相应的，联合化疗的化疗相关性毒性也会增加，有些甚至是非常严重的。因此，联合化疗限于症状严重或需要快速缓解的患者。在这些患者中，紫衫类联合蒽环或者抗代谢类药物是较合适的选择。单药化疗，有多种化疗药物可以考虑：紫衫类（紫杉醇/多西他赛/白蛋白结合紫杉醇）、蒽环类（表阿霉素/阿霉素/脂质体阿霉素）、铂类（顺铂/卡铂）、长春瑞滨、卡培他滨、吉西他滨等。

（二）化疗药物选择

在某些情况下（如在 HER-2 靶向治疗中），某些化疗药物的联合使用可提高化疗疗效。如多西紫杉醇与帕妥珠单抗/曲妥珠单抗或卡培他滨与拉帕替尼。在其他情况下，化疗药物的选择不太严格。由于紫杉烷及蒽环类药物被认为是乳腺癌治疗中最有效的化疗药物，除非具有使用禁忌或者疾病早期阶段已使用过，否则因优先考虑此两类药物。此外，有几个方面可以指导临床上化疗药物的选择：ER／PR，HER-2 状态，既往治疗（及其毒性），辅助治疗后的无复发间期，疾病的侵袭性，转移部位，预期生存时间，并发疾病（包括器官功能），患者的期望。

（三）转移性 TNBC 化疗药物选择

越来越多的研究证明了铂类化疗药在遗传性乳腺癌（BRCA1/2 突变携带者）中的重要作用。很长一段时间，证据仅限于回顾性分析。但是，英国 TNT 研究结果的公布，改变了这种现状。该研究将转移性的三阴乳腺癌或遗传性乳腺癌（BRCA1/2 相关性）随机分为紫杉类单药治疗组（多西他赛 100mg/m^2，q3w，共 6 周）和卡铂治疗组（AUC 6，q3w，6 周）；3-6 个周期化疗后，铂类的治疗效果显著优于紫杉类。其有效率分别为 68% 和 33%（$p=0.03$），但非遗传相关性乳腺癌中则无明显区别[4]。

（四）节拍化疗

节拍化疗是 MBC 一种新兴的治疗策略。它是一种低剂量、段间隙、频率密集的化疗方案，与传统的"最大耐受量"方法相反，节拍化疗使用生物学上最低有效剂量。它的抗肿瘤活性不是直接的细胞毒作用，而是主要通过调节肿瘤微环境，抑制肿瘤血管生成和增强抗肿瘤免疫应答。研究较多的药物有长春瑞滨和卡培他滨，多项研究显示，节拍化疗在晚期乳腺癌治疗中发挥了积极的治疗作用，并保持较低的治疗毒性。鉴于其安全性，节拍化疗可用于化疗耐受性较差的患者，如老年人、全身状况较差者。节拍化疗也被用于常规化疗后的维持治疗。通过维持性的节拍化疗，可能实现长期的系统性治疗。虽然现有的研究显示，节拍化疗可能成为晚期乳腺癌，尤其是 HR + HER-，非常重要的治疗手段，但在正式纳入治疗指南前，尚需更多的数据。

三、转移性乳腺癌靶向治疗

HER-2 阳性乳腺癌经历了高度侵袭性乳腺癌到具有明确靶标可治疗乳腺癌亚型的变

化，得益于HER-2靶向药物曲妥珠单抗的发展，事实上，HER-2单克隆抗体曲妥珠单抗改变了我们对HER-2阳性乳腺癌的认识。虽然HER-2阳性乳腺癌具有增殖速度快、侵袭性强的特点，但HER-2阳性乳腺癌是一种具有高效治疗选择的亚型。

曲妥珠单抗是一种针对HER-2受体胞外结构域的人源化单克隆抗体，已证明其与单药化疗联合时可显著改善OS。除曲妥珠单抗外，帕妥珠单抗是针对HER-2受体的HER-2/HER-3二聚化结构域的单克隆抗体，最近已被批准与多西他赛和曲妥珠单抗联合的HER-2阳性乳腺癌的一线治疗，该联合治疗后患者总生存可达56.5个月，因此，该方案被认为是目前HER-2阳性转移性乳腺癌患者的一线标准化疗方案。

TDM-1是细胞毒性药物DM-1和曲妥珠单抗的高效抗体药物偶联物（ADC）。在ADC内化之后，细胞毒素剂被释放，并且可以从细胞内部靶向作用于肿瘤细胞。EMILIA研究显示，与卡培他滨加拉帕替尼相比，TDM-1显著提高PFS和OS率（OS分别为30.9和25.1个月）[5]。因此，TDM-1被批准用于HER-2阳性转移性乳腺癌患者的二线治疗方案，或者曲妥珠单抗为基础治疗后快速进展（<6个月）患者的一线治疗。

除作用于HER-2的抗体，HER-2信号通道也可通过作用于HER-2的小分子阻断。其中，拉帕替尼（针对HER1／EGFR和HER2）是第一个用于HER-2阳性乳腺癌的小分子药物，也是第二个HER-2靶向药物。随机研究显示，培他滨联合拉帕替尼较卡培他滨单独使用具有更好的PFS。鉴于此研究结果，拉帕替尼联合卡培他滨推荐用于HER-2阳性晚期乳腺癌。然而，随着帕妥珠单抗T-DM1的发展，拉帕替尼的作用被减轻，因为两种药物均被证明可以产生OS获益。因此，拉帕替尼在很大程度上被认为是HER-2阳性疾病的晚期治疗选择。

四、放疗

在转移性乳腺癌的治疗中，放疗作为一种重要的姑息性治疗手段，发挥着积极的作用。如前所述，骨是乳腺癌最常见的转移部位，而且其自然病程较长（可长达48个月以上）。因此，在患者有限的生命内，如何最大限度地减轻其痛苦，有着重要的现实意义。虽然药物治疗对骨转移有一定的疗效，但放疗对缓解骨痛有特效，其机制可能与肿瘤退缩后，骨膜张力减低有关。据报道，放疗对骨痛的总有效率可达70%～90%，其中50%～60%的患者可以完全缓解。全身多发性骨转移的患者需行半身放疗，其中位缓解时间为15周。核素内照射对此群患者也有较好的疗效，其有效率不低于80%[6]。若怀疑患者有病理性骨折，则应先行手术治疗，然后再考虑放疗，因为放疗会影响骨骼的愈合能力。乳腺癌转移到脑虽不常见，但结局往往是致命的。放疗对脑转移灶的控制有良好的效果。伴有临床脑转移症状的患者一经确诊，即应予以皮质激素对症治疗，然后行颅脑照射。Borgelt等报道，全颅照射对脑转移的有效率为60%，中位生存时间是5个月；而未接受治疗的患者，其中位生存时间只有4～6周。对仅有孤立性脑转移灶的患者，可先行手术治疗，再予以放疗。术后放疗可以显著地减少局部复发（从85%减至21%），延长患者的生存时间（从11.5个月增至21个月）[7]。三维立体定向放疗的临床应用使部分孤立性脑转移的患者免受手术之苦。虽然其疗效不及预想的好，但对于不能耐受手术的患者而言，这仍不失为一种较佳的选择。接受三维立体定向放疗的患者，其中位生存时间是9个月，较接受手术加放疗者短,但比不治疗或单纯放疗者长。肿瘤转移引起脊髓压迫是肿瘤的急症之一,通常表现为疼痛、感觉异常、运动障碍和括约肌功能失常。一般予以放疗即可,但出现下列情况,则应先行椎板切开减压,然后再行放疗:①患者先前接受过放疗;②脊髓压迫是由于椎体不稳定引起;③在放疗期间,由于病情进展而引起的脊髓压迫。放疗的疗效取决于治疗的早晚,尤其是运动功能的恢复。Hill 等报道,治疗时患者若已丧失运动能力,则仅有 45% 的患者可望经治疗而得以恢复。若患者尚有运动能力,则 96% 的患者在治疗后仍然可以具有运动功能。研究发现,患者能否恢复运动功能,是其总体生存率的预测指标。可恢复者,其 1 年生存率是 66%;未能恢复者,其 1 年生存率只有 10%[8]。

五、手术治疗

虽然适合手术治疗的转移性乳腺癌患者相当有限,但是在某些情况下,予以手术治疗,确实可以改善患者的生活质量,延长其生存时间。肺楔形切除术主要适用于仅有孤立性肺转移又能耐受开胸手术的患者。Staaren 等报道,对此群患者仅予以药物治疗,其平均生存时间是 33 个月,而予以肺楔形切除,其平均生存时间可达 55 个月[9]。但绝大多数患者在出现肺转移时,肿瘤多已全身转移,不适合手术。脑转移的经典治疗模式是放疗加化疗,但 Sloan-Kettering 癌症研究中心公布的资料显示,对仅有孤立性脑转移的患者而言,手术治疗的疗效更好。其 1 年、2 年、3 年、5 年的生存率分别为 53%、25.7%、18.6% 和 7%,Patchell 等也有类似的报道[10]。肝转移的手术治疗尚有争议。多数学者主张手术治疗仅适用于那些只有孤立性肝转移,病灶又得到良好控制的患者。有报道显示,此类患者手术后的 5 年生存率可达 60%。手术去势虽为手术治疗的一种,但实质上应属内分泌治疗。目前,由于各种内分泌治疗药物的开发和应用,除卵巢切除术外,其他内分泌腺切除的术式已基本废弃,在此不再赘述。

第四节 局部复发和特殊部位转移癌的治疗

一、局部复发的治疗

局部复发通常是乳腺癌治疗失败的第一征象,其发生率为 5%~30%,且多出现在初次治疗后的 2 年以内。从广义上而言,乳腺癌的局部复发包括术区的胸壁复发和同侧区域淋巴结的复发。其治疗方式的选择取决于患者局部复发的种类和程度。对于接受根治性手术的乳腺癌患者,其局部复发灶多位于切口瘢痕处,表现为无痛性结节或肿块。有研究显示,15%~67% 的患者在出现局部复发时,并未发现有远处转移的征象,故对于此类患者应予以积极的治疗。

(一)手术治疗

回顾性研究的结果证实了单纯手术治疗的价值。Curico 等报道,局部复发的患者在接受全胸壁切除术后,其 5 年生存率高达 43%[11]。荷兰的资料也显示出全胸壁切除在治疗局部复发上的可行性。但这两篇报道的研究对象均是经过选择的患者,其局部复发出现在初次治疗后 3 年以上,病灶较小,且为孤立性病变。因此,以上结论尚待进一步研究证实。腋窝淋巴结清扫不仅可以提供患者的预后资料，指导术后治疗，而且可以起到良好的局部控制作用。但在临床上，孤立的腋窝或胸肌间淋巴结复发并不少见。首选的治疗方式就是切除这些复发的淋巴结。如果先前腋窝清扫不彻底，则应当重新予以清扫。

（二）放疗

在局部复发的治疗中，放疗远较手术治疗常用。一般文献报道，单独运用放疗的完全缓解率是 60%~70%，患者的 5 年生存率是 20%~40%。而在放疗时，重要的是要对全胸壁及区域淋巴结予以照射；否则，小野照射的失败率很高。有报道显示，仅行小野照射时，其再次复发率可高达 16%；反之，只有 6% 的复发率。但是，放疗引起的上肢水肿会严重地影响患者的生活质量，这一直是学者们最为担心的。多数研究结果显示，即使是在放疗剂量高达 60Gy 或更多时，上肢水肿的发生率也不到 11%。因此，对比复发本身所致的危害性，这种危险还是可以接受的。此外，二次放疗可行性的研究也有进展。有报道显示，在既往放疗过的患者中，若采用电子线和局部加热联合治疗局部复发，41% 的患者可获得完全缓解。

（三）全身治疗

部分学者认为，局部复发极少是一种独立的事件，往往是远处转移的先兆（平均 14.6 个月后便会出现远处转移）。因此，在进行局部治疗的同时，应当予以全身治疗。但一项前瞻性随机临床试验的结果显示，他莫昔芬可以显著地提高患者的 5 年无瘤生存率，但在试验至 8~9 年以后，这种差异完全消失。回顾性研究的结果也表明，全身治疗对大多数局部复发的患者无益。有关是否应联合运用全身治疗的争论，还有待更多的研究。

（四）保乳治疗后局部复发的治疗

对于行保乳治疗的患者，其局部复发既可以是原发肿瘤部位或邻近部位真正的复发，也可以是第二原发，尤其当病灶位于乳腺的其他象限时，故其治疗方式与先前讨论的治疗方式完全不同。当前，保乳患者复发的首选治疗方式是补救性切除加一期乳房重建。Fowble 报道，此群患者在施行乳房切除术后，其 5 年生存率达 84%。Kurtz 等也有类似报道。虽然，目前已清楚乳腺内局部复发的患者发生转移扩散的可能性较大，但这些患者是否应当再进行化疗，尚有待前瞻性研究的解决。此外，肿块切除、局部放疗等治疗方式尚有争论[12]。

二、脑转移的治疗

乳腺癌转移至脑并不常见，与其他颅内占位性病变有相似的临床表现，如头痛、局部软弱、认知或情绪紊乱等。但其诊断不能单凭临床表现，因为许多颅内病变或药物都会产生相似的体征和症状。即使患者有癌症病史，也应慎重，以避免误治而产生严重的后果。

（一）诊断

CT、MRI 等影像学检查不仅有助于明确诊断，而且还能定出病灶的部位和大小，为治疗提供重要依据。典型的脑实质转移灶呈球状，周围伴有组织水肿，位于灰白质交界处。脑血管造影则能提供病灶与正常组织的血管情况。腰椎穿刺则对鉴别炎症和脑脊液中有无肿瘤细胞浸润有诊断价值，但伴有颅内高压者慎用。

（二）治疗

虽然 20 世纪 60 年代就有治疗脑转移的报道，但迄今治疗方法变化有限，疗效仍不尽如人意。其治疗的主要目标是最大限度地保持患者的神经功能，提高患者的生活质量。对单个病灶宜先手术后放疗，有颅内高压症状的患者应予以对症治疗。一般认为，未做正规治疗的患者，其中位生存期是 1~2 个月，激素治疗者为 2.5 个月，放疗者为 3~6 个月，综合治疗者可达 6 个月以上。有关脑转移的放疗和手术治疗前面已述及，此处不再重复。过去认为脑有血脑屏障作用，化疗药物很难进入脑组织。但近年也注意到，脑转移灶的微循环和正常的血脑屏障不同，其血管不够成熟，毛细血管含有有孔的膜，内皮连接处有缝隙，这些特征性的变化使得学者们又开始重新评价化疗在脑转移治疗中的价值。Cocconi 等报道，用 VP-16 和 DDP 治疗 22 例乳腺癌脑转移的患者，总有效率达 55%[13]。Rosner 等则按 CFP 方案对 100 例未用过化疗的乳腺癌脑转移患者进行治疗，10 例获得完全缓解，40 例获得部分缓解[14]。随着手术、放疗和化疗的进展，多数资料显示，综合运用现有的治疗措施，不仅可以提高疗效，而且可以减少各种治疗手段的毒副作用，改善患者的生活质量。

三、肺转移的治疗

15%~20% 的乳腺癌患者可发生肺转移，但其中 85%~95% 的患者初起并无症状。当病变广泛或侵犯肺实质时，则可表现为呼吸不畅和咯血。胸膜下的转移灶会发生气胸、胸水等症状。胸痛常提示有胸膜受侵的可能。

（一）诊断

胸部 X 线检查是明确肿瘤肺转移与否的基本手段之一。CT、MRI 和 PET 则有助于发现肺内较小的病灶。其 X 线表现主要为边界不清的结节或球状病灶，边缘多呈分叶状，不规则，有毛刺。病理不明又无手术指征的患者，可考虑行经皮肺穿刺，以明确诊断。

（二）治疗

如前所述，对原发灶得到良好控制，肺外其他部位无转移，肺内转移灶可以被完全切除的患者，只要没有开胸手术禁忌证，皆可考虑手术治疗。手术方式以肺的楔形切除为主。有报道此群患者术后的 5 年生存率达 27%~50%。但对于肺内转移灶复发后再切除，在延长患者，生存期方面的作用尚有疑问。此外，随着电视胸腔镜和内镜手术器械的发展，微创手术得以运用于临床，这使得患者在接受积极治疗的同时，尚能较好地保全或提高生活质量。对于肺部有多个转移灶、一般情况较好的患者，除作全身化疗外，肺部还可予以放疗。由于肺部对射线耐受性较差，故放疗以姑息性治疗为主，而且治疗中应尽力保护正常的肺组织，放射野能小就小，照射剂量不宜过高。中等剂量照射不仅能控制病灶的发展，而且必要时还留有再次治疗的机会。因此，中等剂量照射比高剂量照射更能取得令人满意的疗效。

四、肝转移的治疗

乳腺癌肝转移的发生率约为 10%，但其预后较差，中位生存期不超过 6 个月。患者多伴有肝功能损害的表现，肿瘤的激素受体也多为阴性。

(一) 诊断

超声、CT、MRI 和血管造影不仅有助于明确诊断，而且有助于诊断转移灶的部位、广泛程度和拟定正确的治疗方案。肝功能的损害状况通常可以通过检测肝酶的变化来判断。

(二) 治疗

肝转移的患者对蒽环类药物为主的化疗方案较为敏感，其有效率可达 33%。表柔比星的临床应用，使得即使是肝功能欠佳的患者也可施行化疗。尽管药物用量相对较小、间歇期相对较短，但患者有较好的耐受性，其有效率高达 30%。同前所述，肝转移的手术治疗尚有争议，主要适用于那些只有孤立性肝转移灶的患者，其术后 5 年生存率可达 60%。放疗可以缩小肿瘤、解除压迫、消退黄疸、减轻疼痛，是除手术以外的另一种有效的局部治疗手段。肝脏对射线耐受性较差，高剂量的放疗，易引起放射性肝炎，但近年兴起的三维适行放疗很好地解决了这一难题。

五、骨转移的治疗

70% 的转移性乳腺癌患者或早或迟都会发生骨转移，脊椎、肋骨、骨盆和颅骨是常见的受累部位。骨转移通常表现为骨痛和骨质脆弱。其中，约 15% 的患者会发生病理性骨折而产生剧痛，失去活动能力，甚至缩短生存期。此外，脊柱转移还可引起脊髓压迫症状，甚至截瘫。由于骨质破坏、溶解，30% 的患者尚有高钙血症的表现。

(一) 诊断

相当部分的骨转移患者可以通过骨骼 X 线摄片来明确诊断。其 X 线表现主要呈溶骨性变化。放射性核素骨扫描对诊断和治疗骨转移也十分有用。CT、MRI 主要用于对可疑病灶的多层面检查。

(二) 治疗

骨转移的治疗主要在于抑制骨质破坏，缓解骨痛，防止并发症。前文已就放疗、双膦酸盐、内分泌治疗在骨转移治疗中的作用分别做了阐述。此处仅就手术在骨转移治疗中的作用作一简单评述。手术治疗的作用在于加固坏骨，避免病理性骨折。对于骨骼破坏达其直径 50% 以上的患者，或接受放疗后仍有骨痛并持续超过 1 个月的患者，皆需手术治疗。此外，一旦发生病理性骨折，常规的治疗和止痛往往无效，这时也需手术治疗。资料显示，有病理性骨折的患者在接受合适的手术治疗后，其中位生存时间可达 24.6 个月，生活质量也得到显著改善。

六、结语

转移性乳腺癌为不可治愈的疾病，以全身治疗为主，主要包括化疗、内分泌治疗及靶向治疗，手术及放疗在特定患者中有一定作用。基于乳腺癌不同的亚型，这些药物可单独使用或联合使用。乳腺癌分子分型的明确是十分必要的，因此，尽可能地完善复发或转移病灶的活检。新的治疗方式，如 PI3K/mTOR 抑制剂、CDK4/6 抑制剂的出现，将为晚期乳腺癌的治疗提供新的武器。

◎ 参考文献

[1] Cornelia Liedtke, Hans-Christian Kolberg. Systemic therapy of advanced/metastatic breast cancer current evidence and future concepts [J]. Breast Care, 2016, 11: 275-281.

[2] Miglietta F, Dieci M V, Griguolo G, et al. Chemotherapy for advanced HER2-negative breast cancer: can one algorithm fit all? [J]. Cancer Treatment Reviews Cancer Treatment Reviews, 2017.

[3] Marina Elena Cazzaniga, Maria Rita Dionisio, Francesca Riva. Metronomic chemotherapy for advanced breast cancer patients [J]. Cancer Letters Volume, 2017: 252-258.

[4] Elisabetta Munzone, Marco Colleoni. Clinical overview of metronomic chemotherapy in breast cancer [J]. Nature Reviews Clinical Oncology, 2015: 631-644.

[5] Joanna Huszno, Elzbieta Nowara. Current therapeutic strategies of anti-HER2_treatment in advanced breast cancer patients [J]. Contemp Oncol (Pozn), 2016, 20 (1): 1-7.

[6] Paule Augereau, Anne Patsouris, Emmanuelle Bourbouloux et al. Hormonoresistance in advanced breast cancer: a new revolution in endocrine therapy [J]. Ther Adv Med, 2017, 9 (5): 335-346.

[7] Christian Maurer, Samuel Martel, Dimitrios Zardavas, et al. New agents for endocrine resistance in breast cancer [J]. The Breast, 2017, 34: 1-11.

[8] Freedman R A, Tolaney S M. Efficacy and safety in older patient subsets in studies of endocrine monotherapy versus combination therapy in patients with HR +/HER2-advanced breast cancer: a review [J]. Breast Cancer Res Treat, 2018, 167: 607.

[9] Andersson Y, Bergkvist L, Frisell J, et al. Long-term breast cancer survival in relation to the metastatic tumor burden in axillary lymph nodes [J]. Breast Cancer Research & Treatment, 2018, 28 (17): 1-11.

[10] Javier Cortés, Seock-AhIm. The next era of treatment for hormone receptor-positive, HER2-negative advanced breast cancer: Triplet combination-based endocrine therapies [J]. Cancer Treatment Reviews, 2017: 53-60.

[11] Iben Kümler, Ann S Knoop, Christina A R, et al. Review of hormone-based treatments in postmenopausal patients with advanced breast cancer focusing on aromatase inhibitors and fulvestrant [J]. ESMO Open Aug 2016, 1 (4): e000062.

[12] Andersson Y, Bergkvist L, Frisell J, et al. Long-term breast cancer survival in relation to the metastatic tumor burden in axillary lymph nodes [J]. Breast Cancer Research & Treatment, 2018, 28 (17): 1-11.

[13] Giordano S H, Elias A D, Gradishar W J. NCCN guidelines updates: breast cancer [J]. J Natl Compr Canc Netw, 2018, 16 (5S): 605-610.

[14] Rice M S, Bertrand K A, Vanderweele T J, et al. Mammographic density and breast cancer risk: a mediation analysis [J]. Breast Cancer Research, 2016, 18 (1): 94.

第十三章 乳腺癌康复治疗

第一节 乳腺癌患者的肢体康复

一、康复锻炼的意义

乳腺癌术后经会发生患侧上肢功能障碍，主要表现为上肢淋巴水肿、肩关节运动幅度受限、肌力低下、运动后迅速出现疲劳及精细运动功能障碍等。不同的乳腺癌手术方式会给乳腺癌上肢功能障碍带来不同的影响，主要都源于腋窝淋巴结的清扫所导致的腋下至上臂内侧淋巴管的损伤。由于淋巴管不可避免地被破坏，淋巴引流不畅，从而导致了上肢的淋巴水肿；而腋窝长期积液、轻度感染，会使残留淋巴管进一步被破坏，如果反复感染，甚至会造成锁骨下或腋静脉阻塞，导致重度水肿的发生。上肢的淋巴水肿会影响上肢的活动，使肩关节的活动受限。同时，肩关节活动受限所导致的上肢活动减少，又会增加上肢淋巴水肿的危险性，两者形成恶性循环。当然，手术后伤口愈合不良以及肌肉挛缩，使功能锻炼不能正常进行，或患者不敢进行上肢锻炼，都会影响上肢功能的恢复，导致肩关节不同程度的活动受限。乳腺癌术后进行功能锻炼，其意义就在于功能锻炼可以降低淋巴水肿的发生率，促进肩关节活动度的增加[1]。

二、乳腺癌术后功能锻炼的时机

目前，普遍观点认为，乳腺癌术后应尽早进行患肢功能锻炼。在腋下切口处疤痕组织尚未形成进行锻炼，可以防止腋窝周围疤痕挛缩、肌肉萎缩和关节强直，也避免了挛缩的疤痕组织压迫腋静脉，使腋静脉回流受阻减轻，同时患肢的活动促进了血液循环，增加了淋巴回流，减少了水肿的发生或促进水肿减轻，从而改善上肢的功能。研究认为，乳腺癌术后功能锻炼持续时间应在6个月以上，特别是前3个月尤为重要。如果术后不进行患肢功能锻炼，那么，由于瘢痕组织收缩，将影响肩关节的活动，在瘢痕组织处于较稳定状态后，即使再进行锻炼，其效果也不理想。

三、功能锻炼的三个阶段

功能锻炼分为早期功能锻炼（徒手锻炼）、器械锻炼、音乐康复操三个阶段。每日锻炼的顺序方法如下：

（一）早期功能锻炼

（1）术后1~3日：练习握拳、伸指、屈腕；

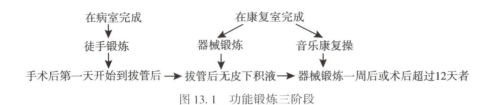

图 13.1 功能锻炼三阶段

(2) 术后 3~4 日：练习坐位屈肘运动；
(3) 术后 5~8 日：试着练习用患肢摸同侧耳、对侧肩；
(4) 术后 9~13 日：练习患侧上肢伸直、抬高、内收和屈伸，肩关节抬至平肩水平；
(5) 术后第 14 日左右（缝线拆除后）：练习肩关节，用健侧手帮助患侧手旋转颈后，由低头位练至抬头挺胸位，进而练习手越过头顶摸到对侧耳部；
(6) 爬墙练习，一般从术后 2 周左右开始：身体尽量贴近墙壁，患肢手掌贴墙，手指一步一步向上摸，直至感到疼痛不能耐受为止，练习最终要求患侧上肢轻松自如上举 180°。以肩关节为中心，做向前、向后的旋转运动，根据自己身体及伤口愈合情况，每天 4~6 次，每次 30 分钟左右。

(二) 器械锻炼

拔除引流管后，可借助器械逐步从指关节、肘关节、肩关节进行关节运动及肌肉力量的锻炼。

(1) 肩梯：练习爬墙运动；
(2) 滑轮吊环训练器：锻炼患肢肌肉肌力，双侧上肢的协调性；
(3) 前臂与腕关节运动器；
(4) 跑步机；
(5) 肩关节康复训练器；
(6) 前臂康复训练器；
(7) 肩关节回旋运动器：锻炼患肢肩关节的完全外展与功能恢复；
(8) 上肢协调功能锻炼器。

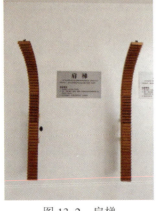

图 13.2 肩梯

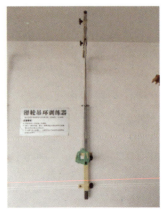

图 13.3 滑轮吊环训练器

第一节　乳腺癌患者的肢体康复

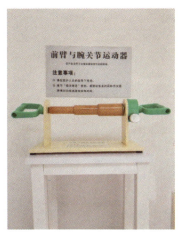

图 13.4　前臂与腕关节运动器

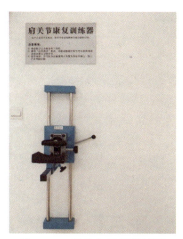

图 13.5　肩关节康复训练器

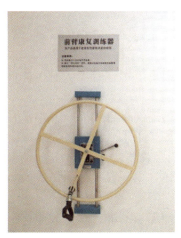

图 13.6　前臂康复训练器

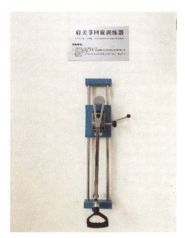

图 13.7　肩关节回旋训练器

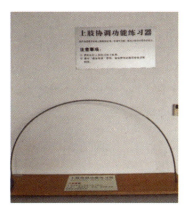

图 13.8　上肢协调功能练习器

(三) 康复操

在徒手运动、器械运动的基础上,指导患者系统地进行综合音乐的康复操锻炼,加强患肢各角度、全方位运动,锻炼协同肌,增强患肢功能,加速血液循环,促进淋巴回流。

(四) 运动原则及注意事项

(1) 循序渐进、从轻到重、由少到多、动作柔和、严防过激,避免做抢、甩、拽等生硬动作,以免引起患肢水肿或肌肉劳累损伤。患肢力量是逐步加强锻炼的,如果硬用力,势必刺激患肢而发生水肿;

(2) 术后早期康复锻炼对患肢恢复功能起决定性的作用,在保证伤口顺利愈合的同时,尽早进行康复锻炼,可预防或减轻患肢功能障碍的发生。

第二节 乳腺癌患者的继发性淋巴水肿

一、乳腺癌相关淋巴水肿

乳腺癌相关淋巴水肿 (Breast Cancer Related Lymphema, BCRL) 是目前乳腺癌最常见的继发性淋巴水肿[2]。乳腺癌根治术和放疗后发生的上肢淋巴水肿的患病总人数亦随之增加,据统计,上肢淋巴水种的发生率占乳腺癌根治手术治疗总人数的 10%~30%。每年上肢继发性淋巴水肿患者新增人数为 3 万~5 万人。

手术时,腋部淋巴的结摘除是导致林巴回流阻断的最直接原因,手术有时不可避免地切断了与淋巴结连接的输入和输出淋巴管,并且如果手术后患者还需要接受放射治疗,则水肿发生的概率和严重程度均会增加。因为,放射治疗时,放射线会破坏术后新生的毛细淋巴管,致使重建的淋巴循环再次遭到破坏,这样一来,双重创伤形成的局部瘢痕,阻碍了局部淋巴管的再生,从而导致手术区远端的淋巴回流受阻。早期受阻的淋巴管继发性扩张,致使管腔内和组织间的淋巴液滞留。继而晚期阻塞的淋巴管管腔会狭窄甚至闭塞。

水肿发生的时间有很大的差异性。有的患者在手术后即可出现水肿,但是大多数能自行消退。这主要是由于被手术切断的淋巴管得以再生,恢复了淋巴回流。而持续不退的水肿可以发生在乳腺癌根治手术后数月,数年甚至更长时间。继发性淋巴水肿有较长的"潜伏期",在此期间,患肢的淋巴循环可以通过代偿机制来维持组织外液的代谢平衡。通过询问病史,我们可以发现,有很大一部分患者在水肿发生前曾经有过患肢过度劳作(如长时间打麻将、拖地、切菜、洗衣、干农活等)、拎重物、长途旅行(未佩戴压力袖套)、皮肤损伤(蚊虫叮咬或刀割伤)后感染、静脉穿刺、反复测量血压等病史,这些不良因素可能会破坏淋巴系统的代偿机制,使得组织外液的代谢失去平衡,从而导致淋巴液在组织内滞留形成淋巴水肿。

早期的水肿多见于患肢手背,随着时间的推移,会逐渐向前臂和上臂蔓延。也有的水肿局限在上臂和腋窝周围。上肢水肿的严重程度和范围取决于患者本身腋窝淋巴结的数量及上肢淋巴束的解剖结构、腋窝淋巴结清扫的数量、淋巴管损伤的范围、淋巴管再生的能力、伤口瘢痕状况以及术后是否早期规范功能锻炼等。为减少乳腺癌手术后淋巴水肿并发症的发生,近年来,外科医生在手术的方式上进行了改良,从过去的淋巴结清扫术改为有选择性地"前哨淋巴结"摘除手术,从而减少了淋巴结的切除数量,保留了未被肿瘤侵犯的淋巴结，最大限度地降低对肢体淋巴循环的损伤。一般来说，手术后合并会增加继发性淋巴水肿的风险，对5868例乳癌患者的研究发现，共1405例（24%）患者发生上肢的淋巴水肿，其中仅单侧乳癌根治手术不进行放射治疗的患者上肢水肿发生率为22.3%，乳癌根治手术结合放射治疗的患者水肿发生率为44.4%，改良根治术后不进行放射治疗的患者的水肿发生率为19%，改良根治本后进行放射治疗的患者水肿发生率为28.9%，说明放射治疗加重了对局部淋巴管损害，从增加发生淋巴水肿的风险[3]。选择性改良手术和选择性放射治疗可能是预防和减少乳癌治疗后继发性上肢淋巴水肿的重要措施。

二、临床表现和分期

淋巴水肿会导致病人上肢肿胀、疼痛、继发感染、日常活动受限、影响外观等，严重者甚至出现患肢功能的丧失，极个别严重淋巴水肿的患者甚至导致截肢，影响患者的生活质量。

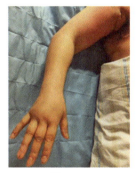

图 13.9

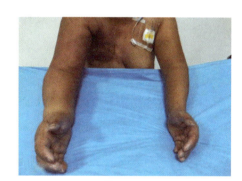

图 13.10

淋巴水肿是一种终身的慢性疾病，单侧水肿程度分级可按照临床体征分期，即按照水肿程度和纤维化程度进行分期[4]，分为四期：

Ⅰ期：此期又称可逆性淋巴水肿。特点是用手指按压水肿部位，会出现局部的凹陷。下午或傍晚水肿最明显，休息一夜后，肿胀大部或全部消退。

Ⅱ期：此期水肿已不会自行消退。由于结缔组织开始增生，水肿区组织质地不再柔软，凹陷性水肿渐渐消失，组织变硬。

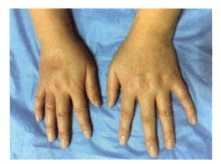

图 13.11　淋巴水肿Ⅰ期

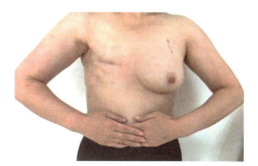

图 13.12　淋巴水肿Ⅱ期

Ⅲ期：肿胀肢体体积增加显著，组织由软变硬，纤维化明显。皮肤发生过度角化，生长乳突状瘤。

Ⅳ期：也称象皮肿，晚期下肢淋巴水肿的特征性表现，由于肢体异常增粗，皮肤增厚，角化，粗糙呈大象腿样改变，尤以远端肢体更加明显。由于患肢体积异常增大，沉重，以及外形的明显畸形，影响患者的日常行动和生活及工作。

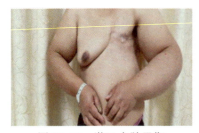
图 13.13　淋巴水肿Ⅲ期

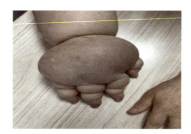
图 13.14　淋巴水肿Ⅲ期

单侧水肿程度分级还可通过测量患侧与健侧相比的体积增加量来进行分级（德国），共分为五级：

一级：轻度，达 25%；

二级：中度，达 50%；

三级：重度，达 100%；

四级：特重度，达 200%；

五级：极重度，超过 200%。

计算公式：$\left(\dfrac{\text{水肿侧周长的平方}}{\text{健康侧周长的平方}}-1\right)\times 100\% =$ 水肿体积百分比

手臂周长测试方法如下：

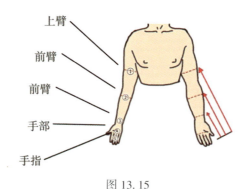
图 13.15

三、治疗

乳腺癌继发性淋巴水肿（BCRL）治疗方法分为两种：一种是外科手术治疗，治疗效果不理想,临床上应用比较少;另一种是保守治疗,后者临床上应用比较多。

综合消肿疗法(CDT)是国际上公认的、应用最广泛、最成熟、最有效的国际护理综合治疗方案[5],包含以下几个部分:徒手淋巴引流(MLD)、水肿抓握技术、加压治疗、运动锻炼及细致皮肤护理。适用于淋巴水肿任何时期。但也有缺点,如耗时多、周期长、作用效果难以持久。

淋巴水肿在国内没有公认的成熟治疗方法,治疗多集中在中医治疗方面,其方法因不同研究者根据辨证论治的侧重点不同,形成了不同的疗法。主要有:中药内服(补气活血利水法、温阳利水法、疏肝健脾利水法、清热解毒利湿法)、中医外治(中药外敷法、中药熏洗法、针灸疗法)。缺点是见效慢。

不论是国际方法,还是从中医学的角度,都有优缺点。针对患者的个体差异,我们可以采取多学科联合方式,将综合消肿疗法与中药内服相结合,通过内外合治,研究是否能更好、更快地消除淋巴水肿,减轻患者的痛苦[6]。

(一)综合消肿疗法

综合消肿疗法(complete decongestive therapy,CDT)也称水肿物理疗法(physical edema therapy,PET)或物理消肿疗法(physical decongestion therapy,PDT),由三个元素组成:手法淋巴引流、水肿抓握技术、压力治疗。

1. 手法淋巴引流技术

手法淋巴引流技术是为了增加或促进淋巴液和组织间液的回流。手法引流是遵循淋巴系统的解剖和生理通路来实施的。

(1)手法淋巴引流的作用:

①促进间质液通过淋巴门进入空的毛细淋巴管;

②促进饱满的毛细淋巴管中的淋巴液进入前集合管;

③加快淋巴瓣膜间隔收缩频率,MLD 之后 2~3 小时淋巴流动速度都会加快;

④促进淋巴分水线处的皮肤毛细淋巴管网淋巴管吻合;

⑤使间质蛋白进入毛细淋巴管;

⑥加速淋巴在淋巴结的通过速度,并增加毛细血管对淋巴液的再吸收。

(2)手法淋巴引流的禁忌证:

①水肿区域血栓形成;

②水肿区域的急性炎症;

③水肿区域的急性湿疹;

④单独局部复发;

⑤失代偿失调性心功能不全(用绷带很危险);

⑥妊娠及腹痛时不可进行腹部深层引流。

(3)手法淋巴引流的方法:单侧乳房切除术及淋巴结摘除后的臂部淋巴水肿手法引流:简短的颈前治疗、健侧胸部治疗、患侧胸部治疗、手臂治疗、简短的颈后治疗、健侧背部治疗、患侧背部治疗、肩带治疗(合并肩部僵硬时使用)。

双侧乳房切除术及淋巴结摘除后的臂部淋巴水肿手法引流:简单的颈前治疗、腹部治疗、略加调整的胸部治疗、臂部治疗、简短的颈后治疗、略加调整的背部治疗、上臂治疗。

1）臂部治疗：

①轻抚；

②沿"奔驰星"三条线使用静止圆手法；

③上臂使用铲形手法至终池上臂使用交叉手法；

④尺淋巴结使用静止圆手法；

⑤通过肘部沿尺淋巴结方向引流"长拇指"；

⑥通过肘部沿尺淋巴结方向使用静止圆引流；

⑦从远心端到近心端，在肘关节部位使用拇指画圆，沿多条线进行引流；

⑧前臂沿两条线使用铲形手法；

⑨前臂沿两条线使用交叉手法；

⑩从远心端到近心端，在肘关节部位沿多条线使用拇指画圆；

⑪腕管治疗，四次重复，从近心端到远心端采用拇指画圆，手掌处沿多条线路使用拇指画圆；

⑫手背处沿多条线路使用拇指画圆；

⑬手指治疗：各沿两条线使用铲形手法；

⑭轻抚。

2）胸部治疗：

①轻抚；

②腋窝淋巴结使用静止圆手法，三次重复；

③翼侧向腋窝淋巴结方向使用交叉手法；

④通过胸部组织沿腋窝淋巴结方向使用交叉手法；

⑤L抓握；路德维希；旋转手法，沿着横向分水线，侧翼向腋窝淋巴结方向使用交叉手法；

⑥胸骨旁区域使用静止圆手法；

⑦肋间区域使用静止圆手法，注意分水线部位；胸骨附近肋间区域沿胸骨旁淋巴结方向；胸骨远处ICR沿椎骨旁淋巴结方向引流；

⑧轻抚。

3）腹部治疗：

①用指腹用两种方式进行轻抚；

②向腹股沟淋巴结用静止圆进行引流；

③使用旋转或者交叉手法向腹股沟淋巴结方向对腹部皮肤淋巴管进行治疗；

④对腹部皮肤淋巴管朝向乳糜池进行治疗；

⑤静止圆手法，多次重复；

⑥椭圆；

⑦髂淋巴结使用静止圆手法；

⑧深部腹部引流；多次对椎骨旁淋巴结进行引流；

⑨配合呼吸进行轻抚。

4)肩部治疗:

①治疗师站在病人头部旁边;

②肩带旋转;

③同时对肩胛骨边缘进行引流;

④治疗师站在病人面前;

⑤肩带旋转,对肩胛骨边缘通过手背进行引流;同时手在盂肱关节中轻微外展,通过位于胸部和上臂之间的手部,一只手进行肩带旋转,同时另一只手对肩胛骨边缘进行引流;

⑥肩带旋转,同时对肩胛骨边缘进行引流;使用铲形手法对冈上肌/冈下肌沿腋窝淋巴结方向引流;

⑦肩带旋转,侧翼区域进行引流;患者的手臂放置在治疗师的手臂上;铲形手法向腋窝方向对侧翼区域进行引流。

5)简短的颈部治疗:

①轻抚

②锁骨链和斜方肌边缘使用静止圆手法;

③颈神淋巴结-终池使用静止圆手法;

④终池使用静止圆手法。

6)简短的颈后治疗:

①轻抚;

②铲形手法,跨过斜方肌边缘;同时使用拇指花园至锁骨链;

③颈深淋巴结-终池使用静止圆手法;

④终池使用静止圆手法;

⑤轻抚。

7)背部治疗:

①轻抚;

②腋窝淋巴结使用静止圆手法进行引流;

③使用旋转手法,沿多条线路扇形展开,从脊椎部位向腋窝处引流;

④三角形区域治疗;

⑤使用拇指画圆的手法,从脊椎向肩胛骨中部边缘区域使用静止圆手法进行引流;

⑥在侧翼区域使用交叉手法向腋窝处引流,并随后对腋窝处进行治疗;

⑦在椎骨旁条形区域使用静止圆手法;

⑧胸骨间区域使用静止圆手法;

⑨在另一侧重复以上操作;

⑩轻抚。

2. 水肿抓握技术

水肿区域的淋巴管有时会膨胀并永久拉伸。这种情况导致淋巴管的瓣膜和壁膜功能不全,或由于周边淋巴管纤维化导致的淋巴管的运动减退/运动障碍,因此,必须通过分类间质组织来引流多余的水肿液。抓握技术因此应更慢、用力更大、重复次数更多。

（1）水肿抓握技术分为三大类：

①超滤置换抓握；

②水肿移位抓握：包括全手移位抓握、环绕移位抓握、拇指移位抓握；

③纤维化松解抓握：包括皮褶抓握和松解抓握。

（2）水肿抓握技术的作用：

①加速深部组织中间质液通过淋巴门进入空的毛细淋巴管；

②加速深部组织中饱满的毛细淋巴管中的淋巴液进入前集合淋巴管；

③加快深部组织中淋巴瓣膜间隔收缩频率，MLD 之后 2-3 小时淋巴流动速度都会加快；

④使深部组织中间质蛋白进入毛细淋巴管；

⑤使深部间质液向心流动；

⑥减少局部过滤；

⑦增加局部静脉毛细血管的再吸收。

3. 压力治疗

压力治疗，指采用特定材质制作特定尺寸的弹性绷带、弹性手套和弹性袜治疗外周淋巴水肿。压力治疗作为淋巴水肿治疗的重要手段之一，与外科治疗和物理治疗结合，具有很好的协同作用，是目前应用最广的治疗措施。不论采用何种治疗方式，压力治疗都是不可或缺的治疗措施，也是淋巴水肿的最基本的治疗方式。

（1）压力治疗的作用：

①加压增加了组织间隙压；

②减少了过滤；

③增加再吸收；

④通过肌肉活动增加淋巴管运动及静脉回流。

（2）加压包扎的材料：基本材料、垫层材料、纱布绷带、压力绷带、高密度泡沫垫

①基本材料（棉质筒状绷带、管状绷带）：在涂擦润肤剂后，使用棉质或棉-粘纤维质管状绷带包裹手臂，以保护皮肤并吸收汗液。使用时，将筒状绷带套入患侧手臂，测量所需长度后进行修剪，绷带的长度应足够长，以来回绕手部以及腋部。

②纱布绷带：为了减少或防止手指肿胀，使用宽 4~5cm 的网状弹性纱布绷带包扎手指，包扎时，应沿着每个指头的长度缠绕 4~5 层，始于关节远端止于关节近端。包扎时，应注意松紧适宜，手指末端要外露。

③垫层材料：常用衬垫为脱脂棉或泡沫棉衬垫，能够保护皮肤和组织，降低压力性损伤或加强局部压力，防止发炎和摩擦。使用时，从腕部开始，由远端至近端呈螺旋式包裹整个手臂，在肘关节处需重叠两到三层，以起到更好的垫层支撑作用。

④压力绷带（低延展性绷带）：是治疗肢体淋巴水肿的最佳材料。它的优点是在肢体运动和休息时都能持续地产生治疗所需的压力，即工作压力和静息压力。工作压力是指运动时，肌肉扩张和收缩（肌肉泵），绷带对抗肌肉扩张并将力作用于深部组织（如血管和淋巴系统）所产生的间歇性压力。静息压力是指休息时，肌肉放松，绷带的回复力作用于组织所产生的持久性压力。

目前有专门机构为淋巴水肿患者治疗所设计的专业成套产品,分为上肢和下肢套装。在使用时,要注意使用期限,不要随意剪切弹性绷带。为了延长其使用寿命,建议清洗时使用中性洗清剂,避免在阳光下暴晒。

在选择配套包扎材料时,应遵守以下 3 个基本原则:

能保护皮肤和组织,避免摩擦、组织坏死或皮肤状况恶化;

使用压力绷带前,应全面均衡绷带压力从而校正肢体变形;

能够为组织提供适当的支持,减少从远端至近端的压力梯度。

(3) 上肢多层低弹力绷带包扎系统包扎示意图如下:

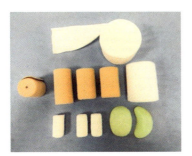

图 13.16　上肢压力绷带套装

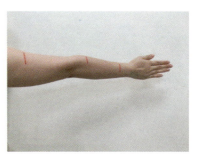

图 13.17　标记上肢周径测量点

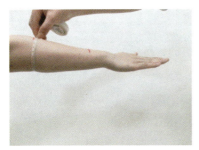

图 13.18　测量上肢周径

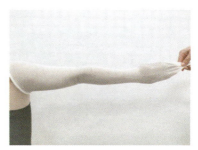

图 13.19　测量棉质筒状绷带长度并裁剪

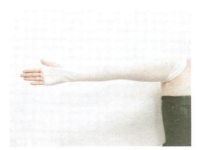

图 13.20　佩戴棉质筒状绷带

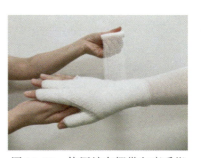

图 13.21　使用纱布绷带包裹手指

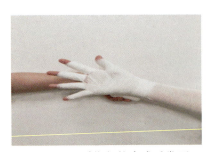
图 13.22　手指包扎完成后掌面

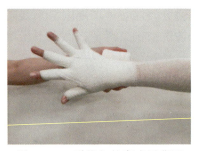
图 13.23　手指包扎完成后背面

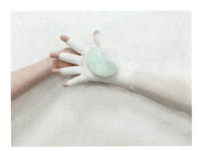
图 13.24　手掌侧大鱼际肌处放置衬垫

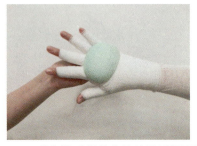
图 13.25　手背靠近指关节处放置椭圆形衬垫凸侧圆形衬垫平面侧，并固定

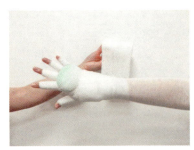
图 13.26　前臂、上臂使用脱脂棉质衬垫包扎

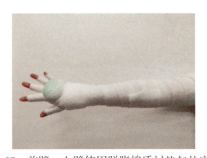
图 13.27　前臂、上臂使用脱脂棉质衬垫包扎完成后

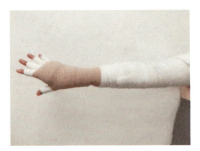
图 13.28　使用低弹性压力绷带包扎手部

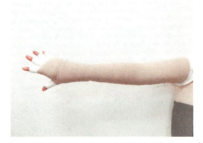
图 13.29　低弹性压力绷带包扎前臂、上臂第一层

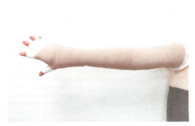

图 13.30　低弹性压力绷带包扎前臂、上臂第二层

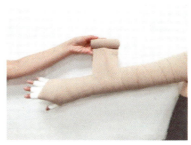

图 13.31　低弹性压力绷带包扎前臂、上臂第三层

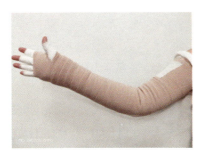

图 13.32　低弹性压力绷带包扎前臂、上臂完成后掌侧

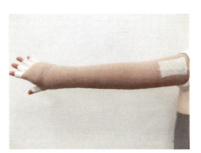

图 13.33　低弹性压力绷带包扎前臂、上臂完成后背侧

4. 压力手臂套

使用压力手臂套，是上肢淋巴水肿预防和治疗的重要手段之一。对于早期的淋巴水肿（水肿可自行消退的Ⅰ期水肿），使用压力手臂套是主要的治疗措施。对于中晚期的水肿，在经过手法引流、绷带加压包扎综合治疗后，使用压力手臂套是后续治疗和巩固治疗效果的必要措施，需终身采用。作为综合消肿治疗的重要部分之一，选择合适的压力袜和压力手套显得尤为重要。

（1）压力袜治疗淋巴水肿的原理：医疗压力带是循序减压式设计，在手腕部位给予设计压力等级值100%，顺着手臂向上逐渐递减，在前臂减到最大压力值的50%～80%，在上臂减到最大压力值的20%～0，这种独特的、有规律的外部压力递减变化设计，有效地使得血液保持脉动和循环的同时，使淋巴液不淤积在手臂，而回流到静脉系统，从而消除上肢的淋巴水肿[7]。

（2）压力袜的压力级别：

1级：18～21mmHg；

2级：22～33mmHg；

3级：34～46mmHg；

4级：>40mmHg。

一般来说，上肢淋巴水肿通常选用加压等级为2级压力的压力袜。

(3) 选择弹力袜的测量点：上肢周径测量点有三个：手腕横纹，前臂中点，上臂中点。

(4) 手臂套尺寸表：首先要按要求测量患肢的周径，然后根据测量的周径结果，对照手臂套尺寸表，选择小、中或大号手臂套。根据水肿的部位，选择不同类型的压力手套。

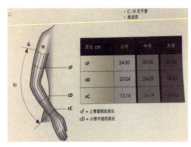

图 13.34　手臂套尺寸表

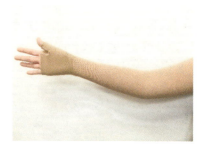

图 13.35　佩戴压力袖套

(5) 压力手套和压力袜的穿着和保养要点：

①在穿着时，最好使用橡皮手套，这样穿着更容易，还可以防止压力袜滑动和折断指甲；

②可水洗，水温低于40℃，不能干洗；

③可以使用中性洗涤剂或中性肥皂，不可用洗衣粉、柔顺剂；

④避免在阳光下暴晒。

(二) 间隙性空气波压力治疗

间隙性空气波压力治疗（intermittent pneumatic compression，IPC）仪器包括电动空气压力泵和可充气的套筒两个部分。套筒可以作间隙性的充气和排气。套筒一般有多个腔（3~12），工作时，逐个充气后，沿患肢的长轴向肢体根部起按压作用。

(1) 其原理是能够减少毛细血管的渗出。

(2) 适应证有严重淋巴水肿（淋巴水肿只有与手法引流结合时使用）、脂肪水肿、静脉水肿。

(3) 禁忌证有 IPC 导致疼痛、急性炎症或湿疹、急性血栓或静脉炎、心源性水肿、肾源性水肿、肢体末端局部复发。

(4) 治疗指导：使用间隙性空气波压力治疗淋巴水肿时，须先进行简短的手法引流。建议使用至少使用 3 个或 3 个以上的气囊袖套，根据患者的耐受力和对治疗的反应，来选择合适的压力。治疗时间为每次 30~60 分钟。

(三) 上肢淋巴水肿综合消肿治疗的功能锻炼

1. 功能锻炼的意义

功能锻炼是淋巴水肿综合治疗重要组成部分之一。在生理状况下，淋巴管主要以自主收缩输送淋巴液，肌肉收缩、呼吸运动以及动脉的波动都有助于淋巴液的输送。在病理状

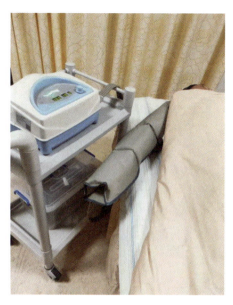

图 13.36 气压治疗

态下,淋巴管被切断循环通路受阻或者淋巴管收缩功能不佳,淋巴液在管腔内滞留,引起淋巴管扩张。虽然此时扩张的淋巴管的收缩频率会增加淋巴液的输送,但是此时单靠淋巴管自身的收缩,不足以完成受损淋巴系统的功能。因此,在采用规范弹性绷带包扎的情况下,应做适当的锻炼,弹性绷带所产生的作用会更加有效。

2. 功能锻炼方法

上肢淋巴水肿的功能锻炼可以在日常生活和工作的间隙进行,但是必须在穿戴压力手臂套或使用压力绷带包扎的情况下进行。如果不采用任何防护措施,则锻炼后有可能加重水肿。

(1) 呼吸运动:患者取站立位,将两手平置于肋弓下缘,感受胸廓起伏,鼻吸气,口呼气,吸气时胸廓扩张,呼气时胸廓恢复正常。重复 5 次。

(2) 肩背运动:双肩同时向上提,感觉要去碰耳朵,头颈要保持正直,稍停,重复做上下提压,两臂自然下垂,双肩以肩关节为轴,由前向后做环绕动作。重复 5 次。

(3) 拳掌练习:两手伸直抬高与躯干成 90°,两手紧握拳,拇指在外,稍停,五指充分用力张开,掌心向上。重复 5~10 次。

(4) 直臂抬高:双手自然下垂,双手向上举起,掌心向内,握拳,稍停顿,松拳,还原。重复 5~10 次。

(5) 屈肘运动:双手自然下垂,肘关节做屈曲运动,屈曲时握拳,稍停顿,伸肘时松拳,还原。重复 5~10 次。

(6) 肩肘关节运动:双手自然下垂,两臂伸直抬高与肩关节平齐,掌心向上,屈肘时握拳,稍停顿,伸肘时松拳,还原。重复 5~10 次。

(7) 直臂上举：双手自然下垂，肩关节平举，掌心向上，双手向上举做对掌动作，放松，还原。重复5~10次。

(8) 患肢主动运动：双手自然下垂，患侧上肢摸对侧肩。重复5~10次。

(9) 肩关节运动：双手自然下垂，双手平举，指尖摸向肩峰，肩关节环绕做顺时针运动，再做逆时针运动，手平举，放松。重复5~10次。

(10) 扩胸抗阻运动：肩关节前屈，借助弹力带做抗阻运动，持续2秒钟，还原。重复5~10次。

【典型案例】：患者黄某某，性别：女；年龄：56岁。2013年在某医院行左乳癌改良根治术，6/20枚淋巴结转移，行6周期化疗，30次放疗，自2014年1月开始出现左上肢水肿，水肿逐年加剧，且手指麻木，手肿大，左上肢功能丧失。于2018年10月8日来我院住院治疗，入院后评估患者淋巴水肿，临床分期为4期。给予综合消肿疗法治疗，治疗后第一天患者上臂功能开始恢复，效果显著，患者及家属满意。

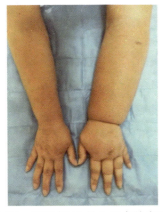
图13.37　2018年10月8日水肿未治疗前

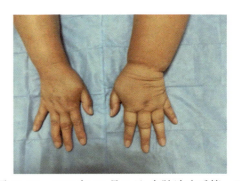
图13.38　2018年10月9日水肿治疗后第一天

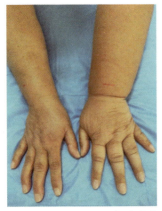
图13.39　2018年10月10日水肿治疗后第二天

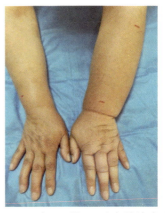
图13.40　2018年10月11日水肿治疗后第三天

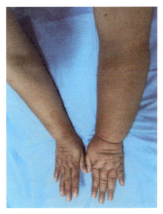

图 13.41　2018 年 10 月 14 日水肿治疗第五天

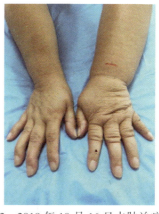

图 13.42　2018 年 10 月 16 日水肿治疗第七天

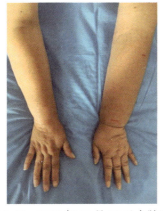

图 13.43　2018 年 10 月 22 日水肿治疗第二周

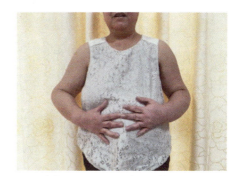

图 13.44　2018 年 12 月 29 日

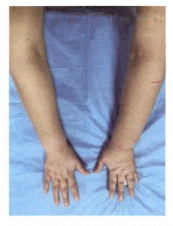

图 13.45　2019 年 1 月 9 日水肿治疗后

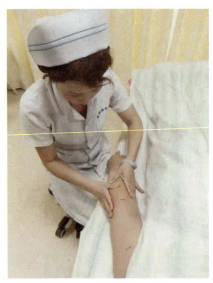 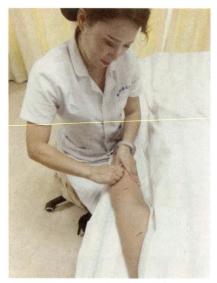

图 13.46 徒手淋巴引流　　图 13.47 水肿抓握技术

四、上肢淋巴水肿的预防措施

预防主要针对群体为乳腺癌根治术后的患者,也包括其他恶性肿瘤、非恶性肿瘤,如副乳切除手术后的患者。

(1) 不可忽视上肢或胸部水肿轻微的加重,及时报告上肢的水肿;
(2) 不在患肢抽血和注射,应佩戴淋巴水肿标识物;
(3) 避免患肢测量血压,如果双侧上肢淋巴水肿,应在下肢监测;
(4) 保持患肢皮肤清洁干燥,注意皱褶和手指间隙,洗浴后擦润肤霜;
(5) 避免做增加患肢阻力的剧烈重复运动,如擦洗或推拉;
(6) 不提过重的物体(15 磅/6.8 公斤以上);
(7) 在健侧背包;
(8) 不戴过紧的项链和弹力手镯;
(9) 淋浴或洗碗盘时,避免温度变化过大,避免桑拿或热浴,使用防晒产品;
(10) 避免患肢损伤,如割伤、灼伤、运动伤、昆虫咬伤、抓伤等;做家务或种花草时戴手套;修剪指甲时避免任何损伤;
(11) 避免患肢过分疲劳,当患肢感到疼痛时要休息,抬高患肢;
(12) 建议进行适量的运动,如散步、游泳、有氧健身、骑自行车、做健身操或瑜伽;
(13) 欧美医生建议,患者术后可以佩戴压力袖套和手套,量身体制的袖套和手套效果会更好。可以起到很好的预防作用,减少上肢淋巴水肿的风险;
(14) 淋巴水肿的患者乘飞机时应佩戴弹力袖套,远距离飞行时还要加用弹力绷带,增加液体摄入;

（15）戴轻重量的义乳或者贴身型的义乳，有助于减少淋巴水肿的概率，选择没有钢托的文胸，有助于淋巴液回流；

（16）使用电动剃须刀除去腋毛；

（17）出现任何感染症状，如皮疹、瘙痒发红、疼痛、皮温增高或发热时，要及时报告；

（18）保持理想的体重，进低盐高蛋白易消化的饮食，避免吸烟、饮酒。

第三节　乳腺癌患者的心理康复

一、乳腺癌患者的心理问题现状

乳腺癌是女性最常见的恶性肿瘤之一，它对女性的影响并不仅限于躯体生理功能方面，还包括术后身体形象完整性破坏的心理压力[7]。许多乳腺癌患者在患病后饱受身心理问题的困扰，贯穿于疾病的治疗、诊断、康复的全过程[8]。早在1980年，就有学者指出乳腺癌引起的不良应激包括：抑郁、焦虑、愤怒等，同时乳腺癌本身及治疗过程造成的生活方式的改变，还可能出现失眠、食欲下降、无法集中精力等问题[9]。有研究数据表明，20%~30%的乳腺癌患者在确诊后，1年内都会表现出焦虑和抑郁的症状。这些症状在确诊后的1年内表现得最为明显，而且仍然有15%以上的患者在确诊后5年内仍然有着抑郁的症状和表现[10]。

在乳腺癌患者的照护过程中，我们不仅要为乳腺癌患者、家属和照护者提供高质量、系统化照护，而且在乳腺癌诊断、治疗、康复、随访和姑息性治疗等不同阶段，还应提供持续性专业服务。护理人员应该针对患者不同疾病状况、治疗阶段和个人需求，提供个体化心理支持，鼓励患者及家属参与自身的心理康复，减轻患者的心理痛苦，提高患者康复的依从性，使患者早日回归家庭和社会。

二、影响乳腺癌心理康复的因素

乳腺癌的心理康复的影响因素主要包括心理干预、社会支持系统、患者教育三方面内容。

三、干预措施

（一）心理干预

心理干预是乳腺癌综合干预的重要组成部分。心理干预是指在心理学理论指导下，按计划、有步骤地对患者心理活动、个性特征施加影响，从而帮助患者减轻精神压力，控制自身情绪，保持乐观心态，增强与疾病斗争的信心。对患者家属进行心理干预，可以克服家属的消极情绪，使其以主动平和的心态去关爱体贴患者。双向的心理干预不仅可以提高患者及其家属的生活质量，还可以促进患者康复，提高患者生存率。心理干预的形式可以分为个体心理干预和团体心理干预[11]。

（1）个体心理干预，是指医护人员与患者一对一进行的心理干预，对那些有明显心理创伤又注重隐私的患者尤为合适。个体心理干预经常由有资质的医护人员进行，常常在医患沟通室进行，与患者进行一对一的交流，倾听患者的担忧和焦虑，安抚患者的不良情绪。出院病人也可以拨打心理热线的形式进行心理辅导，不受地点的限制。个体心理干预在临床上应用广泛、效果较好，但缺点是耗时较长，病人的覆盖面有限。

（2）团体心理干预，是指为某一群体的共同目的、将多个当事人集中起来加以干预的心理干预方法。在团体心理干预过程中，凝聚力是一种有效的干预力量，互动、安全、接纳的团体氛围可以使患者畅快地分享体验、交流经验，正确认识疾病康复和心理适应过程，从而减轻对癌症的恐惧感、孤独感。在团体干预中，患者面对同样状况的群体，更容易宣泄不良情绪，得到群体成员之间的理解、鼓励和支持，同时去关心和帮助他人，从而体验到对他人的作用，认知到自己的价值。这些体验会使患者转移注意力，减少心身症状。团体心理干预是乳腺癌心理干预的发展方向。在我国目前心理干预机构还不完善、心理专业人员匮乏的情况下，团体心理康复是一种高效、易行的办法。

肿瘤团体心理康复应用的是多感官途径、多种技术综合的方法，包括：认知疗法，包括教育、认知重建、言语重构、角色转换、向下比较；行为干预包括：松弛训练、系统脱敏、正强化、示范疗法等；支持干预、理性情绪行为疗法；心理剧、角色扮演等[12]。许多乳腺癌的项目或是组织团体为乳腺癌患者提供心理支持，都有积极的效果。

（3）其他形式心理干预。有时面对面的传统的心理支持小组并不是对所有的患者都一样可用、方便，有的病人可能因为时间不合适、交通不便、需要照顾子女等原因，无法参加支持小组的活动，或是参加了小组的活动却无法表达自己的特定需求，或是不愿意在公众场合下公开自己的感受。这些因素可能制约心理支持小组发挥更大更持久的作用。在线支持的方式可以填补传统心理支持小组需求方面的缺口[13]。现代化的在线支持方式有QQ群、微信群、公众号、APP等形式。

（二）社会支持

社会支持是应激过程中个体"可利用的外部资源"，是个体通过正式或非正式的途径与他人或群体接触，以获得信息及安慰，它可减轻应激的作用，降低心身疾病的发生和促进疾病的康复。患者的社会支持来源于家庭、医务人员和社会给予的客观实际的支持和主观体验到的情感上的支持[14]。

1983年，美国癌症协会将家庭列为最重要的社会支持之一。家人特别是配偶的支持，有利于患者自由表达想法和感情，这可以增强她们对生活的期望和提高心理适应能力，减轻负性情绪。医护人员是患者社会支持的重要组成部分，与家人和朋友的支持相比，癌症患者从医护人员获得的支持与生活质量存在更多的相关性。

医护人员应重视观察评估患者的社会支持和焦虑、抑郁情况，尤其要注意些社会支持较差的患者的情绪状况，必要时，须对她们实施针对性的干预。在癌症的不同阶段，需要提供不同的社会支持，而社会支持的效果也和患者的个性特征有关，很多乳腺癌患者对疾病诊治和康复各方面有较多的不确定和未知感，故应根据患者的具体情况向其及时提供相关专业知识的指导和健康教育。此外，要鼓励患者尽早恢复力所能及的工作和社会活动，主动寻求可利用的社会资源，以提高对社会支持的利用度。

(三) 患者教育需求

患者教育可以帮助患者接受、认识自己的病情，掌握正确的治疗及康复知识，改变不合理的认知观念，以获得最大的健康效益。癌症患者及其照顾者有着广泛的信息需求，且与心理状态相关。患者教育能以最佳的途径满足这种需求，使其积极地参与到身心康复的过程中。

在信息时代，互联网成为患者搜索疾病相关信息的重要途径，网络已经成为病人获取专业健康建议的第二大来源[15]。许多女性利用多样的网络和社交媒体资源来寻求医疗信息[16]。已有研究显示，乳腺癌患者与前列腺癌、大肠癌患者相比，更倾向于寻求在线帮助[17]。

利用信息技术提供健康教育可以成为一种很有效的健康教育策略，特别是当病人需要知道关于他们自身情况的特定信息，而不是一般信息的时候，使用计算机作为干预手段，能增加病人的知识，减轻焦虑与抑郁，增加满意度[18]。已经有许多文献表明，使用计算机为基础的健康教育在临床结局和知识的获得、自我护理管理方面均有积极的影响，特别是在健康促进和慢性病的管理方面，信息技术为基础的健康教育在支持病人对自身疾病管理计划的理解上承担了更重要的角色[19]。技术提供了创新的方式，让患者们去拓展他们的世界，在线交流的方式为健康服务的提供者和病人们之间提供了重要的连接。

第四节 性康复指导

随着乳腺癌病人的增多和生存期的延长，性生活对其生活的影响也会越来越突显。适度、和谐、规律的性生活有助于患者心理健康的恢复和社会角色的适应，不会影响乳腺癌的预后。

一、克服患者自身及家属的心理障碍

乳腺癌患者形象缺失以及担心预后造成的焦虑、自卑心理因素，导致他们往往逃避性生活。与伴侣一起正确认识乳腺癌相关知识，树立治疗疾病的信心，消除内心的紧张、焦虑感，并且认识到患乳腺癌后性生活也是正常、可行的生活方式。女性产生性欲的激素是雌激素，而女性的雌激素一部分自肾上腺素，一部分来自卵巢，只需要一点点雌激素，就能维持性欲所需的正常水平，因此，乳房手术及治疗并不会降低妇女的性欲，也不会影响拥有正常性生活或达到高潮的能力。

二、乳房重建术提高性生活满意度

国内曾有报道表明：保乳手术患者的婚姻满意度、夫妻交流明显好于全乳切除患者。乳房重建术能明显改善患者焦虑、抑郁及性功能障碍等问题，帮助患者重塑身体形象，减少失乳的相关窘迫。美国和加拿大的一项研究报道显示：重建1年以后，乳房重建的患者对乳房外形的满意程度不低于术前，同时性生活的质量也得到了恢复，更好地融入了工作和生活。自体组织重建的患者甚至觉得乳房形态变得更好。

三、获取家人和社会的支持

乳腺癌患者对自身形象、身体改变的顾虑，手术局部感觉迟钝或者感觉过敏，卵巢功

能减退表现为阴道干涩、性欲缺乏，放射治疗引起乳房皮肤纹理和颜色改变，甚至引起乳腺疼痛，伴侣期望与行为的改变以及家人、朋友异样的眼光和评论，这些都会对乳腺癌患者身体和心灵都会带来严重创伤。患者首先要学会自我照顾，改变自身观念，多与家人进行沟通，必要时，到心理工作室寻求帮助，以解除内心的困惑。夫妻进行性生活前可以选择润滑剂和止疼药来缓解阴道干涩等不适感。如果性生活总是感觉疲劳，平时应该适度锻炼。沉默是性健康最大的敌人，夫妻间应该多进行开放式交流，共同了解性功能障碍的表现，学习用触摸和爱抚的方式表达爱意，相互帮助，得到家人支持和理解，恢复自信。

第五节 生育指导

一、乳腺癌女性妊娠指南和建议

（1）乳腺癌患者治疗后妊娠不增加疾病复发风险；
（2）不影响生存时间，并不会增加死亡的风险；
（3）生育后代遗传异常和儿童期肿瘤发生率未见明显增高。

二、怀孕的条件

虽然目前没有证据显示生育会影响乳腺癌患者的预后，但在选择是否生育以及何时生育时，必须充分考虑疾病复发的风险和治疗对后代的影响，患者也应与医生充分的沟通。以下情况可以考虑生育：
（1）乳腺原位癌患者手术和放疗结束后；
（2）淋巴结阴性的乳腺浸润性癌症患者手术后2年；
（3）淋巴结阳性的乳腺浸润性癌症患者手术后5年；
（4）需要辅助内分泌治疗的患者，在受孕前3～6个月停止内分泌治疗，如停止戈舍瑞林、他莫昔芬或者其他选择性雌激素受体调节剂（SERM），直至生育后哺乳结束，再继续内分泌治疗。

三、怀孕可以选择的方法

（1）人工生殖。除了自然生殖的方法以外，可在乳腺癌治疗前采取辅助生殖技术进行生育保护。研究证实：年轻乳腺癌患者采用辅助生殖技术（体外受精+胚胎冻存+卵子冻存）可获得与非肿瘤不育症女性能够相似的妊娠成功率。
（2）卵巢功能抑制剂对化疗患者进行卵巢保护。卵巢功能抑制剂通过抑制垂体-性腺轴，能够阻止原始卵泡的募集及进一步的发育成熟，可能减少化疗对卵泡及卵巢的损伤。
（3）若确实不能成功怀孕，夫妻双方不要有心理压力，应该互相理解和支持，用顺其自然的心态来面对。

四、怀孕后的注意事项

除了接受产科检查外，还要与专科医师保持随访，去乳腺专科定期进行临床体格检查、超声检查（3~6个月一次）。

五、哺乳

单侧乳房切除术后的患者，可用健侧乳房哺乳。全乳切除和（或）乳房重建术后的患者由于乳房正常结构被破坏，无法进行母乳喂养，接受过放疗的患者乳汁较少，必须选择人工哺乳。

六、避孕措施

口服避孕药主要成分是激素，不推荐使用，可以选择用避孕套。

第六节　术后随访指导

一、随访的意义

乳腺癌患者术后应定期随访，以了解患者的生存状况，评估疾病是否复发转移，以及患者对辅助治疗的依从性和不良反应等。

二、随访时间

乳腺癌术后的定期复诊是防复发的关键步骤。术后（或结束辅助化疗后）第1~2年内应每3个月检查一次，第3~5年内应每6个月检查一次，第5年之后应每年检查1~2次，直至终身。

三、随访检查内容

（1）复查内容：主要包括临床检查、转移易发脏器及部位的B超和X线检查，以及必要的骨骼核素扫描、CT及磁共振成像检查等。

（2）健康教育：培养健康的生活习惯，比如保持健康的体重，增加体力活动和规律的体育锻炼，合理营养健康膳食，戒烟禁酒，谨慎地使用保健品。

（3）佩戴合适的义乳。

（4）保持乐观开朗的心态：音乐疗法，参加社会团体活动等。

（5）患者用药情况的评估及不良反应的观察。

四、帮助患者恢复社会功能

（1）专业支持：以提供医学信息和心理支持为主，可以开设康复课程、专业讲座，设立康复热线、康复值班室、康复网站，出版康复相关的书籍等，同时利用各种媒体平台，手机应用程序等。

（2）家庭支持：以鼓励家属参与患者的诊疗和康复过程为主，可以开设家属信息咨询窗口，为家属提供交流平台。

（3）同辈支持：以康复病友志愿者的参与为主，可以采用病房探视或者新病友座谈会的形式,建议在医护人员的专业指导和监督下进行。

五、一般人群妇女乳腺癌筛查指南

乳腺癌筛查是通过有效、简便、经济的乳腺检查措施,对无症状妇女开展筛查,以达到早期发现、早期诊断及早期治疗。其最终目的是要降低人群乳腺癌的死亡率,其不同年龄段的筛查指导如下:

(1) 20~35岁:不推荐对该年龄段人群进行乳腺筛查。

(2) 35~45岁:
①适合机会性筛查;
②每年1次乳腺X线检查;
③对致密性乳腺(腺体为C型或D型)推荐与B超检查联合。

(3) 45~69岁:
①适合机会性筛查和人群普查;
②每1~2年1次乳腺X线检查;
③对致密性乳腺推荐与B超检查联合。

(4) 70岁或以上:
①适合机会性筛查;
②每2年1次乳腺X线检查。

(5) 乳腺癌高危人群的定义:
①有明显乳腺癌遗传倾向者;
②既往有乳腺导管或小叶不典型增生或小叶原位癌的患者;
③既往行胸部放疗。

(6) 乳腺癌高危人群筛查意见:建议对乳腺癌高危人群提前进行筛查(小于40岁),筛查间歇期推荐每年1次,筛查手段除了应用一般人群乳腺X线检查之外,还可以应用MRI等新的影像学手段。

乳腺自我检查不能提高乳腺癌早期诊断检出率和降低死亡率,但妇女还是应每月进行1次乳腺自我检查,建议绝经前妇女应选择月经来潮后7~14天进行,一触诊出原因不明肿块,应尽快就诊。

中国抗癌协会乳腺癌诊治指南与规范(2017版)建议早期乳腺癌患者在术后应定期随访,早期乳腺癌患者术后应定期随访,以了解患者的生存状况以及患者对辅助治疗的依从性和不良反应等[21]。

综上所述,随着乳腺癌诊治手段的进步与生存期的延长,临床医护人员将面对越来越多且越来越复杂的乳腺癌术后康复问题。鉴于我国目前的康复现状,临床医护人员不仅要帮助患者解除疾病的痛苦,更要侧重于患者躯体功能的恢复、心理康复以及生活质量的提高。随着我国癌症康复服务体系的完善,乳腺癌专科护士的培养以及高新技术的助力,乳腺癌患者将会得到越来越优质的照护,患者有望获得早期的心理康复,重拾生活与工作的自信,早日重返社会。

◎ 参考文献

[1] Katanoda K, Ajiki W, Matsuda, T, et al. Trend analysis of cancer incidence in Japan using data from selected population-based cancer registries [J]. Cancer Science, 2012, 103 (2): 360-368.

[2] Bodai B I, Tuso P. Breast cancer survivorship: a comprehensive review of long-term medical issues and lifestyle recommendations [J]. The Permanente Journal, 2015, 19 (2): 48-49.

[3] 刘宁飞. 淋巴水肿——诊断与治疗 [M]. 北京: 科学出版社, 2014: 36, 129-139.

[4] Melam G R, Buragadda S, Alhusaini A A, et al. Effect of complete decongestive therapy and home program on health-related quality of life in post mastectomy lymphedema patients [J]. BMC Womens Health, 2016, 16: 23.

[5] Angooti Oshnari L, Hosseini S A, Haghighat S, et al. The effect of complete decongestive therapy on edema volume reduction and pain in women with post breast surgery lymph edema [J]. Iran J Cancer Prev, 2016, 9 (2): 4209.

[6] 钱数数, 李冬云, 李潇. 中医药治疗乳腺癌淋巴水肿研究进展 [J]. 中国中西医结合杂志, 2018, 38 (8): 1019-1022.

[7] 胥刘秀, 沈珊珊, 何静静, 等. 乳腺癌患者的焦虑、抑郁、幸福感指数及社会支持 [J]. 中国心理卫生杂志, 2013, 27 (6): 473-478.

[8] 周扬, 张晟. 乳腺癌术后康复的研究进展 [J]. 中国全科医学, 2014 (18): 2051-2055.

[9] Meyerowitz B E. Psychosocial correlates of breast cancer and its treatments [J]. Psychological Bulletin, 1980, 87 (1): 108-131.

[10] Björneklett H G, Rosenblad A, Lindemalm C, et al. Long-term follow-up of a randomized study of support group intervention in women with primary breast cancer [J]. Journal of Psychosomatic Research, 2013, 74 (4): 346-353.

[11] 卢俊红, 苏娅丽. 团体心理康复下的乳腺癌患者生存质量及影响因素的调查分析 [J]. 中国实用护理杂志, 2013, 29 (8): 67-68.

[12] 王丕琳, 王林, 朱强, 等. 乳腺癌患者团体心理康复活动的设计与实施 [J]. 中国护理管理, 2015, 15 (1): 5-7.

[13] Bender J L, Katz J, Ferris L E, et al. What is the role of online support from the perspective of facilitators of face-to-face support groups? A multi-method study of the use of breast cancer online communities [J]. Patient Education and Counseling, 2013, 93 (3): 472-479.

[14] 李静, 孙丽媛, 阎玲. 乳腺癌患者家庭功能、社会支持对心理一致感的影响研究 [J]. 实用医学杂志, 2015 (18): 3091-3094.

[15] Lepore S J, Buzaglo J S, Lieberman M A, et al. Comparing standard versus prosocial

internet support groups for patients with breast cancer: a randomized controlled trial of the helper therapy principle [J]. Journal of Clinical Oncology, 2014, 32 (36): 4081-4086.

[16] Tsuya A, Sugawara Y, Tanaka A, et al. Do cancer patients tweet? examining the twitter use of cancer patients in Japan [J]. Journal of Medical Internet Research, 2014, 16 (5): 137.

[17] Nagler R H, Gray S W, Romantan A, et al. Differences in information seeking among breast, prostate, and colorectal cancer patients: Results from a population-based survey [J]. Patient Education & Counseling, 2010, 81 (1): 54-62.

[18] Friedman A J, Cosby R, Boyko S, et al. Effective teaching strategies and methods of delivery for patient education: a systematic review and practice guideline recommendations [J]. J Cancer Educ, 2011, 26 (1): 12-21.

[19] Lewis D. Computer-based Approaches to Patient Education [J]. Journal of the American Medical Informatics Association, 1999, 6 (4): 272-282.

[20] 中国抗癌协会乳腺癌专业委员会. 中国抗癌协会乳腺癌诊治指南与规范（2017版）[S]. 中国癌症杂志, 2017, 27 (9): 695-709.

第十四章 乳腺癌 MDT 病例

一、难治性 HER2 阳性晚期乳腺癌病例

【病史资料】

患者，女，37岁，已婚已育，2015年3月就诊。

主诉：左乳腺癌术后1年余，发现左胸壁结节和右乳肿块3月。

现病史：患者于2013年12月外院行"左乳腺癌保乳手术"，术后病检示，左乳多灶性浸润性导管癌，最大肿块直径3cm，ER（弱+），PR（弱+），HER2（3+），左腋窝淋巴结1/12可见癌转移。术后行TEC方案化疗6周期，放射治疗30次/6000cGy，后口服内分泌药物托瑞米芬治疗。于2014年8月出现左乳腺复发，在当地医院行"左乳房全切术"，术后病检示，左乳多灶性浸润性导管癌，最大肿块直径2.2cm，ER（-），PR（-），HER2（3+），KI67（LI：60%），患者拒绝行全身治疗。于2014年4月出现右侧腋窝和左侧锁骨上淋巴结肿大，在头颈外科行"右腋窝淋巴结和左锁骨上淋巴结清扫"，术后病检示，转移性腺癌，ER（弱+），PR（弱+），HER2（3+），右侧腋窝淋巴结13/13、左颈部淋巴结8/8枚可见癌转移，患者再次拒绝行进一步全身治疗。最近1月出现右乳肿块，伴表面皮肤结节、皮肤水肿，同时出现左侧胸壁皮肤结节。未做特殊处理，今来湖北省肿瘤医院乳腺科门诊就诊，门诊以"左乳腺癌术后；左侧胸壁复发；右乳肿块性质待查"收入院。

既往史：无特殊手术病史；无药物过敏史；否认肝炎、结核病史；无吸烟、饮酒史。

专科查体：双锁骨上未及明显肿大淋巴结，右乳房肿胀变硬，伴表面皮肤发红，呈橘皮征。左胸壁广泛皮下结节，呈暗红色，突出于皮肤表面，最大直径约1.0cm，双侧腋窝未及明显肿大淋巴结。其余体格检查未见明显异常。

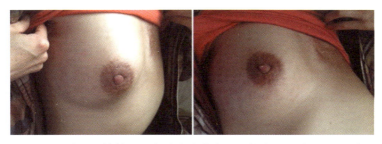

图 14.1 入院时查体情况，右乳房肿胀变硬，伴表面皮肤发红，呈橘皮征，左胸壁广泛皮下结节，呈暗红色，突出于皮肤表面

辅助检查：（1）实验室检查：血生化检查正常；肿瘤标志物检测示，CEA 3.5ng/l、CA153 7.5ng/l、CA125 10.8ng/l，均在正常范围。

（2）专科检查：ECT示，左第4前肋骨质代谢异常活跃，请结合临床排除手术可能（患者拒绝复查肋骨CT）；胸部CT示，双肺多发结节及斑片影，考虑感染可能，转移待排；颅脑MRI示，颅脑未见明显占位性病变；腹盆腔彩超示：腹盆腔未见明显异常。

入院诊断：左乳腺癌术后；左胸壁、左侧锁骨上淋巴结和对侧乳房皮肤复发；右侧腋窝淋巴结转移 rT4N3M1 HER2过表达型。

【MDT讨论】

乳腺外科意见：该患者为晚期乳腺癌患者，出现同侧胸壁和对侧乳房皮肤的癌结节广泛转移，考虑病灶的广泛播散性，目前暂无手术指征。针对晚期乳腺癌局部手术干预是否获益的临床试验主要有两项[1,2]，一个是印度的TATA研究，一个是土耳其的MF07-01研究，这两项临床试验得出的研究结论是不一致的，前者认为局部手术干预无生存获益，而后者认为局部手术干预可以有更高的生存期。针对这个热点问题，还有一项Meta分析也进行了探讨[3]，该文得出来的结论是，针对晚期乳腺癌患者，局部手术干预组相比无手术干预组有更长的总生存率。针对本MDT病例，由于局部病灶的皮肤结节广泛播散，首先考虑全身治疗，待全身转移结节情况控制稳定后，再考虑局部手术价值，建议优先选择化疗联合曲妥珠单抗靶向治疗。

乳腺内科意见：该患者为晚期乳腺癌，第一次复发转移时DFS只有4个月，考虑对原来治疗药物的原发性耐药。该患者为晚期HER2阳性乳腺癌，根据2014年美国ASCO在线发布的HER2阳性晚期乳腺癌治疗原则和2017年中国抗癌协会乳腺癌诊治指南与规范[4,5]，抗HER2治疗应该尽早进行。因此，针对该患者目前情况，患者已经出现两次疾病进展，建议尽早行曲妥珠单抗靶向治疗，联合全身化疗，化疗方案可以考虑以前没有使用过的NP或GP方案等。

放疗科意见：该患者左侧胸壁出现复发结节，待全身化疗和靶向治疗控制局部复发结节病灶后，可以考虑进行左侧胸壁的放射治疗。

首席专家总结：患者目前诊断为乳腺癌pT2N1M0，HER2过表达型，复发后分期为rT4N3Mx，出现胸壁结节的广泛复发，蔓延至对侧乳房皮肤，建议行胸壁结节切取活检，明确复发病灶分子分型与原发病灶是否一致。患者在保乳手术后出现同侧乳房病灶复发，颈部淋巴结以及对侧腋窝淋巴结转移后，仅仅施行了手术切除外科治疗，而没有进行积极有效的全身治疗，此治疗方案选取不恰当。另外，对ECT所示左第4前肋病灶应该进一步行CT检查，以明确是否有骨转移，胸部CT所示双肺多发小结节，需要进一步行双肺增强CT检查和动态观察是否存在肺转移。治疗方案同意乳腺内科和乳腺外科的专家意见，尽早行曲妥珠单抗靶向治疗和全身化疗[4]。

【MDT讨论后诊疗实施】

（1）完善相关检查，行左第4前肋CT检查，排除骨转移；双肺CT增强示，双肺多发小结节，转移待排。

（2）患者因经济条件限制，未进行曲妥珠单抗靶向治疗，采用全身化疗的方案，疾病控制不佳，化疗从 NP 换成 GX 再到 X 的单药维持，疾病进展，可见胸壁结节逐渐连接成片。

（3）调整治疗方案，在社会和家人的帮助下，采用曲妥珠单抗联合紫杉醇周疗的治疗方案，疾病控制稳定，胸壁结节达到临床 CR，可见胸壁结节逐渐消退。后出现Ⅳ度骨髓抑制，身体无法耐受化疗，采用曲妥珠单抗维持治疗。

（4）患者于 2016 年 2 月出现小脑转移，根据 2014 年 ASCO 在线发布的 HER2 阳性晚期乳腺癌脑转移诊治指南与规范[6]，进行全脑放疗，加入 Lapatinib 小分子靶向药物，联合曲妥珠单抗双靶治疗，颅脑病灶显著缩小，目前颅脑病灶控制平稳。

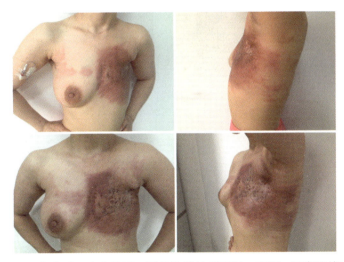

图 14.2　化疗后，疾病进展，可见胸壁结节变红，变硬，逐渐连接成片

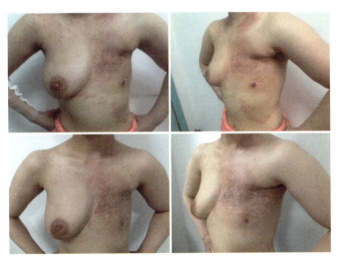

图 14.3　靶向治疗联合化疗后，疾病控制，几乎达到临床 CR，胸壁结节颜色变淡，逐渐变平消退

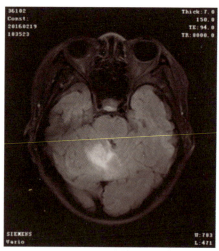

图 14.4 小脑转移灶

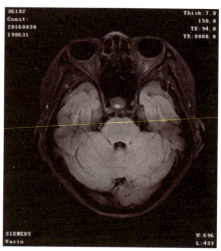

图 14.5 全脑放疗联合双靶治疗后，小脑转移灶几乎消退

【随访情况】

目前，患者在曲妥珠单抗和 Lapatinib 双靶治疗维持阶段，3 个月定期来院复查，检查包括双肺 CT，心脏彩超，全身彩超（包括双侧锁骨上、对侧乳房、双侧腋窝、腹盆腔），骨扫描，CEA、CA153、CA125、血生化等。

◎ 参考文献

[1] Badwe R, Hawaldar R, Nair N, et al. Locoregional treatment versus no treatment of the primary tumour in metastatic breast cancer: an open-label randomised controlled trial [J]. Lancet Oncol, 2015, 16 (13): 1380-1388.

[2] Soran A, Ozbas S, Kelsey S F, et al. Randomized trial comparing locoregional resection of primary tumor with no surgery in stage IV breast cancer at the presentation (Protocol MF07-01): a study of Turkish Federation of the National Societies for Breast Diseases [J]. Breast J, 2009, 15 (4): 399-403.

[3] Harris E, Barry M, Kell M R. Meta-analysis to determine if surgical resection of the primary tumour in the setting of stage IV breast cancer impacts on survival [J]. Ann Surg Oncol, 2013, 20 (9): 2828-2834.

[4] Giordano SH, Temin S, Kirshner J J, et al. Systemic therapy for patients with advanced human epidermal growth factor receptor 2-positive breast cancer: American Society of Clinical Oncology clinical practice guideline [J]. J Clin Oncol, 2014, 32 (19): 2078-2099.

[5] 中国抗癌协会乳腺癌诊治指南与规范（2017 年版）[J]. 中国癌症杂志, 2017, 27

(9): 695-759. China Oncology, 2017, 27 (9): 695-759.

[6] Ramakrishna N, Temin S, Chandarlapaty S, et al. Recommendations on disease management for patients with advanced human epidermal growth factor receptor 2-positive breast cancer and brain metastases: American Society of Clinical Oncology clinical practice guideline [J]. J Clin Oncol, 2014, 32 (19): 2100-2108.

二、炎性乳腺癌伴肺转移病例

【病史资料】

患者，女，59岁，已婚已育，已绝经。

主诉：左乳癌治疗后2年余，发现肺转移半年余。

现病史：2016年1月15日，患者因发现左侧乳腺包块2月，快速增大，出现发红，肿痛3天来我院就诊。查体：乳腺中央区域大面积橘皮征，皮肤发红，增厚，发硬，中央区域可及肿块8×7cm，边界不清，腋窝肿大淋巴结4cm×3cm，锁骨上未及肿块。入院行肿块穿刺活检提示：浸润性导管癌3级，ER（-），PR（-），HER2（-），ki67（60%），乳腺腋窝彩超提示左乳中上6cm×5cm肿块，左侧腋窝3×3cm肿块，完善腹部彩超，胸部CT，脑部MRI，骨扫描等检查均未提示转移，肿瘤标记物CA1-53：120μg/L，行PET-CT提示左侧乳腺癌及乳腺皮肤侵犯，未提示远处转移。给予TEC方案（表阿霉素+多西他赛+环磷酰胺），2个周期后疗效评价：彩超乳腺肿块6cm×6cm，腋窝3cm×2cm，皮肤红肿好转，CA1-53：55μg/L。测BRCA1/2基因无突变，继续TEC方案2周期，乳腺，腋窝肿块，皮肤无明显改变，CA1-53：102μg/L。更改化疗方案为NP方案（长春瑞滨+卡铂）。2周期后复查乳腺及腋窝彩超提示乳腺及腋窝肿块有增大。

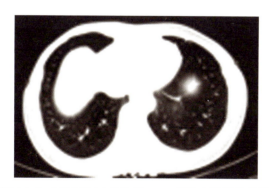

图14.6　2016年01月胸部CT，双肺未见明显异常

既往史：无特殊。

专科查体：左乳中上可触及9mm×7mm肿块，质硬，界不清，表面皮肤发红，增厚，可见橘皮征；左腋下可触及一5mm×4cm肿大淋巴结，双侧锁骨上未触及明显肿大淋巴结。

辅助检查：（1）实验室检查：血生化检查正常；肿瘤标志物检测CA1-53：275μg/L。

（2）专科检查：肺部 CT，ECT，颅脑 MRI，腹盆腔彩超未见明显异常。

入院诊断：左乳炎性乳腺癌，cT4N2M0，Ⅲ期。

【第一次 MDT 讨论】

放疗科意见：放射治疗在乳腺癌的治疗当中主要是作为手术后辅助治疗或晚期患者局部的姑息治疗，该患者初始为局部晚期乳腺癌，目前局部晚期乳腺癌很少行术前放疗，大多被术前化疗所替代，但该患者化疗耐药，出现进展，术前放疗有缩小肿块及消灭原发灶周围微小病灶的作用，可以使一些不可切除的手术转为可能。

肿瘤内科意见：患者入院考虑炎性乳癌，不宜先外科处理，遂给予乳腺空心针穿刺活检，病理检查提示三阴性乳腺癌，考虑一般三阴性乳腺癌对于化疗较敏感，故首先给予化疗效应较好的 TEC 化疗方案，效果不理想，遂更换二线方案出现病情进展。该患者考虑化疗药物耐药，为了快速缓解局部症状，可考虑行局部放疗，为手术提供机会。

乳腺外科意见：对于炎性乳腺癌患者，病情发展快，通常肿块巨大，皮肤侵犯严重，属于不可直接外科手术的乳腺癌，可以通过新辅助化疗，放疗或内分泌治疗获得降期，而得到手术治疗机会。目前，患者出现化疗耐药，可考虑行局部放疗或更改化疗方案，一旦肿瘤得到控制，即积极行手术治疗，以免错过手术时机。

【MDT 讨论后诊疗实施】

（1）予以左侧全乳，左锁骨上，腋窝放疗，放疗量 DT50/25fx。放疗后局部肿块有较明显退缩，红肿及水肿明显消退。

（2）2016 年 7 月 12 日给予左乳腺改良根治术，术后病理检查：浸润性导管癌，ER（−），PR（−）、HER2（−）.ki67（50%）。

（3）术后卡培他滨 4 周期。

（4）2017 年 6 月复查 CT 提示右下肺孤立结节 0.6cm×0.7cm，结合病史及既往 CT 结果，肺转移待排，予以观察。

（5）2017 年 7 月再次复查 CT 提示右下肺结节有所增大 1.0cm×1.2cm，考虑肺转移。

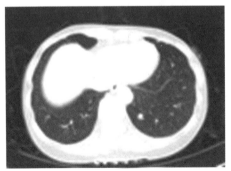

图 14.7　2017 年 6 月胸部 CT，右下肺孤立结节 0.6cm×0.7cm，结合病史及既往 CT 结果，肺转移待排

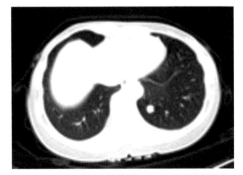

图 14.8　2017 年 7 月胸部 CT，右下肺结节有所增大 1.0cm×1.2cm，考虑肺转移

【第二次 MDT 讨论】

乳腺外科意见：手术对于炎性乳腺癌的治疗都是一种不可缺少的手段。对于采用新辅助治疗效果不好的炎性乳腺癌，常常无法达到常规乳腺癌改良根治术的要求，对于这些分析具有较长生存期的患者，可以采用乳腺癌改良根治术+背阔肌或腹直肌的皮瓣转移重建手术。对于该患者，新辅助放疗取得满意效果，达到降期，满足乳腺癌改良根治术要求。事实也证明取得了良好的局部控制效果。

肿瘤内科意见：患者入院考虑炎性乳癌，不宜先外科处理，遂给予乳腺空心针穿刺活检，病理检查提示三阴性乳腺癌，考虑一般三阴性乳腺癌对于化疗较敏感，故首先给予化疗效应较好的 TEC 化疗方案，效果不理想，遂更换二线方案出现病情进展。该患者考虑化疗药物耐药，为了快速缓解局部症状，为手术提供机会，遂给予放疗，取得降期效果。患者术后给予卡培他滨 4 周期，术后也取得较长的无病生存时间，故肺部转移达到局部控制后，可以继续给予卡培他滨药物维持，是一个相对适合的维持方案。鉴于肿瘤异质性的原因，转移灶和原发灶常出现分子分型不符合的情况，患者初始治疗时可以行腋窝淋巴结穿刺病理检查，在出现肺转移的情况下，在条件允许的时候，应行肺病灶穿刺活检，以期更多的诊断和治疗资料。三阴性乳腺癌有较高的 BRAC1/2 基因突变几率，对于突变的患者，铂类的化疗药物通常有较好的疗效，该患者测易感基因结果阴性，并 NP 化疗 2 周期后出现进展，至此出现多种化疗药物的抵抗，考虑患者剩余治疗方案有限，尽可能把每种药物用好、用充分，尽量节约相关的医疗资源。

放疗科意见：该患者化疗耐药，出现进展，术前放疗有缩小肿块及消灭原发灶周围微小病灶的作用，可以使一些不可切除的手术转为可能。患者术后局部控制好，但出现孤立肺转移，对于转移灶的立体定向放射治疗是一种有效的手术替代方案。

病理科意见：考虑到肿瘤异质性，基于激素受体及 HER2 状态在乳腺癌原发灶和转移灶之间可能存在的不一致，而这些指标又是临床决策的主要参考指标，因此，建议在可能的情况下，对该患者的肺部病灶转移灶取活检，以指导患者的下一步治疗方案。

介入治疗科意见：对于局部晚期乳腺癌，在全身治疗不满意的情况下，可以考虑行乳腺癌的介入治疗，根据术中 DSA，判读乳腺肿瘤供血动脉的分布，找到肿瘤的供血血管，确立主要及次要供血动脉，有针对性地介入插管化学治疗或同时配合动脉栓塞治疗，可以更加有效地提高肿瘤周围血药浓度，杀灭肿瘤细胞，缩小病灶，降低分期。但该患者对多种经典化疗药物不敏感，提高血药浓度未必奏效，加上患者对于介入治疗比较抵触，希望可以快速缩小肿块以期手术，最后选择放疗降期，但作为局部晚期乳腺癌的局部控制，介入治疗依然可以考虑。

【MDT 讨论后诊疗实施】

（1）行右侧肺部病灶立体定向放疗，放疗后口服卡培他滨，2017 年 9 月复查 CT，双肺未见明显可疑结节。

（2）继续口服卡培他滨，患者一般状况尚可，乳腺腋窝彩超，腹部彩超，2018 年 1 月复查胸部 CT，脑部 MRI 未提示转移征象。

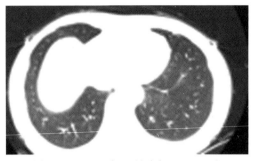
图 14.9　2017 年 9 月胸部 CT，双肺未见明显可疑结节

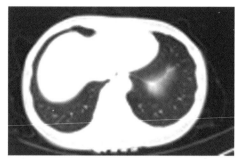
图 14.10　2018 年 1 月胸部 CT，双肺未见明显可疑结节

【专家点评】

炎性乳腺癌是病程进展快、恶性程度高、预后差的一种乳腺癌，其发病机制可能与患者的免疫水平低下有关，炎性乳腺癌发病急剧，病程进展快[1]。乳腺皮肤红肿、增厚、变硬，出现橘皮样外观，有时变成似瘀血的紫红色，局部皮肤可出现丹毒样改变或斑纹状色素沉着。病变皮肤温度升高。随着乳腺迅速增大、红肿、疼痛和病变范围的扩展，使本病与急性乳腺炎相似。炎性乳癌患者常短时间乳腺弥漫性增大，范围常超出整个乳腺的1/2。乳腺 X 线可见皮肤弥漫性增厚、密度增高，皮下组织及乳腺实质梁状结构增厚、增粗，有时可见微小钙化灶和局部肿块影，乳头回缩，腋下淋巴结肿大等。超声检查可见皮肤增厚，皮下层增厚且出现线状液性暗区，多伴有腋窝淋巴结肿大。

炎性乳腺癌并不是一种病理诊断，而是一种临床诊断，这种临床诊断具有其特殊的病理学基础[2]。患者肿瘤可以弥漫累计整个乳腺或表现为体积较大的肿块。组织学上，炎性乳癌并没有明显的炎症性改变，大多表现为非特殊类型的浸润性导管癌，Ⅲ级，肿瘤细胞侵犯真皮层或者皮下组织内的脉管。真皮乳头层和网状层中的淋巴管和毛细血管扩张导致乳腺区的皮肤的弥漫性水肿和增厚。根据报道，50%～80%的病例中可见真皮层的淋巴管侵犯，但目前 NCCN 乳腺癌诊疗指南中对于炎性乳腺癌的诊断并不要求有脉管侵犯。必须注意的是，在临床怀疑炎性乳腺癌患者的皮肤活检标本中，有时因为取材有限，并不一定能看到真皮层脉管的侵犯。而有些乳腺癌的真皮层中可以看到脉管侵犯，但临床缺乏炎性乳腺癌的症状，因此，仅仅凭借真皮内脉管侵犯并不能诊断炎性乳癌。对于炎性乳腺癌，约50%的病例表现 ER，PR 阴性，40%左右的患者为 HER2 阳性。炎性乳癌预后较差，容易出现复发及转移，其5年生存率为25%～45%。本病例中，患者不但临床诊断为炎性乳腺癌，并且其为三阴性乳腺癌，虽然初始出院时并非晚期乳腺癌，但预后凶险，并在治疗后2年内出院远处转移，符合炎性、三阴乳腺癌的临床转归。

三阴性乳腺癌（TNBC）是一种特殊的类型的乳腺癌，占乳腺癌总确诊的15%～20%。TNBC 是指免疫组织化学染色雌激素受体（ER）、孕激素受体（PR）和人表皮生长因子受体（HER2）表达均阴性的乳腺癌，具有独特的生物学特性和临床病理特征。其肿瘤异质性很高，临床上具有复发高、转移早和预后差等特点。由于没有相应的激素受体或 HER2 表达，因此，内分泌治疗、抗 HER2 靶向治疗均不能成为 TNBC 的有效的治疗方法。

虽然 TNBC 还没有批准的靶向治疗，但是分子谱分析已经发现了几个潜在的分子靶点，并开展了相应的临床研究。然而，早期的结果不大令人满意，主要和肿瘤内外的异质性及耐药有关。TNBC 具有较高的肿瘤异质性，分子亚型至少有 5~6 种，TNBC 靶向药物单一或多个联合或联合化疗等应用，可以获得较满意的临床缓解率，但这些目前仅是临床前研究，到真正应用到肿瘤患者身上还有相当长的时间，未来的趋势可能要对患者进行基因测序分型，具体分型应用具体的药物。

大多数三阴性乳腺癌患者应该接受基因检测乳腺癌易感基因，包括 BRCA1 和 BRCA2 基因突变[3]。这项研究的结果发表在 *Journal of Clinical Oncology* 杂志上。临床医生需要思量筛选所有三阴性患者易感基因的基因突变，因为无论是对于个体复发的风险和家庭成员，哪些人会发生疾病风险，基因突变检测有很多有价值的信息值得学习。研究发现，近 15% 的三阴性乳腺癌患者易感基因存在有害突变。这些突变绝大部分出现在参与 DNA 损伤的修复基因中，这表明三阴性乳腺癌的起源可能不同于其他形式的疾病。三阴性乳腺癌治疗手段有限，因为三阴性乳腺癌缺少雌激素、孕激素和 HER2 受体。然而，最近的研究表明，三阴性乳腺癌患者可能携带某些基因突变，这使得它们更容易对替代疗法像化疗药物顺铂或 PARP 抑制剂响应。Couch 博士和他的同事们决定，以评估三阴性乳腺癌患者的易感基因突变频率，以进一步界定基因突变筛查在疾病个体中的作用。研究人员测序分析来自美国和欧洲的 12 个肿瘤诊所的 1824 名三重阴性乳腺癌病例的 DNA。他们发现，有害突变在几乎 15% 的三阴性乳腺癌患者中发生。其中，11% 的患者的 BRCA1 和 BRCA2 基因存在突变，其余患者的 15 个易感基因包括 DNA 修复基因 PALB2、BARD1 和 RAD51C 中存在突变。然而，参与其他过程如细胞周期的易感性基因没有突变。

三阴性乳腺癌与所有其他乳腺癌不同，Couch 博士说：其他的研究表明这种形式的疾病可能与 DNA 修复缺陷有一些相关联，我们的研究验证了这一点。此病例中，患者给予了 BRCA1 和 BRCA2 基因的检测，未发现有害突变，患者在被给予铂类化疗药物后，出现治疗的抵抗。

该患者先后对于多种乳腺癌化疗药物出现耐药，疾病进展。对于乳腺癌而言，化疗药物耐药是治疗失败的一个重要的原因，对于其耐药性的原因可能是：① 癌细胞也像微生物一样，在接触化学药物以后，再接触时可发生突变，从而获得抗药性；② 癌细胞丢失了能将药物转变为活性形式的酶，却诱导出能使药物转变为非活性形式的酶；③ 癌细胞膜对药物的通透性减弱。癌细胞上的药物受体对药物的亲和力下降，使编组织不被药物所破坏；④ 肿瘤内可能有对药物敏感的和对药物抵抗的细胞群；⑤ 当化疗将大量的敏感细胞消灭以后，对药物抵抗的细胞便成为主要的细胞群。目前，研究者针对化疗药物耐药的机制及其针对性治疗进行了大量的研究，取得一些进展，但距离应用于临床还有相当一段距离。

对于新辅助化疗未完全缓解的乳腺癌患者，是否在术后补充化疗？关于这个问题，2015 圣安东尼奥乳腺癌大会（SABCS）公布了两项三期临床研究结果，CREATE-X 和 JBCRG-04 首次公布[4]：新辅助化疗未能达到完全缓解的病人，手术后继续使用卡培他滨可改善患者生存。这个韩国和日本的联合临床试验即针对未到达 pCR 的 Her2 阴性乳癌患者，该研究的主要终点为 DFS。2007—2012 年一共纳入 910 名患者，随机给予患者标准的

8周期卡培他滨治疗，2013年报道，卡培他滨治疗副反应在可接受的范围，本次大会上首次报道该研究的生存数据显示，接受卡培他滨的患者2年DFS率为87.3%，而对照组则为80.5%。对照组的3/4级毒性均为可控制的。由于该研究的主要终点已经达到，独立数据监测小组建议终止该研究。该实验表明：在以病理反应作为指导的化疗中，对于未达到pCR的患者，后续辅助化疗加入卡培他滨可以提高患者的DFS。对于此病例的患者，新辅助化疗效果差，术后考虑复发风险，考虑既往未使用卡培他滨，及卡培他滨的可持续可耐受性，术后给予了4个周期的卡培他滨，也取得相对较长的DFS。患者在后期出现肺转移，给予局部控制之后，建议可以继续给予卡培他滨的维持治疗，其具体的治疗时限及用药强度应根据患者的病情变化及耐受性等情况而定。

  转移性乳腺癌理论上无法治愈，治疗目的在于延长患者的生存时间，改善患者的生活质量。然而，近几年较多的研究表明，对于转移性乳腺癌，局限于一个器官的单个或少数几个转移灶，再经过全身及局部的多学科综合治疗，是有望达到良好的治疗效果的。放疗是一种良好的局部治疗手段，对于某些局部转移病灶，其效果不亚于手术。我院放疗中心实力卓越，目前已成熟开展了立体定向放疗技术（SBRT），对于乳腺癌的肺部、脑部、肝部、骨等转移灶均可以开展相关治疗。肺是乳腺癌易发生转移的器官，而且相当部分患者的转移病变仅局限于肺部，肺转移瘤的主要治疗手段包括手术、化疗、放疗、内分泌治疗。系统化疗对延长生存有限，中位生存期为10~20个月。相关文献报道，手术切除转移灶能够明显提高部分乳腺癌肺转移瘤患者的生存率，显示出其对转移灶局部治疗的意义。而放疗则是肺转移瘤治疗的另一个手段，对两肺广泛播散且对放射有一定的敏感性的肺转移瘤采用全肺照射加局部补量的方法有一定的效果。然而，对孤立性肺转移灶采用常规放疗技术照射，会使正常肺组织卷入较多，造成不必要的放射性肺损伤，影响患者的生活质量。精确放疗技术的应用在达到较好的局部控制率的同时，还可使正常组织受照剂量降低到可耐受范围之内。立体定向放疗技术（SBRT）可以取得良好的效果。Siva等回顾分析了一系列相关文献，认为SBRT治疗肺转移灶两年局部控制率达67%~100%。Kyle等进行了一个多中心高剂量SBRT治疗肺转移的研究，入组38例，转移灶为1~3个，9例患者接受大于48 Gy照射，29位患者接受60 Gy/3次照射；最终有30例患者共50个转移灶可评估，1~2年局部控制率分别为100%、96%；中位生存19个月，两年生存39%，3级放疗反应8%，无4、5级放疗相关反应发生。Umberto等报道了61例转移灶为1~3个的肺转移患者SBRT治疗结果，共计77个转移灶，转移灶直径7~45 mm，51个病灶接受26 Gy/1次照射，22个病灶接受45 Gy/3次照射，4个病灶接受36 Gy/4次照射，2~3年局部控制率分别为89.0%、83.5%。26 Gy/1次与45 Gy/3次的局部控制率无明显差异；1例患者出现3级放射性肺炎，2例患者出现2级放射性肺炎，无4级及以上放疗相关副作用发生，提示精确放疗控制局部肺转移灶是安全、有效的方法。肺转移瘤治疗后的生存率与许多因素有关，受到原发肿瘤是否控制、转移的广泛程度和综合治疗是否恰当等多种因素的影响。SBRT是一种精确的放疗技术，该技术采用大剂量分割的方式，使治疗能在1~3周内完成，在肺转移瘤的治疗中有一定的效果，其定位精确，简化和缩短了治疗过程，患者的依从性很好，病灶周边剂量跌落快，进一步保护了正常组织和危及器官。但SBRT在肺转移瘤综合治疗中的价值、最佳分割剂量和总剂量，以及呼吸运动对精确治疗的影响等，仍有待进一步研究。赛博刀系统作为一种新的放疗设备，采用先进的影像引导技术，自动跟踪患者靶区目标，可实现图像引导下实时的立体定向放疗，对随呼吸移动的肺转移灶可能得到更精确的治疗。

◎ 参考文献

［1］ Uden, D J, Laarhoven H W, Westenberg A H, et al. Inflammatory breast cancer: an overview ［J］. Crit Rev Oncol Hematol, 2015, 93（2）: 116-26.

［2］ Woodward, W A. Inflammatory breast cancer: unique biological and therapeutic considerations ［J］. Lancet Oncol, 2015, 16（15）: e568-e576.

［3］ Yadav, S, Ladkany R, Yadav D, et al. Impact of BRCA Mutation Status on Survival of Women With Triple-negative Breast Cancer ［J］. Clin Breast Cancer, 2017, S1526-8209（17）: 30334-8.

［4］ Jassem, J. Highlights from the San Antonio Breast Cancer Symposium 2015 ［J］. ESMO Open, 2016, 1（1）: e000043.

三、保乳术后肺转移病例

【病史资料】

患者，女，37岁，已婚已育，未绝经。

主诉：乳癌保乳保术后肺转移一年余。

现病史：患者于2014年2月左乳腺癌保乳手术+前哨淋巴结活检。病理：乳腺髓样癌，肿瘤大小2.5cm×2cm，组织学分级2级，前哨淋巴结见转移0/3，ER（−）、PR（−）、C-erbB-2（−）、Ki-67 30%（+）。术后行EC-T辅助化疗8周期，序贯保乳放疗50.4Gy/28f，瘤床加量1000cGy/5f。2016年5月复查发现双肺多发结节，不除外转移，建议复查。2016年7月再次复查肺CT示双肺散在多发结节，较前增大，考虑转移瘤。予以NX方案解救化疗6周期后复查，评估病情为SD，之后单药卡培他滨3周期，2017年05月复查出现肺部病灶增大、增多。遂来医院住院行下一步治疗。

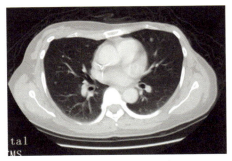

图14.11　2016年7月肺部CT，双肺散在多发结节

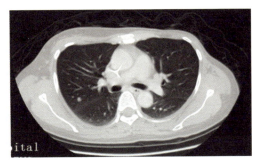

图14.12　2016年7月肺部CT，双肺散在多发结节

既往史：无特殊

专科查体：双乳兑及明显肿块，双腋下及双锁骨上未及明显肿大淋巴结。

辅助检查：（1）实验室检查：血生化检查正常；肿瘤标志物检测示均在正常范围。

（2）专科检查：2017年5月肺部CT结果显示：双肺多发结节，较前增多增大；ECT，颅脑MRI，腹盆腔彩超未见明显异常。

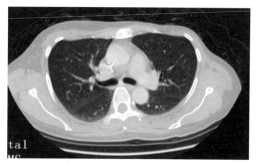 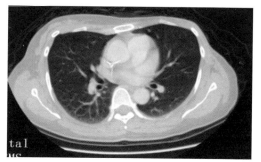

图14.13　2017年5月肺部CT，双肺多发结节，较前增多增大

图14.14　2017年5月肺部CT，双肺多发结节，较前增多增大

入院诊断：左乳癌术后肺转移，rT2N0M1，Ⅳ期。

【MDT讨论】

病理科意见：髓样癌以肿块为主要表现，钼靶片上常表现为境界清楚的肿块，微小钙化罕见。大体病理上髓样癌境界清楚，质地偏软，平均直径2.0~2.9cm，部分髓样癌呈多结节状，可出现出血、坏死或囊性变。诊断典型髓样癌必须满足以下5项条件：（1）镜下肿瘤境界清楚；（2）癌细胞密集，呈现实性片状分布，合体细胞生长方式大于75%；（3）缺乏腺样结构；（4）癌巢周围有显著的淋巴细胞，浆细胞浸润；（5）癌细胞核具有显著多样性，细胞核空泡状，核仁明显，核分裂像多见。若肿瘤呈实性片状生长，但其余标准仅满足2~3项，则可以诊断为不典型髓样癌。髓样癌ER，PR，HER2通常三阴性，部分病例表达CK5/6，CK14，EGFR等基底样表现。有关髓样癌的预后存在一定争议，过去认为髓样癌预后较好，但目前的研究表明其转移风险与其余高度恶性的浸润性癌相当，其诊断重复性在不同的观察者之间的差异也很明显。因此，NCCN指南建议对于髓样癌的患者应该根据其临床和病理分期接受与导管浸润癌一样的治疗。

乳腺外科意见：患者初始乳腺癌肿块不大，腋窝淋巴结临床阴性，给予了保乳手术及前哨淋巴结活检，对于初始诊断早期的乳腺癌而言，手术合理且有较好的外形及较少的术后并发症。患者术后未出现局部复发，而出现远处转移，对于转移性乳腺癌，手术作为一种局部性治疗，无法治愈患者，价值不大，但也有医生认为，外科手术可以阻止病灶继续通过血液播散肿瘤细胞，当全身系统问题得到明显控制的情况下，手术可以显著降低肿瘤负荷，对于生存质量和延长生命有起到一定作用。我们认为，如果全身治疗控制良好，患者也有局部治疗的意愿，手术不失为一种可行选择，但基本原则是，以最小的手术范围和创伤达到肿瘤减负。但具体对于此患者，双肺多发转移灶，不考虑手术之价值和可行性，建议全身治疗。

乳腺内科意见：患者三阴性乳腺癌，术后出现远处转移，转移前后基本化疗方案合理，目前多西他赛+卡铂方案取得 PR，可以继续采用，如稳定，亦可考虑单药化疗维持。患者适宜做基因测序，做乳腺癌易感基因的检测，看是否有 BRCA1/2 突变，可考虑使用铂类化疗药物，考虑阿帕替尼联合化疗。

放疗科意见：患者为保乳保腋窝的患者，术后给予了标准的乳腺癌的放疗疗程，后期出现远处转移，多发肺部转移，预后凶险，目前适宜给予全身抗肿瘤治疗为主，暂不考虑放疗。

【MDT 讨论后诊疗实施】

（1）托西他赛联合卡铂化疗 4 周期后，复查肺部病灶较前缩小。

（2）建议患者口服阿帕替尼维持治疗，患者因经济原因拒绝。

（3）继续多西他赛单药化疗 4 周期后，复查肺部 CT，评估为 SD。

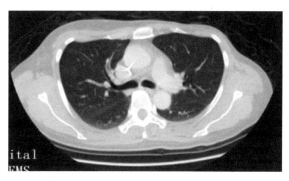

图 14.15　2017 年 8 月肺部 CT，双肺多发结节，较前缩小

【专家点评】

保乳手术：早期乳腺癌保乳术和放、化疗的综合治疗无论在局部和区域控制率方面，还是在长期生存率方面，均与根治术或改良根治术相同，保留乳房治疗后，患侧乳腺内如出现复发，还可进行补救性全乳切除，仍可以取得与一般改良根治术相近的生存率。目前，保乳术及术后综合治疗已成为治疗早期乳腺癌的主要方法之一。目前，欧美国家对保乳手术选择肿瘤大小较中国放宽，其原因是西方国家妇女乳房偏大，且对保乳要求迫切，故对瘤体直径≤5cm 的也行保乳手术，甚至对瘤体直径≥5cm，术前先行化、放疗后，仍行保乳术[1]。

目前大多数专家普遍认为，对于符合保乳条件，有保乳要求的患者，可以大胆采用保乳手术，而不是有所顾忌而轻易放弃保乳，倘若保乳术后同侧乳房内复发，目前认为是能通过手术根治的疾病，在 NSABPB-6 临床试验的设计中，认为保乳后乳房内肿瘤复发是美容失败而非治疗失败，保乳后复发的同侧乳腺内复发后的全乳切除为挽救性手术，而非姑息性手术。

前哨淋巴结活检：乳腺癌根治手术时，腋窝淋巴结切除（Axilary Lymph Node Dissection，ALND）是乳腺癌手术的常规术式，但手术后并发症，特别是上肢淋巴水肿，给病人造成极大的痛苦。目前试图以前哨淋巴结活检（Sentinel Lymph Node Biopsy，SLNB）来取代常规的腋窝淋巴结切除[2]。

NSABP B-32试验表明了腋窝淋巴结阴性患者不行ALND的安全性。ACSOG Z0011试验结果提示，部分低危前哨淋巴结活检阳性患者或可避免行ALND[3]。但ACSOG Z0011实验入组对象为低复发转移风险人群，激素受体阳性和T1者占绝大多数，而缺乏Her-2相关信息，因此需注意对适用人群的选择，尤其是对Her-2阳性或三阴性乳腺癌等高危人群的选择需尤其注意。另外，试验中为期6.3年的随访时间不足，尤其是针对大部分病例为激素受体阳性，该部分人群在术后3~4年以及7~8年均为复发高峰。Z0011之所以能得出令人振奋的结果，大多数专家认为保乳手术后的放疗起了关键性的作用。作为同是局部控制手段的放疗是否可以取代手术成为前哨淋巴结阳性者避免腋窝清扫的全新选择呢？ACOSOG Z0011试验的结论在学术界引起不小的震动。但该试验计划入组1900例，实际入组仅有891，主要原因是该试验为单中心试验，从1999年到2004年未能达到试验设计的病例要求。由于乳腺癌治疗近10年来发生不断的变化，过长的入组时间将会影响样本的齐性。NSABP B-32试验表明，对于临床淋巴结阴性、病理学前哨淋巴结阴性的早期乳腺癌患者，单纯前哨淋巴结切除（SNR）疗效不劣于SNR+常规腋清扫（AD），但切除活检增加了前哨淋巴结活检的假阴性率。

IBCSG23-01结果表明，对于有前哨淋巴结微转移患者，可考虑不进行ALND。AMAROS试验结果显示，前哨淋巴结阳性者行腋窝清扫和腋窝放疗在局部复发率、无疾病生存和总生存上无明显差异，但前者淋巴水肿发生率显著增加[4]。

NSABPB-04试验25年随访结果提示，对于淋巴结阳性者行乳腺癌根治术与全乳切除术加腋窝放疗在复发率和生存率上无显著差异，与AMAROS试验结果相吻合。

三阴性乳腺癌：有研究通过测序分析了来自美国和欧洲的12个肿瘤诊所的1824名三阴性乳腺癌病例的DNA。他们发现，有害突变在几乎15%的三阴性乳腺癌患者中发生。其中，11%的患者的BRCA1和BRCA2基因存在突变，其余患者的15个易感基因包括DNA修复基因PALB2，BARD1和RAD51C中存在突变。然而，参与其他过程如细胞周期的易感性基因没有突变。三阴性乳腺癌患者可能携带某些基因突变，这使得它们更容易对替代疗法像化疗药物顺铂或PARP抑制剂响应。

对于TNBC，在条件允许的情况下，在明确TNBC诊断后就进行基因检测是值得推荐的。在肿瘤内科经常看到在走投无路时会做一些基因的检测，其实TNBC至少可以分为6种不同的亚型，如基底细胞样1、2型，免疫调节型，间充质样细胞型，间充质样干细胞型以及管样雄激素受体型，这些不同分型的TNBC在发生、发展以及对治疗的反应上都有非常大的差别。与其等到复发和转移之后进行基因检测，倒不如在其发生时就精准分型。

◎ 参考文献

[1] Fisher, B, Anderson S, Bryant J, et al. Twenty-year follow-up of a randomized trial comparing total mastectomy, lumpectomy, and lumpectomy plus irradiation for the treatment of invasive breast cancer [J]. N Engl J Med, 2002, 347 (16): 1233-41.

[2] Galimberti, V, Cole B F, Zurrida S, et al. Axillary dissection versus no axillary dissection in patients with sentinel-node micrometastases (IBCSG 23-01): a phase 3 randomised controlled trial [J]. Lancet Oncol, 2013, 14 (4): 297-305.

[3] Giuliano, AE, Ballmana K, McCall L, et al. Locoregional recurrence after sentinel lymph node dissection with or without axillary dissection in patients with sentinel lymph node metastases: long-term follow-up from the american college of surgeons oncology group (Alliance) ACOSOG Z0011 randomized trial [J]. Ann Surg, 2016, 264 (3): 413-20.

[4] Donker, M, Tienhoven G, Straver ME, et al. Radiotherapy or surgery of the axilla after a positive sentinel node in breast cancer (EORTC 10981-22023 AMAROS): a randomised, multicentre, open-label, phase 3 non-inferiority trial [J]. Lancet Oncol, 2014, 15 (12): 1303-10.

四、IV 期乳腺癌病例

【病史资料】

张某某，女，56 岁，绝经，汉族。

主　诉：发现左乳肿块 1 年余，增大 2 月。

现病史：患者 1 年前无明显诱因发现左乳肿块，无红肿疼痛，无乳头溢血等症状，其间一直未给予特殊处理，近 2 月自感肿块较前增大，患者为求进一步处理，遂来我院就诊，门诊以"左乳肿块性质待查"收入我科。起病来，患者神清，精神尚可，大小便正常，体力体重较前稍下降。

既往史：2014 因子宫肌瘤行子宫切除术，无药物过敏史；否认肝炎、结核病史；无吸烟、饮酒史等特殊病史

专科检查：双乳对称，左乳头凹陷，双乳无皮肤红肿、橘皮征等症状，左乳外下象限可扪及一大小约 3.1cm×3.8cm 肿块，质硬，边界不清，活动度差，左腋下可触及一大小约 2.5cm×1.2cm 肿块，质硬，边界不清，活动度较差，右乳、右腋下、双锁骨上未扪及明显肿块。

辅助检查：实验室检查：血常规、肝肾功能电解质、肿瘤标志物等血生化未见明显异常。

影像学检查：（1）颅脑 MR 未见明显异常；

（2）全身骨扫描未见明显异常；

（3）首诊胸部 CT 结果提示：两肺多发小结节，转移可能，建议复查；

（4）首诊肝脏增强 MR 结果示：肝多发转移瘤（长径约 1.8cm）。

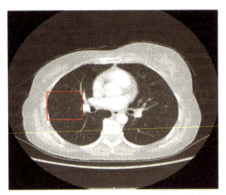

图 14.16 患者入院时 CT, 提示肺部多发小结节, 转移可能

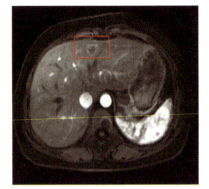

图 14.17 入院时肝脏 MR, 提示肝多发转移瘤, 最大直径约 1.8cm

超声检查结果示: (1) 左乳多发实质性肿块 (BI-RADS 5 类) (左乳外下 1.95cm×1.39cm 左腋下 2.30cm×0.77cm);

(2) 左内乳、左侧腋下及左侧锁骨上多个淋巴结肿大 (左锁上 1.28cm×0.54cm)。

【第一次 MDT 讨论】(2016 年 10 月 9 日)

首诊诊断与鉴别诊断:

乳腺外科意见: 患者肿块发现有 1 年, 质硬, 边界不清, 活动度差, 临床检查高度怀疑乳腺恶性肿瘤, 乳腺及腋窝肿块先行穿刺活检, 明确了肿块性质, 结合临床影像学检查, 有远处转移可能, 需要多学科讨论确认肝及肺脏是否有转移灶。

超声科意见: 彩超提示左乳多发肿块, 其中最大位于左乳外下, 大小约 1.95cm×1.39cm, 形态不规则、边界不清晰, 内可见血流信号, 左腋下及左锁骨上有多个淋巴结肿大, 边界不清楚、形态欠规则, 考虑乳腺癌及有腋下及锁骨上淋巴结转移, 其中左乳外下及左腋下肿块已行穿刺活检, 锁骨上因淋巴结体积较小, 穿刺风险高, 未给予穿刺活检, 临床上超声引导下穿刺活检有一定优势, 穿刺成功率高, 操作简单。

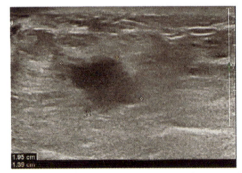

图 14.18 左乳外下象限可见边界不清晰、形态不规则的低回声, 大小约 1.95cm×1.39cm, CDFI 其内可见血流信号

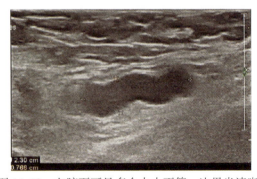

图 14.19 左腋下可见多个大小不等、边界尚清晰、形态不规则的低回声光团, 较大的大小约 2.30cm×0.766cm, CDFI 其内可见少量血流信号

放射科意见：患者肝脏增强 MR 提示有多发低回声肿块，怀疑有转移瘤，结合 CT 亦可见肝脏有转移可能，通过仔细观察影像片子，高度怀疑患者有乳腺癌肝转移，但需排除肝原发肿瘤可能。不过，因为肺部 CT 显示肺部肿块较小，并不能明确是转移灶，因患者需化疗，可通过化疗结合复查来观察确诊是不是转移灶。

病理科意见：此患者入院后 2 天行乳腺及腋下穿刺活检，病理结果为：左乳浸润性导管癌，左腋下纤维结缔组织中见腺癌浸，IHC：ER（-），PR（1+，30%），HER-2（2+），KI67（30%），FISH（+），属于 HER-2 阳性乳腺癌。

首席专家总结：对于该病人，如何界定其分期，是治疗策略的重要依据，患者已通过病理诊断明确了乳腺癌及腋窝淋巴结转移，并且超声科医师提示锁骨上亦有淋巴结转移，患者无乙肝病史，临床 AFP 的等肿瘤标志物正常，降低了肝脏原发病灶的可能性，影像科医师基本确定有肝脏转移病灶，肺部病灶较小，可通过化疗定期复查，间接来确认是否有肺部转移灶。综合各科室专家意见，患者可诊断为左乳癌，临床分期为 cT2N3M1 Ⅳ期。

首诊治疗：主要是探讨患者的治疗手段及具体治疗方案。

乳腺外科意见 1：患者初诊为 IV 期乳腺癌，不可治愈，治疗目标是延长患者的生存期，改善患者的生活质量[1]，患者有肝转移，肺部转移灶待排，身体状况佳，目前不考虑手术治疗，首选全身系统治疗，具体方案还需各科协同探讨。

放疗科意见：患者未出现局部症状，暂不考虑放疗，目前应以全身化疗为主，若后期患者局部控制不佳，出现皮肤溃破或全身骨痛等症状，可考虑放疗。

乳腺外科意见 2：患者为晚期乳腺癌患者，为 HER-2 阳性，需考虑靶向治疗，临床研究证明，HER-2 阳性的晚期乳腺癌患者，曲妥珠单抗为基础联合化疗方案，可使患者获益明显[2,3]，可作为晚期乳腺癌的一线治疗方案。H0648g 和 M77001 研究证实，在紫杉醇类基础上联合曲妥珠单抗，能够显著提高 PFS 和 OS，从而确立了曲妥珠单抗联合紫杉醇类在一线标准治疗的地位[4,5]。具体化疗方案可考虑 TH-EC 或 TCbH 化疗方案，将赫赛汀提前使用。

乳腺内科意见：患者为晚期乳腺癌患者，考虑应该首选全身化疗治疗，同意乳腺科 2 医师的意见，患者为 HER-2 阳性，曲妥珠单抗应作为一线治疗方案，在靶向治疗的基础上联合化疗，CHAT 研究证实[6]，对于能够耐受双药化疗的患者，曲妥珠单抗联合多西他赛加卡培他滨，比曲妥珠单抗联合多西他赛效果更好，尤其适用于维持治疗的患者，因患者目前情况好，化疗方案可考虑 HTX、PCH 及 PTH 方案等[7]。

首席专家总结：患者为晚期 Her-2 阳性乳腺癌患者，ER 阴性，PR 若阳性，患者应首选化疗联合靶向治疗为主，暂时不考虑放疗及内分泌治疗，患者目前状况好，相关检查未提示心脏功能等有问题，应考虑曲妥珠单抗联合多化疗药物治疗，结合患者具体情况，后期考虑使用 HTX 方案化疗（H 赫赛汀 初始 8mg/kg，后续 6mg/kg，d1，1/21d；T 多西他赛，75mg/m^2，d1，1/21；X 卡培他滨 1000mg/m^2，bid，d1-d14，1/21d），预计化疗 6 周期，每两周期评估患者病情。

【后续治疗及随访情况】

患者 2016 年 10 月 9 日初始行第 1 周期 HTX 方案，每三周 1 次，第 1 个周期主要不良反应为 Ⅲ 度骨髓抑制，给予升白治疗后无特殊不适，第 2 个周期后预防性使用长效升白药物，未出现严重骨髓抑制的情况，2周期化疗后评估疗效为PR，肺部小结节较前明显减少，考虑之前肺部小结节为转移灶，肝脏、左乳及淋巴结较前缩小，后继续2周期HTX方案化疗，疗效评估为PR，肝脏增强MR提示肿块较前明显缩小，肺脏CT提示肺部小结节较前明显减少，心脏彩超及颅脑MR未见明显异常，乳腺及腋窝彩超提示肿块较前缩小，锁骨上未见淋巴结，考虑患者情况可，继行2周期HTX化疗方案，共6周期HTX，临床评估疗效为PR，患者有手术意愿，患者入院后行第2次MDT讨论。

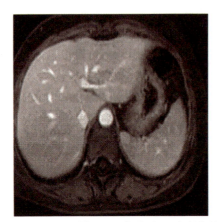
图14.20　4周期HTX化疗后，肝脏增强MR，肿块较前明显缩小

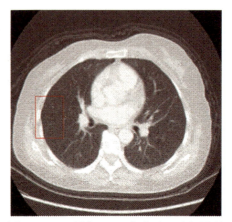
图14.21　4周期HTX化疗后，肺部增强CT，肺部小结节较前明显减少

【第二次MDT讨论及治疗情况】（2017年2月26日）

主要是探讨患者是否可手术及后期治疗方案

患者的入院情况介绍：患者经过6周期HTX治疗后，临床疗效评估为PR，入院检查血常规、肝肾功能、肿瘤标志物等血生化未见明显异常，颅脑MR未见明显异常，行肺部CT提示肺部小结节进一步减少，肝脏MR提示可见单一缩小病灶，专科体检：双乳对称，双乳头未见明显凹陷，双乳无皮肤红肿、橘皮征等症状，左乳外下象限可扪及一大小约1.2cm×1.0cm肿块，质较前变软，边界不清，活动度差，右乳、双腋下，双锁骨上未扪及明显肿块及肿大淋巴结。

乳腺外科意见2：目前，对于Ⅳ期乳腺癌局部手术是否受益，尚无明确统一意见。《中国抗癌协会乳腺癌诊治指南与规范（2017版）》[8]推荐当药物治疗取得很好的效果时，才可考虑姑息性局部手术治疗，以巩固全身治疗的效果。对于某些Ⅳ期乳腺癌，手术切除原发肿瘤可控制局部症状，提高生活质量，并且有助于患者心理治疗，但手术对于Ⅳ期乳腺癌的生存获益证据不足，需慎重考虑，并做好患者及家属的沟通。本例患者病情控制稳定，若做好沟通后，可考虑局部手术治疗。

乳腺内科意见：患者目前情况稳定，局部及全身控制得较好，肺部病灶几乎消失，肝脏小病灶消失，大病灶持续缩小，可考虑后期继续巩固几个周期化疗，可从原方案中选择单个或部分药物来进行维持[9]，如卡培他滨+赫赛汀维持，若患者考虑手术，可在术后行卡培他滨+赫赛汀方案巩固几个周期，后期单用赫赛汀。

放疗科意见：患者全身治疗效果较好，暂不需放疗治疗，如果行局部手术治疗，术后放疗可进一步降低局部区域复发率，患者是否进一步获益尚不明确。

乳腺外科意见2：患者化疗效果稳定，一般状况较好，无手术禁忌证，依据指南，局部晚期乳腺癌患者在并且控制稳定后，可考虑手术。患者可行局部手术治疗以巩固疗效，不过，因肝脏尚有一个小于1cm病灶，可考虑肝脏射频消融术联合局部手术治疗，但手术范围和术式尚无标准。2017年NCCN指南中提到过，手术可在保证肿瘤局部获得清除而其他转移灶不会威胁生命情况下进行[10]，术后继行2~4周期化疗加靶向治疗巩固，后单用赫赛汀治疗，定期复查。

首席专家总结：患者初诊为IV期HER-2阳性乳腺癌患者，一线化疗疗效评估为PR，患者病情稳定，肝脏及肺部转移灶明显缓解及控制，患者及家属表现出强烈手术意愿，依据2013版中国指南，可考虑局部手术治疗以巩固疗效，肝脏单个病灶可考虑使用射频消融术，术后可使用卡培他滨联合赫赛汀维持几个周期化疗，后期单用赫赛汀治疗维持，暂时不考虑使用内分泌及双靶向治疗。

【第二次MDT讨论后诊疗及随访情况】

与患者及家属充分沟通后，于2017年3月3日行左乳房改良根治术+肝射频消融，术后病捡结果示：左乳浸润性导管癌（WHO Ⅲ级），脉管癌栓（+），IHC：ER（-），PR（1+，40%），HER-2（3+），KI67（40%），左腋下淋巴结7/25转移，术后行4周期卡培他滨+赫赛汀治疗，复查乳腺及肝脏未发现新发病灶，肺部病灶稳定，一直单用赫赛汀治疗，因患者条件较好，截至2017年12月，一直单用赫赛汀，患者病情稳定。

【MDT总结】

肿瘤多学科综合治疗模式目前已经得到临床医师充分认可，能够为患者提供全程管理和全方位照护。本例患者为初诊IV期乳腺癌患者，来院后面临多个讨论热点。首先是临床分期，是后期治疗的根本依据；二是患者的后期治疗方案，主要涉及靶向治疗联合化疗的问题，目前赫赛汀联合化疗药物治疗尚存在一定争议，特别是蒽环类药物联合赫赛汀治疗[11]，其争议更大；三是晚期乳腺癌手术治疗，IV期乳腺癌是否行局部手术争议较大，如2016年ASCO报告的土耳其MF07-01试验及美国TBCRC 013试验；四是晚期乳腺癌维持治疗，对于晚期乳腺癌患者，治疗的目的是延长生命，提高生活质量。在接受规范的一线化疗后达到病情控制，后期需进一步维持巩固患者的治疗的效果，本患者后期维持治疗方案是讨论的一个热点。总之，本例初诊IV乳腺癌患者，在入院后行第一次MDT，明确了患者的分期，制定了HTX化疗方案，经过一段时间治疗后，行第二次MDT，确定了是否手术及术后维持治疗方案，经过MDT讨论，患者获得了最佳的个体化治疗方案，各临床医师在讨论的同时，亦拓展了思路，临床知识得到进一步的充实。

◎ 参考文献

[1] 代文杰. 中国晚期乳腺癌诊治专家共识2016版要点解读［J］. 临床外科杂志，2017（01）：24-26.

[2] Toi M, Shao Z, Hurvitz S, et al. Efficacy and safety of everolimus in combination with

trastuzumab and paclitaxel in Asian patients with HER2 + advanced breast cancer in BOLERO-1 [J]. Breast Cancer Res, 2017, 19 (1): 47.

[3] Cameron D, Casey M, Press M, et al. A phase Ⅲ randomized comparison of lapatinib plus capecitabine versus capecitabine alone in women with advanced breast cancer that has progressed on trastuzumab: updated efficacy and biomarker analyses [J]. Breast Cancer Res Treat, 2008, 112 (3): 533-543.

[4] Slamon D J, Leyland-Jones B, Shak S, et al. Use of chemotherapy plus a monoclonal antibody against HER2 for metastatic breast cancer that overexpresses HER2 [J]. N Engl J Med, 2001, 344 (11): 783-792.

[5] Marty M, Cognetti F, Maraninchi D, et al. Randomized phase Ⅱ trial of the efficacy and safety of trastuzumab combined with docetaxel in patients with human epidermal growth factor receptor 2-positive metastatic breast cancer administered as first-line treatment: the M77001 study group [J]. J Clin Oncol, 2005, 23 (19): 4265-4274.

[6] Rober, N. J. Randomized phase Ⅲ study of trastuzumab, paclitaxel, and carboplatin versus trastuzumab and paclitaxel in women with HER-2 overexpressing metastatic breast cancer: An update including survival [Z]. Meeting of the American-Society-Of-Clinical-Oncology2004: 20S-20S.

[7] A L T, Alsayed A, Alawadi S, et al. A multicenter prospective phase Ⅱ trial of neoadjuvant epirubicin, cyclophosphamide, and 5-fluorouracil (FEC100) followed by cisplatin-docetaxel with or without trastuzumab in locally advanced breast cancer [J]. Cancer Chemother Pharmacol, 2016, 77 (1): 147-153.

[8] 中国抗癌协会乳腺癌诊治指南与规范（2017版）[J]. 中国癌症杂志, 2017, 27 (9): 695-759. China Oncology, 2017, 27 (9): 695-759.

[9] 徐兵河, 王树森, 江泽飞, 等. 中国晚期乳腺癌维持治疗专家共识 [J]. 中华医学杂志, 2018, 98 (2): 87-90.

[10] Theriault R L, Carlson R W, Allred C, et al. Breast cancer, version 3. 2017: featured updates to the NCCN guidelines [J]. J Natl Compr Canc Netw, 2017, 11 (7): 753-760.

[11] Du F, Yuan P, Zhu W, et al. Is it safe to give anthracyclines concurrently with trastuzumab in neo-adjuvant or metastatic settings for HER2-positive breast cancer? A meta-analysis of randomized controlled trials [J]. Med Oncol, 2014, 31 (12): 340.

五、左乳癌术后伴肝、肺转移病例

患者，女，47岁，已婚已育，2017年9月就诊。

主诉：左乳腺癌术后3年余，发现肺转移2年余，肺转移灶进展2月，肝转移数大。

现病史：患者于2014年04月于外院行"左乳腺癌改良根治术"，术后病检示，左乳paget's病伴导管内癌及浸润性导管癌（Ⅱ级），肿瘤最大径2.8cm，ER（-），PR（-），Her-2（2+），（FISH结果阳性），Ki67（30%），左腋窝淋巴结7/15。

术后行术后行AC序贯T方案化疗8周期，具体剂量等信息不详，未行赫赛汀靶向治疗，后续定期复查。2015 年 05 外院复查，胸部 CT 结果示：双肺多发小结节（0.4cm×0.5cm），考虑转移，外院行靶向治疗（1 年）及口服卡培他滨化疗。2017 年 07 月外院复查胸部 CT 示双肺多发结节（1~2.5cm），较前增大，继续原方案，2017 年 9 月外院复查胸腹部 CT 示双肺多发转移瘤（较 2017 年 07 月 CT 结果稍增大），肝脏结节（新发病灶，最大径 1.3cm），考虑转移癌可能，遂于湖北省肿瘤医院乳腺科门诊就诊，门诊以"左乳腺癌术后；肺转移、肝转移"收入院。

既往史：无特殊手术病史；无药物过敏史；否认肝炎、结核病史；无吸烟、饮酒史。

专科查体：左乳缺如，呈左乳癌术后改变，右侧乳房无明显异常，双锁骨上未及明显肿大淋巴结，双侧腋窝未及明显肿大淋巴结。其余体格检查未见明显异常。

辅助检查：(1) 实验室检查：血生化检查正常；肿瘤标志物检测示，CEA 2.3ng/l、CA153 10.1ng/l、CA125 11.2ng/l，均在正常范围。

(2) 专科检查：全身骨扫描（ECT）结果未见明显异常；颅脑 MRI 未见明显异常；颈部、双侧锁骨上、盆腔彩超结果未见明显异常。

入院诊断：左乳腺癌术后，肝脏继发性恶性肿瘤，肺继发性恶性肿瘤；rTxNxM1；HER2 过表达型。

【MDT 讨论】

乳腺外科意见：该患者为乳腺癌术后肝肺转移的四期患者，针对晚期乳腺癌患者，近期研究证实，手术对生存方面可能存在获益，特别是单一转移病灶，手术或放疗等局部治疗可增加患者的总生存率，但该患者转移病灶均为多发性，手术及放疗等局部治疗并无权威的研究证实有生存获益。因此，通过全身治疗如化疗及靶向治疗是首选的治疗方法，建议选择化疗联合曲妥珠单抗靶向治疗。

乳腺内科意见：本例患者是一个 Her-2 阳性的晚期乳腺癌患者，先后经过手术、放疗、化疗及靶向治疗等，现转移病灶进展较快，目前考虑的问题是尽可能控制病情的发展，延长患者的生存期及提高生活质量，内分泌治疗及相应的局部治疗对生存方面无获益，暂时不建议使用。根据 2014 年美国 ASCO 在线发布的 Her-2 阳性晚期乳腺癌治疗原则和 2017 年中国抗癌协会乳腺癌诊治指南与规范[4,5]，抗 Her-2 治疗应该尽早进行，再考虑到远处转移灶的进展，曲妥珠单抗靶向治疗联合全身化疗是优选方案，有条件的患者可以加拉帕替尼，患者术后辅助化疗方案使用过 AC*T，发生远处转移后仅使用过卡培他滨方案，化疗方案可以考虑 NP 或 GP 方案等。后续继续对远处转移病灶进行评估，如效果不佳可以考虑阿帕替尼等小分子抗血管生成药物。

放疗科意见：该患者不存在局部放疗的指征，建议以全身治疗作为首选。

首席专家总结：本例患者是一例 Her-2 阳性晚期乳腺癌患者。对于此类患者，以曲妥珠单抗为基础的联合方案作为治疗首选。对于一线抗 Her-2 靶向治疗后出现疾病进展的患者，应给予 T-DM1 或者帕妥珠单抗等作为二线治疗，曲妥珠单抗和帕妥珠单抗联合的双靶向治疗可作为选择之一，但考虑到经济原因，国内实施的可能性较小，继续行以曲妥珠单抗为基础的联合治疗手段也可以作为选择之一，后续以曲妥珠单抗作为维持治疗，并对联合治疗期间及后续曲妥珠单抗维持治疗期间进行密切的评估。目前尚缺乏 Her-2 阳性晚期乳腺癌曲妥珠单抗耐药后使用的理想的靶向药物，拉帕替尼在曲妥珠单抗耐药后的治疗效果也比较有限。对于本例的治疗，NP 或 GP 方案+曲妥珠单抗的维持治疗是可行的，在远处转移灶稳定的情况下,局部治疗暂时不考虑,局部治疗更多是作为姑息性治疗来缓解患者的症状。在维持治疗期间,如疾病出现进展,可进一步行 T-DM1 或帕妥珠单抗进一步治疗,低剂量的阿帕替尼作为一种小分子抗血管生成药物也可以作为三线或三线以后的治疗。

【MDT 讨论后诊疗实施】

(1) 完善相关检查,行查血、心电图及心脏彩超等化疗及靶向治疗前相关检查。

(2) 目前给予 GP 方案化疗+赫赛汀靶向治疗 6 周期,每两治疗周期(实际为每个月评估 1 次)评估肝脏及肺病灶大小变化,患者 2017 年 10 月行胸腹部 CT 示肝脏及肺多发转移灶。经过治疗,第一次评估治疗疗效为 PR,肝脏和肺转移灶均有明显缩小(肺病灶最大径 4.0cm×2.0cm 缩小至 2.0cm×1.3cm,肝脏病灶从 1.5cm 缩小至 0.8cm)。第二次评估疗效为 SD,肺病灶较前无明显变化,肝脏病灶缩小(直径从 0.8cm 缩小至 0.6cm)。

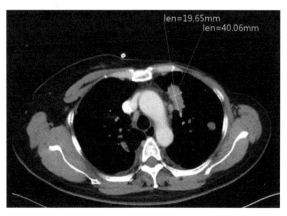

图 14.22 2017 年 10 月 20 日肺 CT:两肺内多发结节肿块(大者约 4.0cm×2.0cm),考虑转移,两肺门多发肿大淋巴结(大者长径约 1.2cm),考虑转移

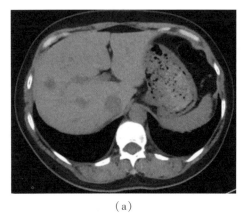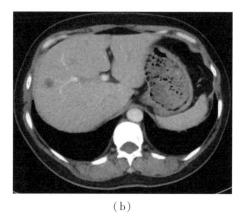

(a) (b)

图 14.23 2017 年 10 月 20 日肝脏 CT:肝脏多发小结节(直径约 1.5cm),转移可能

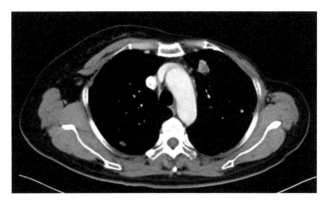

图 14.24 2017 年 12 月 2 日肺 CT：两肺内多发结节肿块（大者约 2.0cm×1.3cm），较前缩小明显，考虑转移，两肺门多发肿大淋巴结（大者长径约 1.2cm），考虑转移

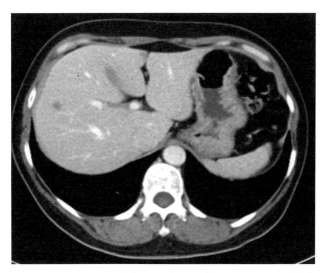

图 14.25 2017 年 12 月 2 日肝脏 CT：肝脏多发小结节（直径约 0.8cm），较前缩小明显，转移可能

（3）按期复查颈部、盆腔、颅脑 CT 及全身骨扫描检查。

【随访情况】

目前患者在曲妥珠单抗靶向治疗维持阶段，每两治疗周期评估肝脏及肺病灶大小变化，评估治疗疗效。按期复查颈部、盆腔、颅脑 CT 及全身骨扫描检查。如疾病出现进展，及时调整治疗方案，密切监测血常规及心脏、肝肾功能，如出现治疗无法耐受，则调整治疗剂量或方案。

第十四章 乳腺癌 MDT 病例

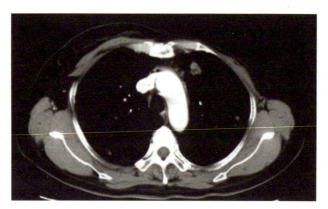

图 14.26　2017 年 10 月 20 日肺 CT：两肺内多发结节肿块（大者约 2.0cm×1.3cm），较前无明显变化，考虑转移，两肺门多发肿大淋巴结（大者长径约 1.1cm），较前缩小，考虑转移

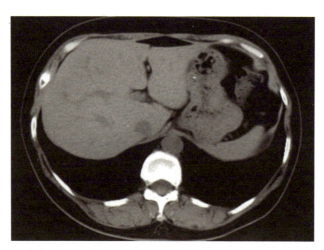

图 14.27　2017 年 12 月 02 日肝脏 CT：肝脏多发小结节（直径约 0.6cm），较前缩小，转移可能

◎ **参考文献**

[1] Giordano S H, Temin S, Kirshner J J, et al. Systemic therapy for patients with advanced human epidermal growth factor receptor 2-positive breast cancer: American Society of Clinical Oncology clinical practice guideline [J]. J Clin Oncol, 2014, 32（19）: 2078 2099.

[2] 中国抗癌协会乳腺癌诊治指南与规范（2017 年版）[J]. 中国癌症杂志, 2017, 27（9）: 695-759.

[3] 李孟阳, 刘丽珠, 韩波. 低剂量阿帕替尼治疗晚期恶性肿瘤的临床研究进展 [J].

医学综述, 2018 (3): 502-506.

[4] M H G Lagunar, M M Penella, I M García. Experience of use of pertuzumab in metastatic breast cancer under clinical practice conditions [J]. European Journal of Clinical Pharmacy Atención Farmacéutica, 2017, 19 (2): 79-82.

[5] Metzger-Filho O, Winer E P. Breast cancer: T-DM1 - an important agent in the history of breast cancer management [J]. Nat Rev Clin Oncol, 2017, 14 (11): 651-652.

六、乳腺癌小细胞神经内分泌癌病例

【病史资料】

患者,女,58岁,2017年8月就诊。

主诉:左乳癌改良根治术后1月余。

现病史:患者因发现左乳肿块半月,2017年8月16日于某医院行左乳癌改良根治术,术前彩超示左乳5点方向肿块3.0cm×1.3cm×2.5cm,左乳近腋窝处5cm×3.8cm大小。术后病检报:(左乳5点)浸润性癌Ⅱ-Ⅲ级,肿瘤最大径4cm,周围脉管组织内未见瘤栓,左乳送检乳腺标本手术残腔及周期乳腺组织均未见癌,四周切缘、基底切缘、乳头、皮肤均未见癌,见淋巴结1枚,未见转移癌0/1,左侧腋窝淋巴结见淋巴结6枚,见转移癌2/6。我院病理会诊左乳浸润性导管癌(WHO Ⅱ级)(左乳腋前?)浸润性导管癌(WHO Ⅲ级),左侧乳腺5点高级别小细胞神经内分泌癌(G4)。请临床进一步检查其他部位有无原发灶以排除转移性。ER(-)PR(-)HER-2(-)KI-67(LI:90%)E-cad(+)CK5/6(-)P63(-)P53(散+)NSE(+)Syn(+/-)Ki-67(LI:90%);阳性:CD45、Syn、TTF-1、PCK、P120膜+;阴性:CgA、Vim、CD99、GATA3;阳性:PCK、GATA3、E-cad、P120膜+,CD56、CgA、Syn、TTF-1、Vim、CD99。术后伤口恢复良好,未给予其他抗癌处理。现患者无头痛、咳嗽、腹痛、骨痛等不适。为求进一步诊治,遂来我院,门诊以"左乳癌术后"收住入院。

既往史:无特殊手术病史;无药物过敏史;否认肝炎、结核病史;无吸烟、饮酒史。

专科查体:左胸前呈乳腺癌改良根治术后改变,可见长约15cm手术瘢痕,愈合良好,未及明显肿块,右乳外形如常,未及明显肿块,双腋下及双侧锁骨上未见明显肿大淋巴结。

辅助检查:(1)实验室检查:血生化检查正常;肿瘤标志物检测示,CEA 2.96 ng/l、CA153 6.7 ng/l、CA125 7.78 ng/l、NSE 11.49 μg/l,均在正常范围。

(2)专科检查:ECT示:腹部彩超(-),肺部CT(-),颅脑MRI(-),骨扫描示右第8后肋骨质代谢活跃,肋骨CT示右侧第6前肋骨皮质稍毛糙。

入院诊断:左乳癌 pT2N1M0 ⅡB期三阴型。

【MDT讨论】

病理科意见:小细胞神经内分泌癌是一种常见于肺部的侵袭性肿瘤,但也可发生于其他部位,如乳腺、喉、气管、胃肠道、膀胱、前列腺、子宫颈和腹腔。原发性小细胞神经内分泌癌是一种非常罕见的乳腺癌,文献报道,其发生率占所有乳腺癌的0~5%[1-5]。该患者同一个肿块里既有浸润性癌成分,又有小细胞神经内分泌癌成分,更是十分罕见。但根据患者肿瘤细胞的形态学表现及免疫组化结果,诊断是十分明确的。原发性小细胞神经内分泌癌多发生于60岁以上妇女,50%~67%的患者在发现时就已有淋巴结受累[1]。该患者有2枚淋巴结转移,其转移成分很可能为小细胞神经内分泌癌部分,但由于患者无法从外院借取淋巴结组织,故无法确认淋巴结转移成分。

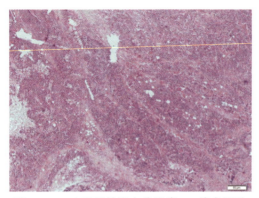

图14.28 小细胞神经内分泌癌HE染色图片

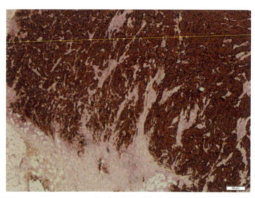

图14.29 CD56免疫组化图片(CD56:小细胞神经内分泌癌特异性表达因子)

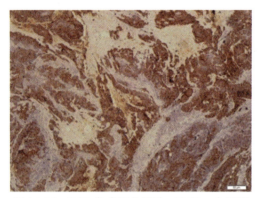

图14.30 PCK免疫组化图片(PCK:小细胞神经内分泌癌特异性表达因子)

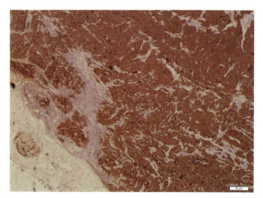

图14.31 SYN免疫组化图片(SYN:小细胞神经内分泌癌特异性表达因子)

肿瘤内科意见:原发性小细胞神经内分泌癌其组织学及形态学表现与肺小细胞神经内分泌癌和其他类型的乳腺癌相似,难以鉴别。因此,应进行彻底的全身检查,以排除其为其他部位远处转移所致,尤其是肺部CT。该病人全身检查未发现其他病灶,考虑乳腺原发可能性大。由于该类型肿瘤的发生率低,研究有限,目前尚无标准治疗方法。文献中报道的治疗方法包括手术、化疗、放疗及内分泌治疗等,所报道的化疗方案中,大部分推荐使用铂类药物,该药物也是肺小细胞神经内分泌癌经典药物。也有报道使用浸润性乳腺癌常用的蒽环及紫衫类化疗药[1-4]。本病例为浸润性乳腺癌合并小细胞神经内分泌癌,建议使用EC-TP方案化疗。

肿瘤外科意见:原发于乳腺癌的小细胞神经内分泌癌外科手术治疗方法,在早期的报道中多使用乳腺癌改良根治术，近期也有报道使用保乳手术联合放疗。该病例已于外院行乳腺癌改良根治术，共清扫淋巴结 6 枚，严格来说，未达到腋窝淋巴结清扫标准，且 6 枚淋巴结中有 2 枚转移，建议行放疗。

放疗科意见：同意外科专家的建议，根据该患者病情，强烈建议其行放疗。

首席专家总结：该病例为乳腺小细胞神经内分泌癌合并浸润性导管癌，病理类型十分罕见，全身检查已经完善，未发现远处器官病灶，考虑乳腺原发可能性大。受体类型为三阴性乳腺癌，肿瘤分期为 pT2N1M0 ⅡB 期，预期治疗效果不佳，复发转移风险高。该患者的治疗应兼顾浸润性癌及小细胞神经内分泌癌两种成分，化疗方案同意内科专家意见，建议使用 EC-TP 方案行辅助化疗。患者有 2 枚淋巴结转移，建议放疗。治疗完成后，需注意患者随访。

【MDT 讨论后诊疗实施】

（1）采用 EC-TP 八周期方案化疗，注意患者化疗毒副反应发生情况；
（2）化疗完成后行常规放疗；
（3）嘱患者加强随诊，定期复查，尤其是注意肺部情况。

【随访情况】

患者目前处于放疗阶段，一般情况良好，每 3 个月复查一次，检查项目涉及双肺 CT、心脏彩超、全身彩超（包括双侧锁骨上、对侧乳房、双侧腋窝、腹盆腔）、骨扫描、CEA、CA153、CA125、NSE、血生化等。

◎ 参考文献

［1］Latif N, Rosa M, Samian L, Rana F. An unusual case of primary small cellneuroendocrine carcinoma of the breast［J］. Breast J, 2010, 16（6）：647-51.

［2］Adegbola T, Connolly C E, Mortimer G. Small cell neuroendocrine carcinoma of the breast：a report of three cases and review of the literature［J］. J Clin Pathol, 2005, 58（7）：775-8.

［3］Inno A, Bogina G, Turazza M, et al. Neuroendocrine carcinoma of the breast：current evidence and futureperspectives［J］. Oncologist, 2016, 21（1）：28-32.

［4］Hojo T1, Kinoshita T, Shien T, et al. Primary smallcell carcinoma of the breast［J］. Breast Cancer, 2009, 16（1）：68-71.

［5］Wang J, Wei B, Albarracin C T, et al. Invasive neuroendocrine carcinoma of the breast：a population-based study from the surveillance, epidemiology andend results（SEER）database［J］. BMC Cancer, 2014, 14：147.

七、晚期乳腺癌伴对侧新发乳腺癌病例

【病史资料】

患者，女，63 岁，已婚已育，2017 年 9 月就诊。

主诉：左乳癌综合诊治近 5 年，出现局部复发 3 月余，发现右乳肿块 1 月余。

现病史：患者于 2012 年 8 月在某医院行左乳癌改良根治术，术后病检"左乳浸润性乳腺癌（Ⅲ级），腋下淋巴结（1/2）见癌转移；ER（-）PR（-）Her-2（2+－3+）"。于 2012 年 8—12 月以 TA 方案化疗 4 周期（具体剂量不详），于 2012 年 10 月行左胸壁及区域淋巴结引流区放疗（50Gy/25F）。其后中药维持治疗，定期门诊复查病情稳定。于 2016 年 3 月复查肺部 CT 术示："左乳癌"术后放疗后改变；两肺慢性炎性病变，建议复查。2016 年 10 月复查肺 CT 示："左乳癌"术后放疗后改变；两肺多发小结节较前增多稍增大，考虑转移；右侧腋窝及纵隔多发淋巴结肿大，较前增大。后行 PET-CT 检查：原左乳癌术后放化疗后复查：（1）左侧乳腺术后缺如，左侧胸壁局部未见明确恶性肿瘤征象；（2）左下颈部、左侧锁骨上、左侧胸肌后方、右侧腋窝、双侧肺门及纵隔内见多发大小不等淋巴结影，代谢增高，考虑淋巴结转移；（3）双肺散在多发结节影，未见异常代谢，考虑双肺转移；（4）颅骨、多个颈胸腰椎、双侧多根肋骨、左侧髂骨及双侧髋臼等处见骨质破坏影，代谢增高，考虑骨转移；（5）肝囊肿；（6）脊柱退行性改变；（7）全身其他部位未见明显异常。我院会诊外院病理切片结果（H1603783）：（左侧）乳腺浸润性癌，非特指（WHO Ⅲ级）。外院 IHC 示：ER（-）PR（-）Her-2（2+）Ki-67（LI：20%）。建议患者向初诊医院借蜡块继续行 FISH 检测。患者自述初诊医院未保存蜡块。考虑患者病情进展于 2016 年 10 月至 2017 年 2 月行 AC 方案化疗 4 周期（THP 65mg iv d1 + CTX 840mg iv d1），并定期行唑来膦酸抗溶骨治疗。2017 年 2 月复查肺部 CT 示："左乳癌"术后放疗后改变；两肺多发小结节，较前缩小；胸椎及所扫腰椎多发转移瘤，部分较前稍缩小；后继续定期行唑来膦酸抗溶骨治疗。患者于 3 月前发现左胸壁出现红色多发结节，1 月前发现右乳外上约 2.0cm×2.0cm 肿块，无痛感，质硬，活动度差。现来院进一步治疗及检查。

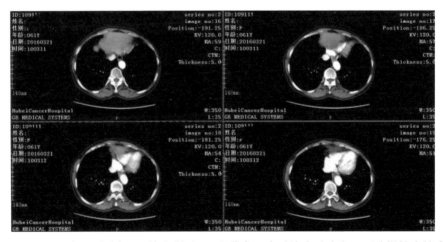

图 14.32　2016 年 3 月肺部 CT 检查所示："左乳癌"术后放疗后改变；两肺慢性炎性病变

既往史：无特殊手术病史；无药物过敏史；否认肝炎、结核病史；无吸烟、饮酒史，2017 发现频发室性早搏。

专科查体："左乳癌"术后，左胸壁广泛皮下结节，呈暗红色，突出于皮肤表面，最

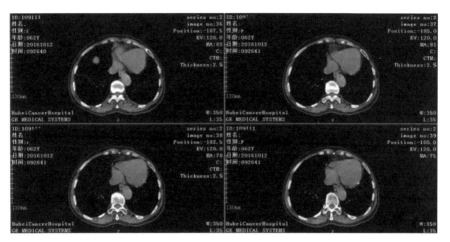

图 14.33　2016 年 10 月肺 CT 检查所示："左乳癌"术后放疗后改变；两肺多发小结节较前增多稍增大，考虑转移；右侧腋窝及纵隔多发淋巴结肿大，较前增大

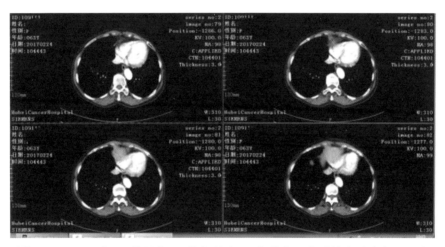

图 14.34　2017 年 02 月复查 CT 检查所示："左乳癌"术后放疗后改变；两肺多发小结节，较前缩小；胸椎及所扫腰椎多发转移瘤，部分较前稍缩小

大直径约 1.0cm，右乳头上方肿胀变硬，伴表面皮肤发红，呈橘皮征。双锁骨上及双侧腋窝未及明显肿大淋巴结。其余体格检查未见明显异常。

辅助检查：（1）实验室检查：血生化检查正常；肿瘤标志物检测示，CEA 144.8ng/l、CA153 39.5ng/l、CA125 244ng/l。

（2）脑部 MRI 检查示：两侧大脑多发小缺血灶。

入院诊断：（1）左乳癌术后双肺及多发骨转移 TxN1M1 Ⅳ期；

（2）右乳肿块性质待查。

第十四章 乳腺癌 MDT 病例

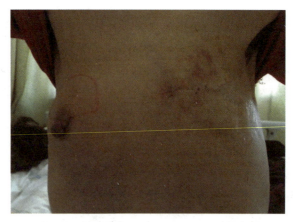

图 14.35 体格检查所示:"左乳癌"术后,左胸壁广泛皮下结节,呈暗红色,突出于皮肤表面,最大直径约 1.0cm,右乳头上方肿胀变硬,伴表面皮肤发红,呈橘皮征

(3) 频发室性早搏。

【MDT 讨论】

乳腺外科意见:该患者左乳癌术后多脏器转移,现在局部出现红色结节,应该首先考虑局部复发,转移复发的病人很多案例报道中都出现了肿瘤的变异,所以应该首先考虑进行活检取材进行病理检查,针对病理检查来,判断是否示肿瘤复发或者是否有肿瘤的变异。若病理检查提示是局部复发,根据相关研究[1],针对晚期乳腺癌患者,局部手术干预组相比无手术干预组有更长的总生存率,不建议进行大范围的手术,仍应优先进行全身治疗。若局部症状严重,到了困扰患者生活的程度,再考虑进行手术。对于患者的右乳肿块,因其左乳癌的病史,也应高度警惕对侧乳腺癌[2],应完善相关影像学检查,并进行病理组织学穿刺活检。

乳腺内科意见:该患者为晚期乳腺癌,根据之前的病史,已经使用过 TA 方案及 AC 方案,尤其是 AC 方案,刚刚使用 4 周期,患者即出现了局部复发,可见疗效较差,故应该立即更换治疗方案。根据 2017 年中国抗癌协会乳腺癌诊治指南与规范[3],针对晚期乳腺应首先考虑使用以紫衫类药物为基础的方案[4],如 TX 方案(紫杉醇药物联合卡培他滨)或 GT 方案(吉西他滨联合紫衫类药物)。此外,我院对于切片的会诊结果为 ER (-),PR (-),Her-2 (2+),Ki-67 (LI: 20%),由于材料缺乏原因,没能做 FISH 检验,现在应该局部取活检进行病理检查,并进行 FISH 检验,若结果为阳性,则可以考虑使用 PCH 方案(卡铂+紫杉醇+曲妥珠单抗),根据患者的身体情况,可以调整使用剂量或单药化疗。

放疗科意见:该患者为晚期乳腺癌,并出现局部复发,肺转移,骨转移,优先放疗的意义不大,对于承重骨或局部症状控制不良的情况下可以考虑放疗,首选仍应是全身治疗[5]。

首席专家总结：患者目前诊断为左乳癌术后双肺及多发骨转移 TxN1M1 Ⅳ期，出现胸壁结节的广泛复发，建议行胸壁结节切取活检，进行病理诊断，针对病理检查结果，来判断是否示肿瘤复发或者是否有肿瘤的变异，再根据免疫组化结果进行下一步全身治疗。对于右侧的新发肿块，也应尽快穿刺活检，确诊是否为乳腺癌，并根据免疫组化初步判断原发还是继发。首诊的不规范导致缺乏诸多重要信息，这次要明确 HER-2 的受体状况，之前未使用曲妥珠单抗靶向治疗，若病理检查受体情况满足条件，则应积极与患者沟通，建议其尽快开始进行曲妥珠单抗靶向治疗。根据患者的治疗经历，蒽环类药物已经无法控制病情，根据中国最新乳腺癌诊疗指南[6]，应该首先考虑使用紫杉类化疗药物，若患者一般身体状况良好，建议使用更加常见的 TX 方案（紫杉醇药物联合卡培他滨），若患者不良反应较重或身体状况较差，可以考虑紫杉醇单药周疗。若 HER-2（3+）或 FISH 检查为阳性，则可以考虑多西紫杉醇+卡铂+曲妥珠单抗治疗方案。对于放疗方面支持放疗科专家的意见，目前放疗意义不大。承重骨或局部症状控制不良的情况下，可以考虑放疗。

【MDT 讨论后诊疗实施】

（1）完善相关检查，2017 年 9 月 9 日我院穿刺病检结果：左胸壁结节见腺癌浸润，脉管癌栓（+），右乳浸润性导管癌，ER（-），PR（-），HER2（3+），Ki-67：35%。

（2）2017 年 10 月复查肺部 CT 示："左乳癌"术后放疗后改变；两肺多发小结节，较前稍缩小；右腋窝、左肺门、纵隔多发淋巴结肿，部分较前稍缩小；胸椎及所扫腰椎多发转移瘤，较前无明显变化，部分病灶较前增生修复。

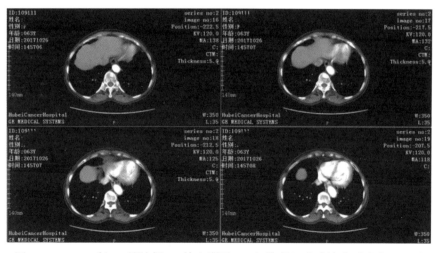

图 14.36　2017 年 10 月肺部 CT 检查所示："左乳癌"术后放疗后改变；两肺多发小结节，较前稍缩小；右腋窝、左肺门、纵隔多发淋巴结肿，部分较前稍缩小；胸椎及所扫腰椎多发转移瘤，较前无明显变化，部分病灶较前增生修复

（3）2017 年 10 月开始以 TCH（紫杉醇+卡铂+曲妥珠单抗）方案化疗 6 周期，后持续曲妥珠单抗靶向治疗，并以唑来磷酸对症治疗。

【随访情况】

2018 年 4 月随访，目前患者在曲妥珠单抗和维持阶段。

2018 年 4 月复查肺 CT 检查示："左乳癌"术后放疗后改变，两肺多发小结节，较前无明显变化；胸部骨质多发转移瘤，较前无明显变化；

2018 年 4 月心脏彩超结果示：左室射血分数 45%，暂停使用赫赛汀，予以护心等对症处理。

◎ 参考文献

[1] Carrara G F A, Scapulatempo-Neto C, Abrahão-Machado L F, et al. Breast-conserving surgery in locally advanced breast cancer submitted to neoadjuvant chemotherapy. Safety and effectiveness based on ipsilateral breast tumor recurrence and long-term follow-up [J]. Clinics, 2017, 72 (3): 134-142.

[2] Begg C B, Ostrovnaya I, Geyer F C, et al. Contralateral breast cancers: independent cancers or metastases? [J]. International Journal of Cancer, 2017, 142 (2): 347.

[3] 中国抗癌协会乳腺癌诊治指南与规范（2017 年版）[J]. 中国癌症杂志, 2017, 27 (9): 695-759.

[4] Kellokumpulehtinen P, Tuunanen T, Asola R, et al. Weekly paclitaxel—an effective treatment for advanced breast cancer [J]. Anticancer Research, 2013, 33 (6): 2623-2627.

[5] Ghiam A F, Spayne J, Lee J. Current challenges and future perspectives of radiotherapy for locally advanced breast cancer [J]. Current Opinion in Supportive & Palliative Care, 2014, 8 (1): 46.

[6] 江泽飞, 张嘉庆. 中国临床肿瘤学会（CSCO）乳腺癌诊疗指南公布 [J]. 肿瘤防治研究, 2017 (5): 369-369.

八、Luminal B 型 Her-2 阴性晚期乳腺癌病例

【病史资料】

患者甘某某，女，54 岁，绝经。2015 年 8 月就诊。

主诉：右乳癌改良根治术后 6 年余，发现左乳肿块 1 月余。

现病史：患者于 2009 年 3 月发现右乳内上象限一大小约 4.0cm×4.5cm 质硬肿块。2009 年 7 月在某县人民医院行"右乳癌改良根治术"，术后病检（2015 年本院会诊）结果示：右乳浸润性导管癌 I 级，右腋窝淋巴结 0/15 枚未见癌转移，免疫组化：ER（40%，2+），PR（50%，2+），Her-2（-），Ki-67：5%。（Luminal A 型）。术后化疗 2 周期（具体方案不详），未进行放疗、内分泌治疗及常规复查。2015 年 7 月发现左乳外上象限有一肿块，大小约 2.5cm×2.5cm，一直未做特殊处理，今患者来院就诊，门诊以"1. 右乳癌术后；2. 左乳肿块性质待查"收入院。

既往史：无药物过敏史；否认肝炎、结核病史；无吸烟、饮酒史。

专科查体：右胸前呈右乳癌改良根治术后改变，横行手术切口长约20cm，愈合良好，右胸壁未扪及明显肿块。左乳稍下垂，乳头、乳晕外形正常，左乳外上象限近腋尾部可扪及一大小约2.5cm×2.5cm质硬肿块，边界不清，活动度可。双侧锁骨上及腋下未扪及明显肿大淋巴结。

辅助检查：（1）实验室检查：血尿常规、肝肾功能、凝血功能均正常，癌胚抗原、CA-125、CA153均正常，雌激素检测提示患者处于绝经期水平。

（2）专科检查：左乳腺钼靶结果示：左乳外上象限肿块符合BI-RADS分类：Ⅲ类。ECT检查结果示：胸骨、第3前肋、第8胸椎骨质代谢活跃，考虑肿瘤骨转移。胸部CT结果示：左腋窝、前纵隔多发淋巴结转移；两肺多发小结节影，考虑转移性肿瘤。彩超检查结果示：肝、胆、胰、脾、双肾均未见明显异常。左乳增生，左侧腋下一大小约2.74×1.24cm低回声光团。胸椎X线检查结果示：胸椎退行性病变。左乳肿块穿刺活检结果示：左乳腺浸润性导管癌，免疫组化：ER（80%，2+），PR（20%，2+），Her-2（+），KI-67：80%。

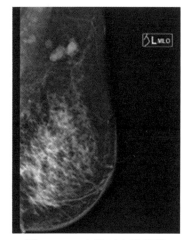

图14.37 入院时左乳钼靶

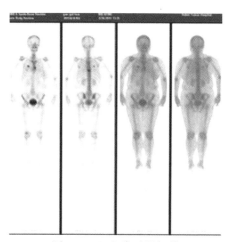

图14.38 入院时骨扫描

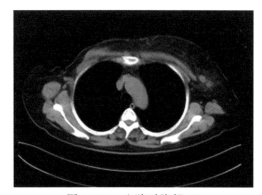

图14.39 入院时胸部CT

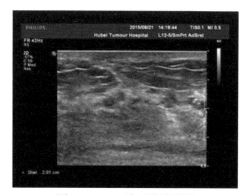

图14.40 入院时乳腺彩超

第十四章 乳腺癌 MDT 病例

入院诊断：（1）"右乳癌"术后；（2）左乳癌；（3）乳腺癌骨转移；（4）乳腺癌肺转移 rT2N0M1 Ⅳ期。

【MDT 讨论】（2015 年 8 月）

病理科意见：患者既往右乳癌本院病理会诊示：右乳浸润性导管癌Ⅰ级，右腋窝淋巴结 0/15 枚未见癌转移，免疫组化：ER（40%，2+），PR（50%，2+），Her-2（−），Ki-67：5%。本次左乳肿块穿刺活检结果示：左乳腺浸润性导管癌，免疫组化：ER（80%，2+），PR（20%，2+），Her-2（+），KI-67：80%，E-cad（+），P-120（膜+）。E-cad 和 P120 是鉴别浸润性小叶癌和浸润性导管癌的关键指标。浸润性小叶癌常 E-cad 阴性或表达减弱，P120 胞质阳性；而浸润性导管癌常 E-cad 阳性或表达减弱，P120 胞膜阳性，目前患者左乳浸润性导管癌诊断明确，但该肿瘤是原发还是继发单从病理方面诊断比较较为困难，特别是一些病理类型相同的双侧乳腺癌，本例患者两侧乳腺癌病理结果基本相同。目前对于双侧原发性乳腺癌的诊断标准有如下几点：（1）病变部位：原发癌很多位于外上象限乳腺实质内，而转移癌通过皮下淋巴途径或血液循环转移到对侧，常位于乳腺内侧象限或接近胸正中线的脂肪组织内；（2）组织学类型：两侧乳腺癌组织类型完全不同，或核分化程度明显差异，可作为原发癌的诊断标准。如果两侧乳腺癌组织类型完全相同，同时伴有淋巴结转移阴性或后发病灶核分化程度比先发侧高，也考虑双原发癌；（3）原位癌成分：双侧病变中存在原位癌或者原位癌演变成浸润癌状态可以判断为双原发；（4）生长方式：原发癌多为单发，浸润性生长；转移癌多为多发，成膨胀性生长；（5）首发侧乳腺癌术后 5 年以上，无局部复发或者远处转移证据，归属于双侧原发性乳腺癌[1]。综合以上几点考虑，目前患者两侧乳腺癌病理类型基本相同，同时伴有肺转移、骨转移，因此考虑左侧继发性乳腺癌可能性大。

乳腺外科意见：本例患者为Ⅳ期乳腺癌，目前，针对Ⅳ期乳腺癌的治疗是否应该切除原发病灶的观点仍不一致。在过去的十几年间，大量的回顾性研究发现，对Ⅳ期乳腺癌原发灶的局部处理可改善患者预后，带来生存获益。但回顾性研究可能存在一定的选择偏倚，原发灶手术通常选择在孤立转移、临床分期更早、预后相对较好的患者身上实施，这在一定程度上影响了研究结果。目前，关于Ⅳ期乳腺癌是否能从手术中获益的前瞻性研究分布是来自土耳其的 MF-0170 研究[2]及印度 TaTa 纪念中心的研究[3]，已引发广泛关注。印度 TaTa 中心的研究结果表明，原发灶手术治疗未能改善患者预后，但手术组患者的 5 年局部无进展生存率显著高于未手术组。MF07-01 研究发现，对Ⅳ期乳腺癌患者而言，行原发灶手术切除并未改善患者的中位生存时间，而对于单发骨转移的患者，原发灶手术则可能改善患者预后。目前，本例患者的左侧乳腺癌经过病理及临床判断，考虑继发性乳腺癌可能性大，同时患者有骨转移、肺转移，显然手术是不合适的。鉴于该患者既往未进行内分治疗及仅化疗 2 周期，目前患者仍可能从内分泌治疗或化疗中获益。该患者的全身治疗可选择内分泌治疗或化疗。

乳腺内科意见：患者右侧乳腺癌按照现在的分子分型是 Luminal A 型乳腺癌，本应该是一类预后非常好的类型，但遗憾的是，前期治疗极不规范，作为 Luminal A 型乳腺癌最为重要的内分泌治疗没有很好地使用，这是前次治疗的一大缺陷。目前，患者左侧乳腺癌再次病检仍为 Luminal 型乳腺癌，考虑首选内分泌治疗为主。主要依据如下：（1）2015年美国 NCCN 指南：ER 和（或）PR（+）的复发性或转移性患者适合内分泌治疗。1 年内未接受内分泌治疗的绝经后患者可选择持续内分泌治疗至疾病进展，建议予芳香化酶抑制剂或他莫昔芬、托瑞米芬（SERMS）或氟维司群（SERD）治疗，在三线内分泌治疗后不再获益或有症状性内脏转移，可以考虑化疗。（2）中国晚期乳腺癌诊治专家共识：激素受体阳性、HER-2 阴性的转移性乳腺癌，病变局限在乳腺、骨和软组织以及无症状、肿瘤负荷不大的内脏转移患者，可以优先考虑内分泌治疗；对内分泌治疗敏感的患者，内分泌治疗不仅可以推迟患者开始化疗的时间，而且可以使患者保持较好的生活质量。对于既往内分泌治疗有效的患者（疾病进展时间大于 6 个月）无论患者是否绝经，后续内分泌治疗仍然有可能控制肿瘤，疾病进展后可以换用不同作用机制的其他内分泌药物治疗。连续三线内分泌治疗，治疗无效通常提示内分泌耐药，应该换用细胞毒性药物治疗。本例患者既往未接受任何内分泌治疗，很可能从内分泌治疗中获益，可考虑内分泌治疗+唑来膦酸抗溶骨治疗。

放疗科意见：目前，对乳腺癌骨转移伴有明显疼痛的患者，为了缓解疼痛，可选择局部放疗，或者对承重骨破坏较大的、骨折风险较大的患者，可选择放疗。目前，该患者骨疼不明显，骨转移仅限于肋骨，胸椎 X 线检查未见明显骨破坏征象。综上考虑可暂不考虑放疗，目前治疗应该以全身治疗为主。

首席专家总结：结合两次病检结果及全身检查结果，目前考虑患者双侧转移性乳腺癌（BMBC）可能性大，同时患者有骨转移、肺转移，显然，目前手术治疗是不合适的。鉴于该患者既往未进行内分治疗及仅化疗 2 周期，目前，患者仍可能从内分泌治疗或化疗中获益。该患者的全身治疗可选择内分泌治疗或化疗。目前，患者骨扫描有骨转移，但影像学检查排除胸椎等承重骨转移可能。当前治疗拟行全身治疗为主，参考 2015 年美国 NCCN 指南、中国晚期乳腺癌诊治专家共识等，对于激素受体阳性、HER-2 阴性的转移性乳腺癌，病变局限在乳腺、骨和软组织以及无症状、肿瘤负荷不大的内脏转移患者，可以优先考虑内分泌治疗。综合 FIRST 研究[4]及 CONFIRM 研究[5]，优先建议患者选择 500mg 氟维司群内分泌治疗，若患者经济能力有限，可选择阿那曲唑 1mg 内分泌治疗。同时，针对患者骨转移，拟行唑来膦酸 4mg 抗溶骨治疗，每 28 天注射一次。

【MDT 讨论后诊疗实施】

患者因经济原因，拒绝氟维司群内分泌治疗，选择阿那曲唑 1mg 内分泌治疗+唑来膦酸 4mg 抗溶骨治疗，并定期规律复查。

【随访情况】

患者于治疗后第 1 个月、第 3 个月、第 7 个月、第 12 个月分别进行随访。随访包括全身彩超（包括双侧锁骨上、对侧乳房、双侧腋窝、腹盆腔）、胸壁 CT、CEA、CA153、CA125、血尿常规、肝肾功能等。

1. 治疗前

（1）乳腺彩超检查结果示：左乳增生，左侧腋下一大小约 2.74cm×1.24cm 低回声光团。

（2）胸部 CT 结果示：左腋窝、前纵隔多发淋巴结转移；两肺多发小结节影，考虑转移性肿瘤。

2. 治疗 1 个月后随访

（1）乳腺彩超检查结果示：左侧腋下可见一大小为 2.22cm×1.03cm 低回声光团。

（2）胸部 CT 检查结果示：左乳结节较前缩小。两肺多发小结节，较前无明显变化。

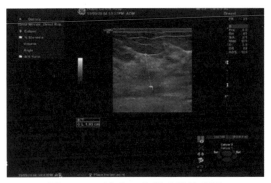

图 14.41　治疗 1 个月后乳腺彩超

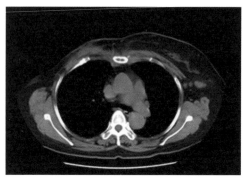

图 14.42　治疗 1 个月后胸部 CT

3. 治疗 3 个月后随访

（1）乳腺彩超检查结果示：左侧腋下可见一大小为 1.41cm×0.82cm 低回声光团。

（2）胸部 CT 检查结果示：左乳结节较前缩小。两肺多发小结节，较前无明显变化。

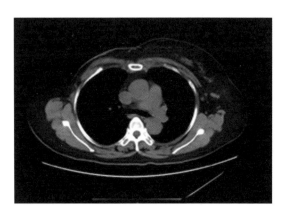

图 14.43　治疗 3 个月后胸部 CT

4. 治疗 7 个月后随访

（1）乳腺彩超检查结果示：左侧腋下可见一大小为 1.02cm×0.91cm 低回声光团。

（2）胸部 CT 检查结果示：左乳结节较前缩小，两肺多发小结节，较前无明显变化。

5. 治疗 12 个月后随访

（1）乳腺彩超检查结果示：左侧腋下可见一大小为 1.94cm×1.08cm 低回声光团。

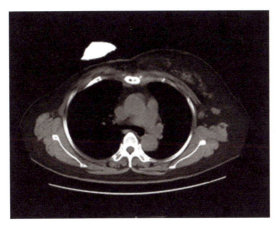

图 14.44　治疗 7 个月后胸部 CT

（2）胸部 CT 检查结果示：左乳结节较前无明显变化。两肺多发小结节，较前无明显变化。

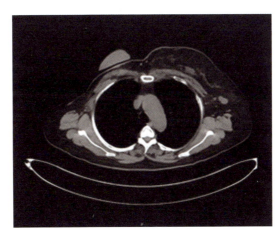

图 14.45　治疗 1 年后胸部 CT

◎ 参考文献

[1] Hartman M, Czene K, Reilly M, Adolfsson J, et al. Incidence and prognosis of synchronous and metachronous bilateral breast cancer [J]. J Clin Oncol, 2007, 25 (27): 4210-4216.

[2] Soran A, Ozbas S, Kelsey SF, et al. Randomized trial comparing locoregional resection of primary tumor with no surgery in stage IV breast cancer at the presentation (Protocol MF07-01): a study of Turkish Federation of the National Societies for Breast Diseases [J]. Breast J, 2009, 15 (4): 399-403.

[3] Badwe R, Hawaldar R, Nair N, et al. Locoregional treatment versus no treatment of the primary tumour in metastatic breast cancer: an open-label randomised controlled trial [J]. Lancet Oncol, 2015, 16 (13): 1380-1388.

[4] Robertson J F, llombart-cussac A, Rolski J, et al. Activity of fulvestrant 500 mg versus anastrozole 1 mg as first-linethe FIRST study. J Clin Oncol, 2009, 27 (27): 4530-4535treatment for advanced breast cancer: results from the FIRST study [J]. J Clin Oncol, 2009, 27 (27): 4530-4535.

[5] Di Leo A, Jerusalem G, Petruzelka L, et al. Results of the CONFIRM phase Ⅲ trial comparing fulvestrant 250mg with fulvestrant 500mg in postmenopausal women with estrogen receptor-positive advanced breast cancer [J]. J Clin Oncol, 2010, 28 (30): 4594-4600.

九、乳房再造术病例

【病史资料】

患者，女，27岁，未婚，2018年5月11日就诊。

主诉：发现左乳肿块1月余。

现病史：患者于1月余前无意中发现左乳肿块，无明显乳腺胀痛，无乳头溢血溢液，无恶心呕吐，无腹痛腹泻，于2018年5月9日在某医院行双乳彩超示，左乳实质性肿块，未做过特殊处理，今来我院拟行进一步治疗，门诊以"左乳肿块性质待查"收入院。

既往史：无特殊手术病史；无药物过敏史；否认肝炎、结核病史；无吸烟、饮酒史。

专科查体：左乳内上象限可及大小约4.0cm×4.5cm肿块，质硬，界清，可活动，双腋窝及双锁骨上未及肿大淋巴结。其余体格检查未见明显异常。

辅助检查：(1) 实验室检查：血生化检查正常；肿瘤标志物检测示，CEA0.59 μg/L、CA153 14.55 μg/mL、CA125 14.5 μg/mL，均在正常范围。

(2) 专科检查：胸部X线示：双肺未见明显异常；双乳彩超示，左乳内上象限实质性肿块（BI-RADS分类4a类）；腹盆腔彩超示：腹盆腔未见明显异常。

入院诊断：左乳肿块性质待查。

【第一次MDT讨论】

乳腺外科意见：该患者为年轻乳腺癌患者，未婚，对外观要求较高，可考虑行乳腺整形重建手术。根据最新乳腺重建指南和最新文献报道，即刻乳腺重建在美观度、患者主观感受和满意度方面均优于延期重建[1,2]。该患者腋窝淋巴结临床阴性，建议给予一期保留乳头乳晕皮下腺体切除术+腋窝淋巴结清扫术+背阔肌转瓣假体植入乳腺再造术[3,4]。

乳腺内科意见：该患者尚未确诊，可考虑先行粗针穿刺或肿块切除术明确诊断，再考虑新辅助治疗，再考虑保乳手术或整形重建手术[5]。

【第一次MDT讨论后诊疗实施】

患者因心理因素拒绝穿刺检查，于2018年5月15日行左乳肿块切除术，病检示：左乳浸润性导管癌3级，癌组织距周围切缘最近距离<1mm，ER（-）PR（-）HER2（-）KI67（LI：70%），NO1804094。考虑癌组织距周围切缘最近距离<1mm，给予EC化疗3周期，于2018年7月18日行"左侧保留乳头乳晕皮下腺体切除术+腋窝淋巴结清扫术+

背阔肌转瓣假体植入乳腺再造术"。

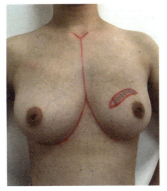
图 14.46 手术前正面照

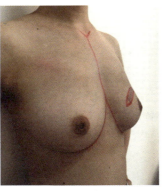
图 14.47 手术前侧面照（右）

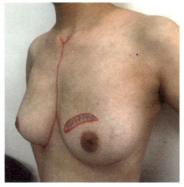
图 14.48 手术前侧面照（左）

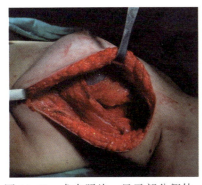
图 14.49 术中照片：显示部分假体，假体置入胸大小肌间，胸大肌下方打断，与转移过来背阔肌肌瓣下方缝合固定

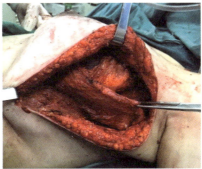
图 14.50 术中照片：显示转移过来的背阔肌肌瓣，与胸大肌外侧缘缝合固定形成囊袋的外侧覆盖切缘

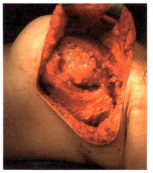
图 14.51 术中照片：显示假体已完全覆盖

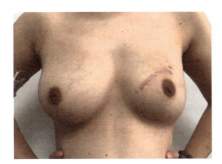
图 14.52 术后照片正面照

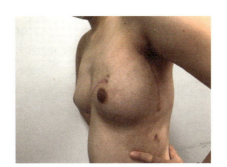
图 14.53 术后照片侧面照

术后病检示，左乳原切口下镜下见多核巨细胞反应及纤维母/肌纤维母细胞增生，未见癌，左乳头后方组织未见癌，左腋窝 LN 0/15 枚未见癌转移，NO1806403。

术后病理诊断：左乳浸润性导管癌，pT2N0M0，三阴性。

术后继续给予 EC 化疗 1 周期，序贯 T 化疗 3 周期。关于是否需行术后放疗，召集第二次 MDT 讨论。

【第二次 MDT 讨论】

乳腺外科意见：该患者为年轻三阴乳腺癌患者，肿块大小达 T2，行保留乳头乳晕手术，但乳头后方组织病检为阴性，目前对这类患者是否需要放疗存在争议[6]。部分专家认为，三阴性乳腺癌容易出现复发和转移，建议给予放疗。部分专家认为，淋巴结无转移，且乳头后方组织病检为阴性，不需要放疗。

乳腺放疗科意见：该患者不具备放疗指征[7]，且考虑到放疗可能会对放置的假体造成包膜挛缩变硬等系列不良影响，可考虑不行术后放疗。

【第二次 MDT 讨论后诊疗实施】

考虑到放疗可能会对置入假体的影响，且无放疗指征，未予以术后放疗，进入定期随访阶段。

【随访情况】

3 个月定期来院复查，包括双肺 CT，心脏彩超，全身彩超（包括双侧锁骨上、对侧乳腺、双侧腋窝、腹盆腔），骨扫描，CEA、CA153、CA125、血生化等，目前未发现复发或转移征象。

◎ 参考文献

［1］ Yoon A P, Qi J, Brown D L, et al. Outcomes of immediate versus delayed breast reconstruction: Results of a multicenter prospective study ［J］. Breast, 2018, 37: 72-79.

［2］ 中国抗癌协会乳腺癌专业委员会，中国医师协会外科医师分会乳腺外科医师专业委员会. 乳腺肿瘤整形与乳腺重建专家共识（2018 年版）［J］. 中国癌症杂志, 2018, 28（6）: 439-480.

［3］ Headon H L, Kasem A, Mokbel K. The oncological safety of nipple-sparing mastectomy: a systematic review of the literature with a pooled analysis of 12,358 procedures ［J］. Arch Plast Surg, 2016, 43（4）: 328-338.

［4］ De La Cruz L, Moody A M, Tappy E E, et al. Overall survival, disease-free survival, local recurrence, and nipple-areolar recurrence in the setting of nipple-sparing mastectomy: a meta-analysis and systematic review ［J］. Ann Surg Oncol, 2015, 22（10）: 3241-3249.

［5］ O'Neil D S, Nietz S, Buccimazza I, et al. Neoadjuvant chemotherapy use for nonmetastatic breast cancer at five public south african hospitals and impact on time to initial cancer therapy ［J］. Oncologist, 2018.

［6］ Dua M M, Bertoni D M, Nguyen D, et al. Using intraoperative laser angiography to safeguard nipple perfusion in nipple-sparing mastectomies ［J］. Gland Surg, 2015, 4（6）: 497-505.

［7］ Camp M S, Coopey S B, Tang R, et al. Management of positive subareolar/nipple duct margins in nipple-sparing mastectomies ［J］. Breast J, 2014, 20（4）: 402-407.

十、年轻 ER 阳性 HER2 阳性乳腺癌脑转移病例

【病史资料】

患者，女，35岁，已婚未育，2015年10月20日就诊。

主诉：发现左乳肿块1周。

现病史：患者于1周余前无意中发现左乳肿块，无明显乳房疼痛，无乳头溢血溢液，无恶心呕吐，无腹痛腹泻，于2015年10月15日外院行左乳肿块穿刺细胞学检查示，乳腺Ca可能，未做过特殊处理，今来我院拟行进一步诊治，门诊以"左乳肿块性质待查，乳腺癌？"收入院。

自患病来，精神、饮食、睡眠可，大小便正常，体重、体力无明显改变。

既往史：无特殊手术病史；无药物过敏史；否认肝炎、结核病史；无吸烟、饮酒史。

专科查体：左乳皮肤正常，乳头无凹陷，内上象限可及大小约4.0cm×4.5cm肿块，质硬，界不清，欠活动，左腋窝可及大小约1.5cm×2.0cm肿大融合淋巴结，右腋窝及双锁骨上未及肿大淋巴结，余未见明显异常。

辅助检查：（1）实验室检查：血生化检查正常；肿瘤标志物检测均在正常范围。

（2）专科检查：双乳MRI示，左侧乳腺肿块，大小3.5cm×4.1cm，符合BI-RADS分类V类，右侧乳腺多发小结节，考虑BI-RADS分类Ⅰ类，左侧腋窝多发淋巴结转移；腹盆腔彩超示，腹盆腔未见明显异常；胸部CT示，双肺未见明显异常；骨扫描示，全身骨骼未见明显骨转移征象；颅脑MRI示，未见明显异常。

入院初步诊断：左乳腺癌伴左腋窝淋巴结转移？cT2N2M0。

2015年10月22日我院行左乳肿块空心针穿刺活检示，左乳浸润性乳腺癌，符合多形性小叶癌，ER（90%，中等）PR（-）HER2（3+）FISH（+）KI67（LI: 50%），NO1508304。

临床诊断：左乳多形性小叶癌 cT2N2M0 Luminal B（HER2过表达型）。

术前诊疗经过：患者有强烈保乳意愿。根据病情需要，实施新辅助化疗，拟定每两个周期评估一次，EC化疗4周期序贯TH化疗联合靶向治疗1周期后MRI评估显示肿瘤明显缩小，左乳肿块大小1.5cm×2.1cm，左腋窝淋巴结未见明显肿大，疗效评估PR。患者要求手术。

【第一次 MDT 讨论】

该患者为年轻未育乳腺癌患者，有强烈保乳意愿，既往临床研究证实，腋窝淋巴结转移患者并不是保乳禁忌[1,2]。目前患者已行左乳肿块空心针穿刺活检，明确分子分型并行新辅助化疗，目前疗效评估PR，按照指南，应该继续完成新辅助化疗，再考虑手术。最新文献报道，肿瘤浸润淋巴细胞与乳腺癌各种亚型的病理缓解率相关。然而，肿瘤浸润淋巴细胞与生存之间的相关性，在各亚型却是不同的，在三阴乳腺癌和HER2阳性乳腺癌，其为良好的独立预后指标，而在Luminal-HER2阴性乳腺癌，其是不良预后指标[3]。因此，在进行新辅助化疗的乳腺癌患者，建议进行包括肿瘤浸润淋巴细胞在内的分子靶标的检测。最近发表在 *Lancet Oncology* 的一项回顾性Meta分析显示，将新辅助化疗患者与同样方案术后辅助化疗患者比较，新辅助化疗组保乳率更高，但是新辅助化疗组保乳后的局

部复发率也更高,这提醒我们新辅助化疗患者合理的肿块定位、肿瘤评估和术后放疗的重要性;两组在远处转移率和死亡率方面没有显著差别[4]。此时,患者有强烈手术意愿,已达到保乳手术的标准,遂行保乳手术治疗。

【第一次 MDT 讨论后诊疗实施】

保乳手术:2016 年 2 月 17 日行"左乳腺癌保乳手术",术后病检示:左乳腺组织广泛取材,镜下仅见极小团变性癌组织,其余乳腺组织呈纤维囊性增生病,伴炎症细胞浸润,符合重度化疗反应,缝线标记各切缘均未见明显异常,另送加切腔内周围乳腺组织呈纤维囊性增生病,腋窝淋巴结 4/20 枚可见转移(左腋窝淋巴结 1/16,融合淋巴结 2/3,左锁骨下 1/1)。

病理诊断:左乳多形性小叶癌 pT2N2M0 Luminal B(HER2 过表达型)。

术后诊疗经过:2016 年 3 月 1 日开始行 TH 化疗和靶向治疗 3 周期,2016 年 5 月 15 日开始行保乳术后放疗,2016 年 1 月—2017 年 1 月 16 日完成赫赛汀 1 年的辅助治疗,2016 年 5 月—2017 年 10 月行诺雷德联合依西美坦内分泌治疗,期间坚持每 3 个月定期复查。

首次复发:2017 年 11 月 1 日颅脑 MRI 增强示,右侧顶叶异常信号,考虑转移,左侧颞叶异常信号,考虑转移。

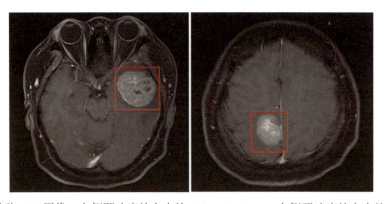

图 14.54　脑转移 MRI 图像:左侧颞叶病灶大小约 4.2cm×3.7 cm,右侧顶叶病灶大小约 2.4cm×3.3 cm

完善全身检查:内脏、骨软组织均未见转移。

【第二次 MDT 讨论】

乳腺内科意见:该患者为 HER2 阳性晚期乳腺癌,首发转移部位为颅脑,不伴有颅外转移,第一次复发转移时辅助内分泌治疗时间 1 年 5 个月,辅助曲妥珠单抗治疗结束时间 9 个月,考虑对原来治疗药物的原发性耐药,但是属于内分泌耐药为主还是靶向治疗耐药为主无法明确。根据 2014 年美国 ASCO 在线发布的 HER2 阳性晚期乳腺癌治疗原则和 2017 年中国抗癌协会乳腺癌诊治指南与规范[5,6],抗 HER2 治疗应该继续进行。但患者仅仅只有颅脑转移,颅外病灶维持稳定,患者全身治疗应该继续,建议继续原来的全身治疗方案,靶向联合内分泌治疗,但靶向应该加用小分子靶向药物拉帕替尼,并行颅脑放疗。

放疗科意见:根据美国 ASCO 在线发布的 HER2 阳性晚期乳腺癌治疗原则,目前患者脑转移灶较大,如果化疗和靶向治疗效果不佳,病情得不到及时有效控制,有可能出现脑水肿、颅高压等危险情况，可以考虑进行颅脑立体定向放疗，快速缓解病情。

影像科专家意见：结合病情，目前患者颅脑转移明确，影像学显示是单发，其他器官未见明显转移。建议患者在治疗过程中加强检测评估，并注意颅脑是否会有多发灶的出现或其他器官发生转移。

病理科专家意见：目前患者病理诊断明确，病情发展转归也比较符合 HER2 阳性乳腺癌的生物学行为特征，如果能取到转移灶的组织，应该进行再次病理检查，协助治疗。如果是局部复发或比较容易取到的部位，则必须再次切检或穿刺活检。

首席专家总结：首先对病人进行明确的分期，目前患者脑转移明确，诊断为 IV 期，治疗应该以控制病情，尽量延长生命和改善生活质量为原则。复发转移病人应该再次对转移灶进行病理检查，明确转移灶的分子分型，指导后续治疗。但患者为脑转移，活检并不常规进行。如果患者在治疗过程中，出现易于取材的病灶时，必须及时活检。综合各位专家意见，建议患者行立体定向放疗。全身治疗进行曲妥珠单抗联合拉帕替尼的双靶治疗，内分泌治疗维持诺雷得联合依西美坦，并注意加强患者的随访复查，包括身体其他部位和器官的检查。

【第二次 MDT 讨论后诊疗实施】

行右侧顶叶及左侧颞叶 SRS 放疗，剂量：PGTV L35 = 35.2Gy/5f，PGTV R35 = 35.3Gy/5f，同时进行曲妥珠单抗联合拉帕替尼双靶治疗，诺雷得联合依西美坦内分泌治疗，密切随访。

【随访情况】

目前，患者继续行曲妥珠单抗和拉帕替尼双靶治疗，诺雷得联合依西美坦内分泌治疗维持阶段，3 个月定期来院复查，检查包括颅脑 MRI，双肺 CT，心脏彩超，全身彩超（包括双侧锁骨上、双侧乳房、双侧腋窝、腹盆腔），骨扫描，以及 CEA、CA153、CA125、血生化等。最近一次随访显示（2018 年 9 月 16 日），颅脑病灶基本消退，疗效评估 PR，CEA、CA153、CA125、血生化正常，身体其他部位未见明显转移灶。

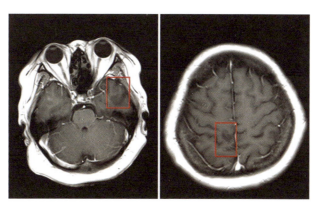

图 14.55 脑转移治疗后 MRI 图像：经过治疗后，左侧颞叶和右侧顶叶病灶无明显强化，肿瘤基本消退，疗效评估 PR

◎ 参考文献

[1] Sinnadurai S, Kwong A, Hartman M, et al. Breast-conserving surgery versus mastectomy in young women with breast cancer in Asian settings [J]. BJS Open, 2019, 3 (1): 48-55.

[2] Corradini S, Reitz D, Pazos M, et al. Mastectomy or Breast-Conserving Therapy for Early Breast Cancer in Real-Life Clinical Practice: Outcome Comparison of 7565 Cases [J]. Cancers (Basel), 2019, 11 (2): E160.

[3] Denkert C, von M G, Darb-Esfahani S, et al. Tumour-infiltrating lymphocytes and prognosis in different subtypes of breast cancer: a pooled analysis of 3771 patients treated with neoadjuvant therapy [J]. Lancet Oncol, 2018, 19 (1): 40-50.

[4] Long-term outcomes for neoadjuvant versus adjuvant chemotherapy in early breast cancer: meta-analysis of individual patient data from ten randomised trials [J]. Lancet Oncol, 2018, 19 (1): 27-39.

[5] Giordano SH, Temin S, Kirshner JJ, et al. Systemic therapy for patients with advanced human epidermal growth factor receptor 2-positive breast cancer: American Society of Clinical Oncology clinical practice guideline [J]. J Clin Oncol, 2014, 32 (19): 2078-2099.

[6] 中国抗癌协会乳腺癌诊治指南与规范（2017年版）[J]. 中国癌症杂志, 2017, 27 (9): 695-759.